瓣膜病心房颤动
基础研究及临床精准治疗

钱永军 主 编

中国协和医科大学出版社

图书在版编目（CIP）数据

瓣膜病心房颤动：基础研究及临床精准治疗/钱永军主编 . —北京：中国协和医科大学出版社，2017.9

ISBN 978-7-5679-0540-5

Ⅰ.①瓣… Ⅱ.①钱… Ⅲ.①心脏瓣膜疾病-诊疗 ②心房纤颤-诊疗 Ⅳ.①R542.5 ②R541.7

中国版本图书馆 CIP 数据核字（2017）第 227371 号

瓣膜病心房颤动—基础研究及临床精准治疗

主　　编：钱永军

责 任 编 辑：许进力　高淑英

本 书 策 划：林丽开　张晶晶

出 版 发 行：中国协和医科大学出版社
（北京东单三条九号　邮编 100730　电话 65260431）

网　　址：www.pumcp.com

经　　销：新华书店总店北京发行所

印　　刷：北京玺诚印务有限公司

开　　本：787×1092　1/16 开

印　　张：12.75

字　　数：390 千字

版　　次：2017 年 9 月第 1 版

印　　次：2017 年 9 月第 1 次印刷

定　　价：68.00 元

ISBN 978-7-5679-0540-5

编委名单

主　审　肖锡俊

主　编　钱永军

副主编　朱　鹏　刘雪梅　任　荣

编　委（按姓氏笔画排序）

朱　鹏　任　荣　刘雪梅

李　涛　邵换璋　肖泽周

罗云梅　赵芷汀　钱永军

董　敏　蒋　露　蒙　俊

魏东明

编者单位

朱　鹏　南方医科大学南方医院

任　荣　深圳市孙逸仙心血管医院

刘雪梅　四川大学华西医院

李　涛　四川大学华西医院

邵换璋　河南省人民医院

肖泽周　南方医科大学南方医院

罗云梅　四川大学华西医院

赵芷汀　徐州医科大学

钱永军　四川大学华西医院

董　敏　四川大学华西医院

蒋　露　电子科技大学附属医院·四川省人民医院

蒙　俊　昆明医科大学第一附属医院

魏东明　中国人民解放军空军军医大学西京医院

序　一

心房颤动（简称房颤）是临床最常见的心律失常疾病之一，发病率随年龄的增长而上升，80 岁以上患者房颤发生率高达 8%。心脏瓣膜病合并房颤的发生率占房颤患者的 12.9%，其中二尖瓣病变合并房颤最为常见。患者通过外科手术治疗后，仍然有相当多的患者存在持续性房颤。虽然房颤属于非致命性心律失常，但快速而无规律的心率可影响心室舒缩功能，最终导致心力衰竭。心房内血液湍流易形成血栓，血栓脱落可引起各种栓塞事件，有一定的致残、致死率。因此，对于心脏外科医师来说，加强房颤防治工作的研究，特别是心脏瓣膜病合并房颤的研究是一项造福人民群众、艰巨而有意义的事业。

四川大学华西医院钱永军教授团队在心脏瓣膜病合并房颤的外科治疗及基础研究中取得了丰硕的成果。由钱教授主编的《瓣膜病心房颤动—基础研究及临床精准治疗》一书，内涵丰富，文风流畅，图文并茂。本书系统介绍了心脏瓣膜病合并房颤的基础研究及临床实践方面的最新科研成果，为基础研究者和临床医师提供了一本非常实用的专业书。

本书编者均为心脏病基础研究和临床心脏病防治领域的中青年技术骨干，在各自的岗位上均有自己的造诣。相信这本书的出版必将受到心律失常基础和临床工作者的欢迎，必将为广大同道提高心脏瓣膜病合并房颤的诊疗水平提供一定的帮助，故乐为作序。

陈义汉

心律失常教育部重点实验室

中国科学院　院士

二〇一七年九月于同济大学

序 二

心房颤动是临床工作中最常见的心律失常之一，约占心律失常患者总数的三分之一，尤其在瓣膜病患者中房颤的发病率明显偏高，例如在二尖瓣狭窄病变患者中房颤的发病率可高达64%。即使手术纠正了心脏瓣膜病变，患者术前不适症状得以缓解或消失，但术后大多数患者的房颤仍然持续存在。房颤引起患者心悸不适，损害心功能，增加血栓形成及血栓栓塞的危险，有较高的致残率，严重影响患者的生活质量，并给社会带来沉重的经济负担。对于瓣膜病房颤患者，由于目前并不完全明确房颤的发生和维持机制，尤其是瓣膜病房颤的具体机制也不清楚，如何更有效地治疗瓣膜病房颤患者仍是一个很大的临床问题。

肖锡俊、钱永军团队潜心于瓣膜病心房颤动外科治疗及基础研究近二十年，无论是房颤的外科治疗还是相关的基础研究都取得了不菲的成绩。外科治疗方面该团队于1998年率先在国内开展改良迷宫及后续的改良射频迷宫手术治疗瓣膜病房颤并长期随访，通过权威查新机构证实该团队的长期手术效果和国际水平一致。基础研究方面，该团队主要以二尖瓣病变为研究对象，探讨结构重构、氧化应激及肾素-血管紧张素-醛固酮系统等与瓣膜病房颤关系的系列研究，这些研究结果均在高质量的国外期刊发表，得到了国内外同行的认可。很高兴看到钱永军能够将该团队多年的关于瓣膜病房颤研究总结成册，为读者系统讲述团队的研究和临床实践成果。

本书在开篇介绍如何从临床发现问题到基础研究的开展，最后又从基础研究再次走向临床，进一步指导临床瓣膜病房颤的精准治疗。同时，编者也阅读了大量最新文献，并结合相关文献指出目前研究的进展和存在问题，这些为做相关研究的同行们提供了参考。相信该书的出版必将对我国瓣膜病房颤基础研究和临床治疗起到积极的促进作用。

在本书出版之际，谨以此序表示祝贺，并向医学领域工作者推荐此书。

郭应强

四川大学华西医院心脏大血管外科

中华医学会胸心血管外科学分会青年委员会副主任委员

二〇一七年九月于成都

前　言

　　心房颤动（简称房颤）是 21 世纪全球心血管疾病领域面临的严峻挑战之一。目前我国房颤患者数量已经超过 800 万，随着中国人口进入老龄化及该病呈现年轻化趋势，中国房颤患者数量还将大幅增加。房颤显著增加患者致死率和致残率，降低患者生活质量，增加医疗费用。但目前中国房颤的基础研究及临床治疗和国际仍有差距。

　　房颤发生的病因学很多，如瓣膜病、冠心病、心肌病等，其中风湿性瓣膜病房颤发病率高达 34.9％，明显高于国际瓣膜病房颤的发生率，这与中国仍是风湿性心脏病高发国家相关。另外，经过系列研究发现，病因不同，房颤发生机制不同，临床治疗效果也不相同，这让我们萌生对中国房颤发生率最高的瓣膜病房颤进一步研究的想法，以造福于国人。目前，每年关于房颤的国际文献约 4000 篇左右，及时跟踪这些文献对科学研究和临床实践具有重要意义，但会消耗大量的时间和精力。若能出版一本最新集中关于瓣膜病房颤基础研究及临床实践的书，对科研及临床工作都将产生深远的影响。

　　本书是一本最新集中关于瓣膜病房颤基础研究及临床实践的书，将填补瓣膜病房颤研究及临床实践的著作空白。随着时间推移，根据瓣膜病房颤基础及临床进展进一步更新，从而形成一本始终处于最新状态的关于瓣膜病房颤的专著。

　　本书的编者将自己最前沿的临床治疗及科学研究集中呈现于册，这是关于瓣膜病房颤基础研究及临床实践的第一次，对于探索相关领域研究的学者，实施相关临床治疗的医者，饱受相关疾病痛苦的患者都具有较大的参考价值。

　　感谢陈义汉院士、郭应强教授在百忙中为本书作序！

　　感谢河南省人民医院邵换璋教授、天津市胸科医院常超教授、昆明医科大学第一附属医院蒙俊教授等在科研方面所做的大量工作！

　　感谢中国协和医科大学出版社的全力支持及付出，使得本书得以问世！

　　最后，本书的撰写主要在春节期间完成，感谢家人的陪伴及支持，特别是女儿多多的理解！

　　由于各种原因，本书可能存在疏漏和不足，希望广大读者提出批评意见，以便再版时修改完善。

钱永军

2017 年于华西美庐

目 录

第一章　房颤相关概念的定义及再定义

Defining and Redefining the Concept of Atrial Fibrillation

第一节 ｜ 房颤及外科消融房颤手术成功定义

2017 年 1 月，美国胸外科医师学会（STS）在《胸外科年鉴》杂志（*Annals of Thoracic Surgery*）上发布了 2017 STS 外科治疗房颤临床实践指南，指南撰写收集了自 2004 年 1 月至今的超过 1500 篇文献，剔除个案等情况，共有 156 篇相关文献纳入研究。指南定义了房颤。将不规则的 RR 间期、体表心电图 P 波消失和变化心房周期长度小于 200 毫秒定义为房颤。然后进一步将房颤类型分为阵发性房颤、持续性房颤和永久性房颤三类并定义，阵发性房颤的定义为 7 天内两次以上房颤反复发作；持续性房颤定义为 7 天或更长时间的房颤复发；永久性房颤定义为超过 1 年的持续性房颤。

房颤消融手术成功的定义一直是空白，直到 2012 年，部分心脏内科及外科的医生提出一个关于导管及外科消融房颤的专家共识，该共识包涵了房颤消融治疗的各方面，特别是对房颤消融结果报告出版的标准化。其首先强调房颤、房扑消失作为房颤消融的基本终点，然后强调一个新的器械或技术治疗房颤报告有效性的金标准超过 30 秒的房颤、房扑的消失。外科消融房颤成功率是指不使用 Ⅰ 类或 Ⅲ 类抗心律失常药物情况下，在术后 3 个月、6 个月、9 个月、12 个月和 24 个月房性心律失常消除率。房颤复发是指外科消融术后 6 个月，24 小时动态心电图发现任何一次房性心律失常大于 30 秒。

第二节 ｜ 孤立性房颤的再定义

孤立性房颤定义在 1954 年由 Evans and Swann 提出，用于描述一个没有明显危险因素而发生房颤的亚组，取名为孤立性房颤。这个"古老"的术语被用于这些没有明显的与房颤相关的结构性心脏病如缺血性心脏病、瓣膜病心脏病而发生房颤的患者，并暗示这类房颤是自发的。

孤立性房颤概念的提出使一部分没有明显病因的房颤得以归类，这类房颤发生卒中的风险明显偏低，在一定程度上来看，诊断为孤立性房颤并不是很糟糕的事情。有数据显示，孤立性房颤 15 年卒中风险仅为 1.3%，总体的生存率为 94%。还有研究发现更低的卒中发生率为 0.4%。可见，孤立性房颤卒中风险非常低，但在临床中孤立性房颤的诊断率不超过 10%。由于大多数中心并没有常规基因检测，同时没有将睡眠呼吸暂停综合征、肥胖等潜在的风险因素排除诊断标准，这一诊断可能忽略房颤可能病因，导致寻求房颤病因不彻底。这种假诊断术语的使用，限制进一步寻找真实的诊断，从而耽误了治疗。例如，抽烟、肥胖等可能导致房颤，虽然没有确切的证据，但可以鼓励患者通过改变生活习惯而降低房颤的发生率，这明显比诊断患者为孤立性房颤或自发性房颤而不采取干预措施要好。

然而，最近有白皮书提出一系列令人信服的观点推荐谨慎使用孤立性房颤或自发性房颤等这些术语。这主要归结于过去 20 年在房颤的发生及维持机制研究发现了很多孤立性房颤并不孤立。

在房颤研究最初的年代里，房颤常见病因主要包括风湿性二尖瓣、心肌病、缩窄性心包炎、饮酒和甲状腺疾病等。随着时间推移，目前心力衰竭和高血压变为房颤最常见病因，还包括糖尿病、缺血性心脏病和家族史等，甚至体重在特定区域特定人群中也成为房颤危险因素。

随着对房颤危险因素的认识（肥胖、睡眠呼吸暂停综合征、饮酒、过度体育锻炼及家族史等），房颤电生理学特征重新认识、新的心房心肌超微结构成像技术和心肌炎症因子的检测技术出现等，原先很隐蔽的心脏疾病，现在通过使用心房或心室组织活检等新的技术得以发现，因而需重新定义孤立性房颤。

事实上，几乎所有的房颤都伴有心房肌异常，这种异常可能在临床上明显表现出来（如明显的结构性心脏病），但也有一些需要先进的技术对心肌超微结构评估才能发现。目前，需要寻找敏感的技术去辨别房颤发生前及发生时的心房肌的异常。电生理检查目前来看并不是一个非常熟练和敏感的技术，但该技术应用能够鉴别是否存在房颤风险。

（钱永军）

| 参考文献 |

［1］Steven Hunter. The definition of success in atrial fibrillation ablation surgery. Ann Cardiothorac Surg, 2014 Jan；3（1）：89–90.

［2］Girish M. Nair, Pablo B. Nery, Calum J. Redpath, et al. Electrophysiological abnormalities in subjects with lone atrial fibrillation–Too little, too late? Indian Pacing Electrophysiol J, 2016 Sep–Oct；16（5）：149–151.

［3］José David Arroja, Haran Burri, Chan Il Park, et al. Electrophysiological abnormalities in patients with paroxysmal atrial fibrillation in the absence of overt structural heart disease. Indian Pacing Electrophysiol J, 2016 Sep–Oct；16（5）：152–156.

第二章　房颤与常见疾病
Atrial Fibrillation and Common Diseases

房颤已经是临床上最常见的心律失常，在发达国家例如美国，每年每十万人口就有 36 例房颤发生，而在 65 岁以上人群病率高达 6%。每年新增房颤约 8.9 万例，共有约 57 万各种房性心律失常患者。65 岁以上人群发生房颤风险增加 5 倍，同时男性比女性更容易发生房颤。房颤是多风险因素的疾病，主要包括高血压、肥胖、饮酒、糖尿病和结构性心脏病等。二尖瓣病变致左房扩大明显是房性心律失常的重要因素，另外房颤也可能由于心肌缺血、纤维化或心房病变导致。随着房颤患者年龄的增加及危险因素的增加，外科同期处理房颤的风险低于房颤不处理的风险，特别是在二尖瓣病变伴房颤患者中。

众所周知，房颤的发生率在不同病变中的不同，房颤最常发生在二尖瓣病变患者中，大约在 30%，而在主动脉瓣患者仅为 14%，冠脉搭桥术旁路移植术患者更低，仅为 6%。在 2010 年曾经对一个 2000 例临床资料分析发现二尖瓣病变伴发房颤率高达 60%，远超过 31% 的主动脉瓣伴发房颤率及 26% 冠状动脉旁路移植术伴发房颤率。虽然房颤机制很多，但在提倡精准治疗和个体化治疗的现代医学，房颤常与不同疾病伴发，如常见的心脏衰竭、瓣膜病、高血压、甲状腺功能亢进等，其房颤发生机制也可能存在差别。

第一节 | 房颤与心力衰竭

房颤和心力衰竭在一个多世纪前已经是全球流行病，它们的伴发和人口老龄化一样带来了心血管疾病发病率的增加，也不断增加医疗成本。有流行病学统计，约超过 50% 的永久性房颤患者并发心力衰竭，这一比例预计还将不断上升。房颤患者的心力衰竭导致更多的住院人数，更长的住院时间和更高的整体死亡率等有害影响，而且它们一旦伴发出现将是临床上棘手的常见问题。

房颤的病理生理学和心力衰竭是紧密相连的，可能互为因果关系。心力衰竭由于左室收缩或舒张功能不全逐渐增加左心室充盈压力，这些变化导致左心房的结构重构，进而可以作为房颤机制诱导房颤的发生。如果一定要了解房颤和心力衰竭谁是因谁是果，那就要看哪种疾病最先发生。Framingham 研究表明，大多数患者是首先发生心力衰竭而不是房颤（41% 和 38%），然而还是有 21% 的患者房颤和心力衰竭同时存在。

第二节 | 房颤与急性心梗

房颤在急性心梗患者中是一个普通的并发症，研究显示房颤在急性心梗中的发病率在 2.3% ~21%，同时有高度关联的高死亡率。关于急性心梗患者房颤发病率、临床结果和抗血栓关系并没有得到很好的研究，尤其在中国。

杨跃进教授利用中国急性心梗注册数据库（从 2013 年 1 月至 2014 年 9 月）对 26592 例

因急性心梗住院患者进行研究，在排除 343 例不能肯定的房颤状态和 1591 例在住院期间转出的患者，共 24658 例患者最终纳入研究。研究发现共有 740 例（3.0%）急性心梗患者在住院期间发生房颤，而这些患者更多是没有接受再血管化或再灌注。急性心梗伴发房颤的住院死亡率明显高于无房颤患者（25.2% vs. 7.2%，$P<0.01$）。在多变量 logistic 回归分析显示，房颤是急性心梗住院死亡率的独立预测因素。尽管治疗指南或专家共识都推荐对急性心梗伴发房颤患者行华法林加双抗的联合抗凝治疗，治疗持续时间由出血风险评估决定，但在中国由于对该类患者认识有限，仅有 5.1% 患者接受华法林抗凝，仅有 1.7% 的患者接受华法林和双抗治疗。

第三节 | 家族性房颤

近年来，基于临床和人口统计学的房颤预测模型建立，房颤呈现出家族性分布。有些研究表明房颤的基因变异暗示家族性房颤史增加了房颤发生风险。考虑到日益增加的家族性房颤患者，临床医生开始关注这些家族房颤发生过程并想了解家族性房颤患者是否可以从其他不同的房颤处理策略中获益。

心肌病是一种伴随着心律失常的家族性房颤最常见的疾病。一个有阳性家族性房颤病史孤立性房颤患者，其房颤可能是心肌病广谱标志，心脏科医师鉴别家族性房颤时，心肌病应作为首要的信息加以鉴别。总的来说，除了心肌病以外，心律失常并不是家族性房颤患者的常见病，房颤的家族史可能是各种心肌病的指标之一，也可能是决定性诊断指标。

家族的长预期寿命可能是家族性房颤发生率高的危险因素，该因素当然也可能是偏倚，也可能与高龄有关。目前关于家族性房颤定义通常会有年龄的界限，即以 65 岁或 60 岁为界限。

最新一个研究对有和无家族性房颤史的患者进行全因死亡率和长期血栓栓塞事件风险（缺血性卒中、短暂缺血性发作和系统血栓栓塞）评估，结果发现尽管有家族性房颤病史增加了发生房颤的可能性，但是一旦房颤发生，长期的死亡风险和血栓栓塞并发症是相似的，这是一个非常有趣的结果。

第四节 | 房颤与视网膜静脉阻塞

如果视网膜中央静脉及四大分支静脉阻塞，视网膜就会发生出血和水肿导致视力低下或变盲，这也是视网膜血管病变备受关注的原因。视网膜静脉阻塞的病因比较复杂，为多因素致病。与眼内压增高、视网膜中央动脉硬化、视网膜炎症、视网膜低灌注、血液高黏度和血流动力学异常等有密切关系。因而，视网膜静脉阻塞可以作为高血压或卒中等心血管疾病的外围标志。有研究表明视网膜静脉阻塞增加心血管或脑血管疾病风险并增加死亡率，故出现了视网膜静脉阻塞与房颤的相关研究。

有一研究纳入 10731 例患者，其中 1801 例视网膜静脉阻塞患者和 8930 例对照组患者，随访中位数 7.7 年。和对照组相比，视网膜静脉阻塞患者更易发生房颤（6.5% vs. 4.0%，$P<0.001$）。与此同时，视网膜静脉阻塞患者更易伴发心力衰竭、脑血管疾病、高血压、糖尿病、慢性肾脏疾病和肝脏疾病。视网膜的检查是一种无创的较安全的方法，

但该流行病学研究无法提供视网膜静脉阻塞与房颤发生的机制，因而需要进一步进行因果关系的研究。

第五节 │ 房颤与高血压

房颤常和高血压共存，高血压对于很多疾病的发生和患者死亡是重要的因素，而高血压又是房颤发生常见危险因素之一。左房大小和房颤的关系已经建立，目前理解的房颤的机制主要包括左房的电重构和结构重构，而非控制的高血压升高了系统的压力增加外周血管阻力，导致左室肥厚而逐渐发展为左室功能障碍，左室功能障碍增加舒张末压从而影响了左房的大小和功能，诱导电重构和结构重构，最终为房颤的触发和维持提供了基质。流行病学研究显示高血压使房颤的发生率增加了1.8倍，50%～53%的高血压患者伴有房颤，更有研究显示90%房颤的患者发现有高血压。定期检测血压的方法是早期发现房颤的一个重要机会，使用监测血压的方法预测房颤的发生特异性大于85%，敏感度大于90%。

目前尚没有随机对照研究显示抗高血压治疗可以降低房颤的发生率，但有研究显示有效的血压控制，特别是使用肾素血管紧张素醛固酮系统拮抗剂，降低心室压力，阻止心房扩张、心房纤维化和细胞外胶原沉积，这些恰是房颤预防的核心。除了房颤与高血压之间直接的关系外，高血压也易伴发其他心血管疾病如冠心病、心力衰竭、代谢综合征、慢性肾衰和睡眠呼吸暂停综合征等，而这些同时也是房颤发生的危险因素。

第六节 │ 房颤与甲状腺功能

房颤与甲状腺功能亢进关系也很密切，10%～20%的甲状腺功能亢进患者存在房颤。在过去的13年里，每25个房颤患者将出现一例新发的甲状腺功能亢进患者需要药物治疗。由于甲状腺功能亢进症状没有特异性且进展较慢，房颤可能是甲状腺功能障碍最先的临床表现。甲状腺功能亢进在新发房颤后将导致抗心律失常处理困难同时导致心血管疾病恶化。新发房颤导致住院很常见，一旦患者因新发房颤住院，应对患者进行常规甲状腺功能检查，可以发现包括亚临床甲状腺功能亢进的甲状腺功能障碍。

由于发现自身抗体激活的 Graves 甲状腺功能亢进患者常发生房颤，由此推测，β_1 肾上腺素能和 M_2 胆碱能受体的自身抗体在甲状腺激素水平异常及甲状腺功能障碍等触发了房颤。甲状腺功能亢进涉及甲状腺的甲状腺激素合成和分泌的过度表达，这导致甲状腺功能的高代谢状态，最终可以通过很多机制如 α 肌球蛋白重链与 β 肌球蛋白重链比例，磷酸受纳蛋白降低等增加心室壁厚度，相当于病理学心肌肥厚，出现左室舒张末压增高，诱导舒张功能障碍，增加心房的易颤性，触发房颤。长期的甲状腺功能亢进也增加心肌纤维化，降低心脏功能，而心肌纤维化是房颤发生的重要因素。

甲状腺功能亢进也导致离子通道表达和功能异常，增加钾离子电流，降低钙离子电流，加速复极化速度，缩短心房动作电位。也有研究发现甲状腺素也降低心房和心室的L-型钙离子电流，缩短动作电位，为房颤发生提供基质。

甲状腺功能减退与房颤的关系也不清楚，目前很少有关于两者之间关系的研究。尽管如此，也有研究提示不仅是甲状腺功能亢进，甲状腺功能减退和亢进一样也可以增加房颤发生风险。甲状腺功能亢进增加心率和缩短心房动作电位，而甲状腺功能减退则相反，减慢心率和延长心房动作电位，增加心房间质胶原沉积，导致心房结构重构，减慢传导，增加传导异质性，导致折返形成并增加房颤的易感性。

由于甲状腺激素可以影响心肌离子通道，甲状腺功能减退同样也影响着离子通道的重构，降低钾离子及钙离子电流，增加复极不一致和 QT 离散度，所有这些变化增加了心律失常的发生。

甲状腺功能亢进和减退在心肌电生理学方面产生不同的变化，这也可能是房颤易感性不同的机制。尽管有研究发现甲状腺功能减退患者房颤持续时间长于亢进患者，但仍没有证据证明甲状腺功能减退患者比亢进患者更易导致房颤。

第七节 | 房颤与转子

最近关于房颤发生和维持的主要机制中，转子（Rotors）理论重新被重视并开始临床应用。转子理论自 20 世纪 70 年代后期始被广泛接受并作为房颤的主要理论，该理论比喻转子像电风扇的一个螺旋形叶片，当叶片（转子）旋转时，转子的传播速度及动作电位时程长短与其距机轴中心的距离成正比。心肌纤维化改变隔离心房电传导，主要影响内向整流钾离子电流、电压门控钠离子电流等，使传导的各向异性增加，也使不应期的离散度增加，促进转子的形成，导致房颤的发生和维持，从而形成一个新的综合上述理论的"纤维化-转子-房颤"轴的理论。Narayan 等先通过"局灶电激动和转子调频技术"（focal impulse and rotor modulation，FIRM）标测心房，证实 97.7% 的持续房颤患者心房局部存在稳定的转子，后在此基础上设计了射频转子试验，该试验首先进行局部转子消融，随后再进行传统肺静脉及左房顶隔离，其窦性心律维持率远高于传统消融组（88.8% vs. 38.5%）。可见，干预转子明显可大幅度提高房颤转复率，至目前是射频效果最好的一种策略。但由于转子出现区域不固定，需要高分辨率的标测系统以及高精准度的点射频，制约着临床转子射频消融使用和推广，目前仅在国外几家单位以个案形式进行临床试验。

综上所述，关于房颤本身又可能进一步促进房颤的发生和维持，这即是"房颤导致房颤"。尽管目前大量的研究证实房颤确实存在很多可能机制，但是这些研究仍无法清楚解释房颤的确切发病机制，也不能说明关于各种常见机制和房颤发生的"鸡和蛋"的先后关系，且不同的疾病有不同的房颤发生率，房颤发生率仍在增加，当然外科消融房颤手术也在增加。

（钱永军）

| 参考文献 |

[1] Lorenzo Gigli，Pietro Ameri，Gianmarco Secco，et al. Clinical characteristics and prognostic impact of atrial fibrillation in patients with chronic heart failure. World J Cardiol 2016 Nov 26；8（11）：647-656.

[2] Rungroj Krittayaphong，Ram Rangsin，Bandit Thinkhamrop，et al. Prevalence and associating factors of atrial fibrillation in patients with hypertension：a nation-wide study. BMC Cardiovasc Disord 2016；16：57.

［3］Wu L, Wang A, Wang X, et al. China National Stroke Registry investigators. Factors for short－term outcomes in patients with a minor stroke：results from China National Stroke Registry. BMC Neurol 2015；15：253. doi：10. 1186/s12883-015-0505-z.

［4］Everett BM, Cook NR, Conen D, Chasman DI, Ridker PM, Albert CM. Novel genetic markers improve measures of atrial fibrillation risk prediction. Eur Heart J 2013；34：2243-2251. ［PubMed］

［5］Tucker NR, Clauss S, Ellinor PT. Common variation in atrial fibrillation：navigating the path from genetic association to mechanism. Cardiovasc Res 2016；109：493-501. ［PubMed］

［6］Lip GYH, Fauchier L, Freedman SB, Van Gelder I, Natale A, Gianni C, Nattel S, Potpara T, Rienstra M, Tse H－F, Lane DA. Atrial fibrillation. Nat Rev Dis Primers 2016；2：16016. ［PubMed］

［7］Copley DJ, Hill KM. Atrial Fibrillation：A Review of Treatments and Current Guidelines. AACN Adv Crit Care 2016；27（1）：120-8.

［8］Wang S, Zhou X, Huang B, et al. Spinal cord stimulation suppresses atrial fibrillation by inhibiting autonomic remodeling. Heart Rhythm 2016；13（1）：274-81.

［9］Qian YJ（钱永军）, HZ Shao, WX Zhou, T Tang, XJ Xiao. Histopathological characteristics and oxidative injury secondary to atrial fibrillation in the left atrial appendages of patients with different forms of mitral valve disease. Cardiovascular Pathology 2013；22（3）：211-218.

［10］Qian YJ（钱永军）, Y Liu, H Tang, WX Zhou, et al. Circulating and local renin－angiotensin-aldosterone system express differently in atrial fibrillation patients with different types of mitral valvular disease. J Renin Angiotensin Aldosterone Syst 2013；14：204-211.

［11］Qian YJ（钱永军）, Xiao XJ, Yuan HS, et al. Combination pharmacological cardioversion of permanent atrial fibrillation in post－prosthetic mitral valve replacement outpatients：a novel approach for the treatment of atrial fibrillation. J Int Med Res 2008；36（3）：537-543.

［12］Qian YJ（钱永军）, J Meng, H Tang, et al. Different structural remodelling in atrial fibrillation with different types of mitral valvular diseases. Europace 2010；12（3）：371-7.

［13］Qian YJ（钱永军）, Luo TX, Liu Y, et al. The relationship between plasma lysyl oxidase level and persistent atrial fi brillation with mitral valvular disease. Chin J Clin Thorac Cardiovasc Surg 2015；22（12）：1117-1121.

［14］Qian YJ（钱永军）, Shao HZ, Luo TX, et al. Plasma angiotensin converting enzyme level and permanent atrial fibrillation with mitr al valvular disease ［J］. Lab Med, 2008, 39（11）：14-17.

［15］钱永军, 肖锡俊, 罗通行, 等. 伴有房颤的二尖瓣置换术患者术前外 周血 ACE、CRP 水平 ［J］. 四川大学学报（医学版）, 2008, 39（1）：122-125.

［16］钱永军, 肖锡俊, 罗通行等. 二尖瓣置换手术患者外周血炎症标志物水平与房颤关系的研究. 华西医学 2007；22（3）：483-485.

［17］Rim T. H. , Oh J. , Kang S. M. & Kim S. S. Association between retinal vein occlusion and risk of heart failure：A 12－year nationwide cohort study. Int J Cardiol 2016, 217：122-127.

［18］Rim T. H. et al. Retinal vein occlusion and the risk of acute myocardial infarction development：

a 12-year nationwide cohort study. Sci Rep 2016, 6: 22351.

[19] Schnabel R. B. et al. 50 year trends in atrial fibrillation prevalence, incidence, risk factors, and mortality in the Framingham Heart Study: a cohort study. Lancet, doi: (2015). 10. 1016/S0140-6736 (14) 61774-8 .

[20] Guanghong Jia, James R. Autoantibodies of β-Adrenergic and M2 Cholinergic Receptors: Atrial Fibrillation in Hyperthyroidism. Endocrine. 2015 Jun; 49 (2): 301-303.

第三章　二尖瓣病变伴房颤患者心房肌组织病理特征

Myocardium Histopathological Characteristics of NVDs with Atrial Fihrillation

二尖瓣病变伴房颤的研究主要集中在电生理学特征、组织病理学特征、心肌酶学特征及血流动力学特征等方面进行研究，以探讨瓣膜病房颤特征及可能发病及维持机制。

二尖瓣瓣膜病伴房颤的研究是房颤个体化、精准化医学治疗的探索，之所以选择二尖瓣作为主要的瓣膜类型进行研究，原因有两方面：首先，二尖瓣病变患者最易发生房颤，在中国西部，风湿性二尖瓣病变发病率最高，四川大学华西医院约64%二尖瓣狭窄患者伴发房颤，为二尖瓣瓣膜病伴房颤的研究大样本系统研究提供可能，如果研究有所突破应用于临床，受益患者较多；其次，二尖瓣病变本身存在病变类型不同如二尖瓣狭窄和二尖瓣反流，风湿性瓣膜病变和缺血性瓣膜病变等多种组合，而这些病变的组合很难建立相应的动物实验模型，但这些组合恰可以覆盖临床大部分房颤病因诊断。故最新关于二尖瓣病变伴房颤的研究可根据二尖瓣病变类型如二尖瓣狭窄和二尖瓣反流与房颤关系的研究；根据组织标本获取的位置分组，探讨左房和右房组织病理学特征与房颤关系研究；根据瓣膜病变发生原因分为风心病和缺血性心脏病的房颤研究。

第一节｜不同类型二尖瓣病变伴房颤左房病理学特征

不同类型二尖瓣病变引起的血流动力学改变和病理生理变化是不同的，二尖瓣狭窄（mitral stenosis，MS）时左心房与左心室之间产生明显的跨瓣压差，左心房同时承受异常的压力和容量负荷，引起左房扩大；而在二尖瓣反流（mitral regurgitation，MR），当左心室收缩时，血液反流入左心房，致使左心房容量负荷增加，引起左房扩大。这种不同的血流动力学变化可能导致心房肌组织病理特征可能是不同的。此外，由于在相同的二尖瓣病变伴随不同的心律情况下，左心房的流体力学环境也是不同的。因此，不同二尖瓣病变在不同心律情况下心房肌组织病理特征应该有差别，但目前这方面的研究较少。

邵换璋、钱永军及肖锡俊教授等率先在国际上采用组织病理学的技术观察二尖瓣狭窄或反流患者左房心肌组织病理学特征，并以器官捐献者左心耳组织为正常对照，以探讨不同类型二尖瓣病变患者心房肌组织病理特点及其与房颤之间的关系。

该研究纳入了拟行二尖瓣置换手术的患者24例，年龄15～59（39.00±13.77）岁，以4例器官捐献者为对照组。按照二尖瓣病变类型及有无房颤分组如下：MS+AF组（n=6）；MS+SR组（n=6）；MR+AF组（n=6）；MR+SR组（n=6）；对照组（n=4）。在体外循环开始前结扎左心耳并切取部分左心耳组织。将切取组织分为2等份，一份立即以10%中性甲醛固定，另一份迅速置于-80℃冰箱冻存。4例对照亦切取左心耳做上述相同处理。对左房心肌组织进行HE染色及Masson三色染色。光镜下观察心肌细胞、胶原形态并拍片。图像输入图像分析仪，用Image-Pro Plus 5.1图像分析系统进行分析，计算心肌胶原容积积分（collagen volume fraction，CVF。胶原容积积分=胶原总面积/图像总面积）。

HE 染色结果提示：二尖瓣病变伴 AF 的患者其左房心肌细胞排列紊乱，横纹减少或消失，胞质内有空泡样变性，MR 伴 AF 的患者上述情况较 MS 伴 AF 的患者更为明显。二尖瓣病变仍为窦性心律的患者左房心肌细胞排列较整齐，空泡样变性少。二尖瓣病变患者左房心肌组织可见肌溶解，肌溶解区域与相对正常区域混杂，合并 AF 的二尖瓣病变患者，肌溶解区域较大，肌溶解更为明显。二尖瓣病变患者左房心肌细胞普遍可见大而呈分叶状的细胞核，而对照组很少见到。与对照组相比，各组二尖瓣病变患者左房心肌细胞明显肥大，细胞直径明显增大，差异有统计学意义（$P<0.05$）；伴 AF 的二尖瓣病变患者左房心肌细胞直径明显大于仍为窦性心律的二尖瓣病变患者（$P<0.05$），且伴 AF 的 MS 患者左房心肌细胞直径明显大于伴 AF 的 MR 患者（$P<0.05$）；同样为窦性心律，MS 患者左房心肌细胞直径大于 MR 患者（$P<0.05$），见图 3-1。

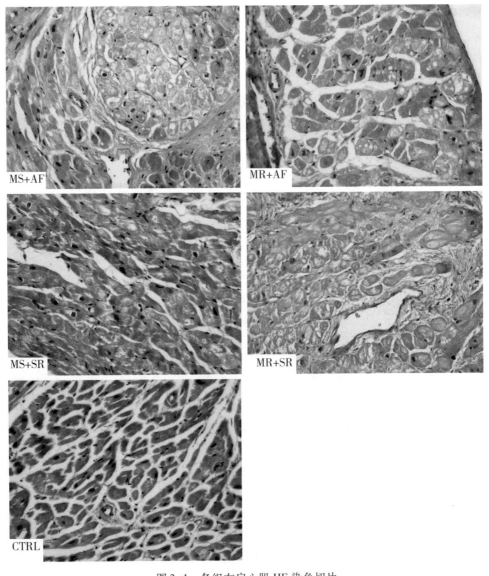

图 3-1　各组左房心肌 HE 染色切片

注：MS+AF 组患者和 MR+AF 组患者心肌细胞肥大，胞质内可见空泡形成，细胞核增大、部分呈分叶状改变（×400）

Masson 染色显示：对照组左房心肌组织间质见极少量纤维结缔组织，心肌肌束周围无纤维组织包绕；二尖瓣病变伴房颤患者心肌间质中纤维组织增多，心肌肌束周围亦可见大量纤维组织包绕，严重者心肌肌束被大量条索状纤维组织所分隔。MR 伴 AF 患者左房心肌间质纤维化最为显著，在纤维化较重的区域，心肌细胞被纤维组织层层包裹起来而与其他细胞隔离开，形成小岛状细胞团（图 3-1-MR+AF）。伴房颤的二尖瓣病变患者左房心肌组织 CVF 明显高于仍为窦性心律的二尖瓣病变患者及对照组（$P<0.05$），且 MR 伴 AF 患者左房心肌组织 CVF 高于 MS 伴 AF 患者（$P<0.05$）；MR 窦性心律患者左房心肌组织 CVF 高于对照组和 MS 窦性心律患者，与对照组之间的差异有统计学意义（$P<0.05$），但是与 MS 窦性心律患者之间的差异无统计学意义（$P>0.05$），见图 3-2。

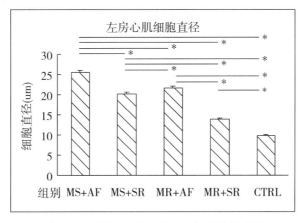

图 3-2　不同组患者左房心肌细胞直径比较

注：* 表示组间对比 $P < 0.05$。

该研究发现与对照组相比，二尖瓣病变患者左房心肌组织普遍存在心肌细胞肥大、肌溶解、心肌细胞核肥大并呈分叶状改变等变化；更为重要的是：不同类型的二尖瓣病变患者其左房心肌组织病理改变的程度是不同的。本研究观察到：伴房颤的二尖瓣病变患者左房心肌细胞直径明显大于仍为窦性心律的二尖瓣病变患者，且伴 AF 的 MS 患者左房心肌细胞直径明显大于伴 AF 的 MR 患者；同样为窦性心律，MS 患者左房心肌细胞直径大于 MR 患者。这种显著的差异清楚地提示：不同类型的二尖瓣病变及不同心律情况下左房心肌组织的结构重构是不同的。

心房的收缩功能在房颤转复为窦性心律后并不能立即恢复，而是滞后一段时间。该滞后作用可能使血栓事件发生在房颤复律后几天或更长的时间内。以前曾把这种心房"顿抑"归因于直流电休克作用，然而药物复律也同样存在心房机械功能延迟恢复的现象，而且非房颤心律失常的直流电复律不会引起心房收缩功能异常。因此有理由认为心房顿抑可能是由房颤本身改变了心房肌的收缩性。Leistad 等的研究显示：短暂房颤（<15 分钟）使心房收缩功能受损，钙离子负荷在此现象中可能很重要。近来研究提示：快速心房激动引起的心房电重构破坏了细胞钙循环，减少了钙流动因此降低了细胞的收缩力；钙交换减少可能是由于下调的 L 型钙通道引起钙内流下降造成的，这样使可释放性储存钙减少；通过提高细胞外钙浓度来使钙交换增加达到正常时可改善细胞收缩功能，但仍存在一定程度的收缩功能不全存在，提示心房肌收缩功能损伤尚有其他因素参与。采用快速心房起搏（>6 周）

的犬房颤模型进行研究发现心房肌细胞体积增大，肌纤维排列方向紊乱，线粒体增大及肌质膜崩解等变化。孤立性房颤山羊模型心房肌细胞发生了结构改变：光镜下见到细胞体积中度变大，细胞内糖原聚积、从核周向细胞膜延伸的肌溶解；电镜下观察到肌溶解部位有大量糖原贮积，肌小节、线粒体、内质网膜及染色质结构改变甚至破坏。继后许多学者对此进行了深入研究，发现：房颤诱发的心房肌细胞结构改变包括：①细胞体积增大；②糖原偏心积聚；③肌原纤维溶解；④连接蛋白表达改变；⑤线粒体肿胀；⑥肌质网断裂；⑦核染色体异源性分布；⑧细胞结构蛋白的位置和数量发生改变。将这种心房组织、细胞乃至亚细胞水平形态和结构的改变称为心房结构重构（atrial structural remolding，ASR）。瓣膜病合并房颤患者的右房心肌细胞结构变化与上述变化相似，并提出这些变化可能和房颤时收缩功能损害及房颤复律后收缩功能恢复缓慢有关。

心房结构重构还表现为心房扩大、细胞凋亡、心肌间质纤维化等。研究证实：在持续性房颤患者和房颤动物模型中，均存在明显的心肌间质纤维化。心房肌间质纤维化能引起不连续的冲动传导及传导的空间分布离散而增加心房内折返子波数量，从而促进房颤的发生和维持。还有研究认为房颤的发生随着心房肌间质纤维化程度的增加而增加。

二尖瓣病变伴房颤的患者其左房心肌间质均可见明显纤维化改变，但是不同类型的二尖瓣病变其左房心肌间质纤维化程度并不相同：伴 AF 的 MR 患者左房心肌间质纤维化程度明显高于伴 AF 的 MS 患者。本研究还发现：与对照组相比，窦性心律的 MR 患者左房有明显的心肌间质纤维化，但是窦性心律的 MS 患者却无明显左房心肌间质纤维化。这些结果表明：MS 时左房流体力学的改变可能对心肌间质纤维化的影响较为有限；而 MR 时其左房流体力学的改变则可能对心肌间质纤维化的影响较大。临床已经注意到：MS 患者房颤发生率较高，MR 患者房颤发生率相对较低。也有研究证实房颤的发生随着心房肌间质纤维化程度的增加而增加。然而，本研究结果显示：伴 AF 的 MR 患者左房心肌间质纤维化程度明显高于伴 AF 的 MS 患者。而 MR 患者 AF 发生率相对较低，伴 AF 的 MR 患者转复为窦性心律比例较高，心肌间质纤维化是否对 MR 患者窦性心律的维持、术后房颤转复有促进和保护作用值得进一步研究，见图3-3，3-4。

总之，二尖瓣病变患者左房心肌组织普遍存在组织病理改变。二尖瓣病变患者左房心肌组织病理改变可能与二尖瓣病变导致的血流动力学改变有关，不同类型二尖瓣病变不同心律的患者心房肌组织病理学改变程度不同。伴房颤的二尖瓣病变患者左房心肌细胞肥大程度明显高于窦性心律的患者，MS 患者左房心肌细胞肥大程度明显高于 MR 患者；而伴房颤的二尖瓣病变患者左房心肌间质纤维化程度明显高于窦性心律的患者，MR 患者左房心肌间质纤维化程度明显高于 MS 患者。

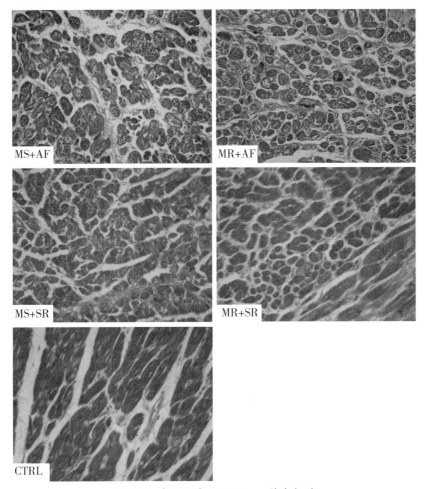

图 3-3 各组左房心肌 Masson 染色切片

注：MS+AF 组患者和 MR+AF 组患者心肌间质纤维化明显，在 MR+AF 组患者心肌间质纤维化更为显著（×400）。

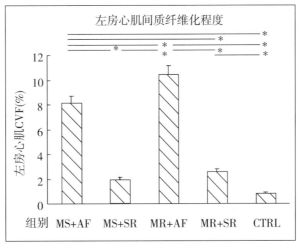

图 3-4 各组左房心肌组织 CVF

注：* 表示组间对比 $P < 0.05$。

第二节 | 风心病二尖瓣狭窄伴房颤左右房病理学特征

风湿热和慢性风湿性心脏病（风心病）仍然是一个世界性的公共卫生问题，目前，全球约1500万患者，每年新增约28.2万，死亡约23.3万。房颤在风湿性二尖瓣狭窄中发生率高于其他部位的瓣膜。慢性风心病房颤使脑卒中风险增加17倍，但因为对风心病二尖瓣狭窄伴房颤左右房病理学特征了解缺乏，对该类房颤的高效的治疗仍较困难。为此，印度学者Shenthar J进行了对风心病二尖瓣狭窄伴房颤患者双房病理学检查了解其窦性心律和房颤的组织学差异。

该研究从2010年开始利用5年的时间纳入了23例因二尖瓣狭窄需行二尖瓣置换术患者，根据心律情况进行分组（13房颤患者，10例窦性心律）。因重度三尖瓣反流可能会影响到心房组织病理学分析而排除。

标本在体外循环开始后瓣膜置换前进行双房多位点组织获取，左房获取主要包括：4个肺静脉口的左房后壁、左房顶、左心耳；右房获取为右心耳及右房游离壁。

研究共获取115例标本（23例*5部位），对标本HE染色后，对间质脂肪组织、间质纤维化、心肌细胞肥大、心肌及间质炎症、心内纤维组织弹性增生、肌纤维溶解等分级为轻、中、重度；心内膜炎症、含铁血黄素等进行有无分级；没有患者发现Aschoff风湿小体，左心耳部位炎症高于任何部位炎症。左右心耳间比较发现左心耳的心内膜炎症、心内纤维组织弹性增生、肌纤维溶解程度明显高于右心耳，但不同心律情况下的心内膜炎症没有差别。房颤组和窦性心律组比较发现，房颤组有更多的肌纤维溶解，而窦性心律组有更多心肌细胞肥大，即使进行了多元回归分析仍存在上述结果。90%以上的组织标本都可以见到间质纤维化，但两组间间质纤维化差异并不明显而且在双房分布也是一样。大左房患者更易发生房颤。总的来说，风心病二尖瓣狭窄伴窦性心律患者存在明显的心肌细胞肥大和糖原沉积，而伴房颤患者存在更多的肌纤维溶解。不同心律的组织特征变化在左心耳更为明显。

作者强调了该研究亮点主要包括以下几个方面：①研究分析了5个部位115个心房标本；②患者平均年龄较年轻，平均为43岁，年龄跨度较大，从18岁到70岁；③排除了急性风湿活动或感染性心内膜炎等可能造成系统炎症的疾病；④将可能影响重构的缺血性心脏病、高血压和心肌病等患者排除；⑤将可能影响右房结构重构的三尖瓣疾病患者排除。

本研究发现了瓣膜病和非瓣膜病在组织病理学特征上存在差异。心肌细胞肥大常作为压力代偿的产物，更常出现在窦性心律患者。而肌纤维溶解作为房颤的标志性病理学特征，肌纤维溶解这个组织病理学特征是可逆的，不像肌纤维变质一样丧失细胞特性。心房可逆的病理学特征可改善双极电压，增加传导速度，缩短P波时间，降低房颤的易颤性。

目前绝大多数的研究均报道无论是不是风湿性心脏病患者，房颤均与纤维化存在关系。尽管90%以上的组织标本都可以见到间质纤维化，但两组间间质纤维化差异并不明显而且在双房分布也是一样。作者解释为这种现象可能是房颤发生前的改变，纤维化可以使细胞间隙消失，电解耦联，异常脉冲和房颤触发。但先前也有报道孤立性二尖瓣病变房颤的触发可能是非肺静脉触发。本研究证明心房扩张和房纤维化是触发房颤的证据。心房扩张导致心肌细胞肥大、房纤维化等，这些变化导致传导异质和多向性及折返波形成，而且，心房扩张使位于肺静脉和左房后壁的高频转子稳定进一步维持房颤的持续。

该研究提出另外一个观点，由于左心耳炎症明显，这可能是左心耳发生血栓形成或血栓的重要原因。同时提出由于本研究患者为慢性风湿性瓣膜病，心肌间质炎症并不明显，但实际上在急性风湿热患者中房颤发生率也并不高，反而在慢性风湿性心脏病中出现。

风湿性心脏病二尖瓣狭窄患者中房颤的处理应该不同于非瓣膜性房颤。有证据证明减轻瓣膜狭窄能够明显降低瓣膜房颤的发生率，可阻止并逆转心房重构。

总之，慢性风湿性心脏病二尖瓣狭窄伴窦性心律患者存在心肌细胞肥大和糖原沉积，而房颤的患者表现为肌溶解。90%以上的组织标本都可以见到间质纤维化，但两组间间质纤维化差异并不明显而且在双房分布也是一样。不管心律情况如何，左心耳病理学特征变化都高于其他部位，双房的病理学特征变化不一致，这种不一致的变化可能归因于风湿性二尖瓣狭窄。

编者四川大学华西医院钱永军、肖锡俊教授和印度学者 Shenthar J 教授的这两个研究是目前关于风湿性心脏病二尖瓣病变伴房颤主要的两个研究，前者来自于心血管病理学杂志，后者来自于心血管电生理杂志。下面就两篇文章的共同点和不同点进行阐述。

一、共同点

都应用病理学研究常用的方法探讨了二尖瓣病变伴房颤的病理学特征，都提出了风心病二尖瓣狭窄伴房颤的病理学特征和非瓣膜房颤的病理学特征有差异，这种差异提示这两种类型的房颤治疗应根据基础疾病进行个体化、精准化治疗。

二、主要区别

1. 标本获取部位　编者的研究仅采用左心耳，而 Shenthar J 的研究进行双房多位点组织获取，左房获取主要包括：四个肺静脉口的左房后壁，左房顶，左心耳；右房获取为右心耳及右房游离壁。正如其在文章亮点中阐述的那样，Shenthar J 研究在心脏病理学研究中标本获取位点是最全面的。这样的研究涵盖了房颤研究常面临的问题，第一个问题是房颤左、右心房病理学特征变化一样吗？第二个问题是房颤研究常集中肺静脉周围的异位冲动，理论上获取肺静脉周围的组织进行研究可能更具有代表性，更何况左心耳组织和肺静脉周围组织的胚胎来源并不相同，那么房颤研究中采用左心耳组织可能并不合理，左心耳可以代替左房吗？

上述这两个问题恰是编者在投稿时审稿者提出的问题，从提出的问题来看，这样的问题可能来自于病理学专家，而这些问题正是我们文章没有涉及的似乎是致命的研究缺陷，文章面临拒稿。

第一个问题的回答编者通过二尖瓣病变主要影响左房的血流动力学，对右房影响较小，即使影响到右房，可能通过三尖瓣反流表现出来，而研究排除了三尖瓣中重度反流。因此，推测来自于左房组织相对于右房可能更具有特异性。很明显用推测来回答审稿者的意见是牵强附会的，更何况二尖瓣病变血流动力学异常可能引起右房病变较轻，表现为轻度的三尖瓣反流或者没有反流，这种情况研究中并没有排除。现在从 Shenthar J 教授研究看来，左房的、右房的不同心律的组织特征变化在左心耳更为明显，更支持以后相关研究选择左心耳，我们原先推测是正确的。如果当时 Shenthar J 教授研究已经发表，我们回答这个问题就很简单了。当然，左心房的病理学特征性变化是不是二尖瓣狭窄的血流动力学异常导致的也是编者根据审稿者的意见进行的后续系列研究之一。

第二个问题回答更为艰难。编者首先综述了当时具有代表性的十余篇文章所采用的标本来源有左心耳、有左房后壁、左房顶，还有房间隔。不管标本的位置如何，来自于左房的标本都表现了与房颤有关的组织病理学特征；其次，从标本获得过程来说，编者的研究标本在体外循环前获得，这样尽可能减少体外循环对研究的影响。最后是从伦理学的角度来说，为了减少不必要的手术创伤，获取左心耳应该是创伤最小，更何况外科处理房颤需要处理左心耳，而不是为了做研究增加的特别创伤。

更有意思的一个研究显示，肺静脉触发在阵发性房颤的发病机制中有着重要的作用，但在长程房颤中左心耳触发所占作用明显高于其他部位，其具体机制仍需要进一步研究。

2. 分组及对照组选择问题 编者研究的分组采用了 5 个组，二尖瓣狭窄伴房颤组除了和二尖瓣狭窄窦性心律组做比较以外，还和交通意外死亡者进行比较。而 Shenthar J 教授研究仅采用房颤组和窦性心律组比较。我们认为不论心律如何，二尖瓣狭窄疾病本身会导致心肌重构，这种狭窄导致的心肌重构可能和心律改变导致心肌重构的互相重叠表现出来，当然狭窄导致的心肌重构也可能掩盖心律改变导致心肌重构，发现不了房颤本身导致的心肌病理学特征。但 Shenthar J 教授研究还是通过房颤组和窦性心律组比较发现，房颤组有更多的肌纤维溶解，而窦性心律组有更多心肌细胞肥大，能够有这样的结果应该很幸运。除了按照心律不同的分组方法外，编者还将二尖瓣狭窄伴房颤这种组合疾病当成整体和交通意外死亡患者对照组进行研究。这种组合将基础疾病和房颤一起进行研究，除了是获得科学的研究结果外，实际上在临床工作中，这两种疾病也会同期处理，同期随访，获得共同的临床结果。从这点看来，将二尖瓣狭窄和房颤当成一个组合体进行研究可能科学性更强，临床实用性更好。

3. 标本获取的伦理学问题 编者研究中使用左心耳组织，而 Shenthar J 教授使用除了左心耳外还有 4 个肺静脉口的左房后壁，左房顶、右心耳及右房游离壁。获取这些标本创伤相对较少，尽管如此，获得有些位置的标本是科学研究目的而不是治疗的目的，增加了额外的创伤，存在大出血风险。Shenthar J 教授还特别描述如何安全获取左房后壁、左房顶的方法，其首先缝一荷包后再切除组织。为了尽可能减少创伤，总结先前研究的基础上，再进行后续的研究工作，仅获取左心耳进行病理学特征的科学研究应该是可行的。当然，为了科学研究在窦性心律患者中获取左心耳仍然存在伦理问题，但考虑到二尖瓣狭窄窦性心律患者术后仍有部分发生房颤，积极处理左心耳是一个牵强附会的解释。

4. 标本获取时间 编者研究标本获取是体外循环开始前，Shenthar J 教授是在体外循环开始心脏停搏后切开房间隔，瓣膜置换前获取标本。Shenthar J 教授标本获取的时间由标本获取的部位决定，为获取满足研究左房后壁，左房顶标本，只能在体外循环开始后。众所周知，体外循环开始后系统炎症将迅速启动，可能影响房颤炎症相关方面的指标，掩盖了真正的研究结果。为了尽可能减少体外循环炎症对研究的影响，在体外循环开始前获取标本理论上更合理，当然，这种理论还需要研究证实。

5. 房颤纤维化结果 钱永军等研究发现伴房颤的二尖瓣病变患者左房心肌间质纤维化程度明显高于窦性心律的患者，这个结论和国际大多数研究结果一致。Shenthar J 教授研究发现尽管 90% 以上的组织标本都可以见到间质纤维化，但两组间间质纤维化差异并不明显而且在双房分布也是一样。作者解释为这种现象可能是房颤发生前的改变，也可能是孤立性二尖瓣病变房颤的触发可能是非肺静脉触发，而是心房扩张导致心肌细胞肥大、房纤维化等，这些变化导致传导异质和多向性及折返波形成，而且，心房扩张使位于肺静脉和左房后壁的高频转子稳定进一步维持房颤的持续，因此 Shenthar J 教授研究中心房纤维化与房颤不密切。我们很同意 Shenthar J 教授解释，但也注意到该研究评估纤维化的使用 HE 染色技术，但众多获得房颤和窦性心律存在纤维化差异使用 Massion 染色技术，也许使用评估技术的差异是导致结果不同的原因之一。

　　总之，无论是编者的研究结果，还是 Shenthar J 教授的研究结果均证实二尖瓣狭窄伴房颤存在不同的病理学特征，这种病理学特征是和房颤的发生和维持密切相关。因此，这样的研究为探索房颤的发生及维持机制提供了新的证据，同时也是二尖瓣病变伴房颤个体化精准化研究提供新的靶向。

（钱永军）

┃参考文献┃

［1］Yongjun Q，Huanzhang S，Wenxia Z，et al. Histopathological characteristics and oxidative injury secondary to atrial fibrillation in the left atrial appendages of patients with different forms of mitral valve disease. Cardiovasc Pathol 2013；22（3）：211-8.

［2］Yongjun Q，Huanzhang S，Wenxia Z，et al. From changes in local RAAS to structural remodeling of the left atrium：A beautiful cycle in atrial fibrillation. Herz 2015 May；40（3）：514-20.

［3］唐红，肖锡俊，李嘉. 风湿性二尖瓣狭窄患者左心房流体力学观察. 中国胸心血管外科临床杂志，2004；11：42-44.

［4］Shenthar J，Kalpana SR，Prabhu MA，et al. Histopathological Study of Left and Right Atria in Isolated Rheumatic Mitral Stenosis With and Without Atrial Fibrillation. J Cardiovasc Electrophysiol 2016 Sep；27（9）：1047-54.

［5］Chuan-Tao Yuan，Xiao-Xia Li，Qian-Jin Cheng，et al. MiR-30a regulates the atrial fibrillation-induced myocardial fibrosis by targeting snail1. Int J Clin Exp Pathol 2015；8（12）：15527-15536.

［6］Han Wu，Qing Zhou，Jun Xie，et al. Syndecan-4 shedding is involved in the oxidative stress and inflammatory responses in left atrial tissue with valvular atrial fibrillation. Int J Clin Exp Pathol，2015；8（6）：6387-6396.

第四章 房颤常见机制

Common Mechanisms of Atrial Fibrillation

房颤的发病机制已经成为心脏学领域的研究热点并对其进行了广泛的研究，但至今房颤的发病机制仍不十分清楚。最新房颤治疗指南也指出，由于房颤机制不明确是其治疗效果不佳的重要原因，明确房颤发生及维持的机制是提高预防和治疗房颤效果的关键点。

近年来，大量国内外学者对房颤的机制进行了数以万计的基础研究，但仍主要集中在多子波折返学说和心房重构学说。多子波折返机制的主要观点是指房颤时心房内同时存在一定数量的折返子波，这些子波的折返环路与心房的解剖无关，在空间上随机运行和分布，这些多个折返波是维持房颤持续的重要原因之一。心房重构主要包括心房电重构、心房结构重构及心房神经重构等，心房重构共同构成房颤发生和持续的病理基础。

第一节 | 多子波折返学说

多子波折返学说一直是房颤机制的主导理论之一，最早由 Moe 提出，其认为不均匀基质的心房内存在的主导环折返能引发随机的多子波微折返激动。各自独立的房颤子波折返的出口、入口、折返方向、波长等各自不同而混乱存在。房颤波的波锋、波尾相互碰撞、相互引发或湮灭而造成房颤子波的碎裂或产生新的子波，房颤时的子波数量取决于心房不同部位的不应期和激动的传导速度等。房颤时的多发子波折返可遍布左右房，并在随机运行过程中不停地发生碰撞、湮灭、分裂和融合，其数量、传导速度、折返环的大小随时发生改变。

多子波折返机制可能是慢性房颤的主导机制。器质性心脏病所致的左房压力升高以及长期房颤均可导致左房扩张及心房的不良电重构。多子波折返需要一个"临界质量"的关键组织，当心房较大，心脏组织质量增加使得心房不应期缩短和传导存在延缓，容纳更多子波的数量使得房颤得以发生，最终导致不可逆性的结构变化和电生理异常从而使房颤得以持续。多子波折返机制随着时间推进，研究逐步深入，尤其是多电极同步记录的心电图支持该学说。

尽管大部分研究已经证实多子波折返是房颤发生和维持的重要机制，但房颤是一个复杂的三维问题，最近高密度、多节段双房的三维标测资料对该学说已提出不同观点，该观点认为房颤的发生是心内外膜电分离渐进的过程，心房内外膜层互相促进。约35%房颤波起源于心外膜局灶点，后分布于整个心房表面。肌细胞和肌束在纵向上的分离加强房颤维持的稳定性，而持续性房颤即被认为是更多的心外膜层和心内膜肌束网电分离。也有研究指出，为了更好地了解内外膜分离在房颤维持中的机制，同时双房和心内膜标测是必要的。因此，目前消融时，常规单一的心内膜标测可能限制观念更新。

第二节 | 心房重构

心房重构的早期改变表现为电生理及离子通道特征发生变化，称为心房电重构；而晚期则表现为心房的间质纤维化、蛋白沉积、细胞凋亡等组织结构改变，称为心房结构重构。心房神经重构是在房颤实验发现快速起搏造成的犬房颤（简称房颤）模型存在心房不均一的神经萌出和去甲肾上腺素积聚，"自主神经重构"的概念由此而生。本部分主要介绍电重构及神经重构，房颤结构重构在下一章介绍。

一、心房电重构

心房电重构是指房颤时心房有效不应期（ERP）和动作电位时程（ADP）呈进行性缩短，心房肌不应期离散度逐渐增加，动作电位传导速度随之减慢以及频率适应性减退等。1995年Wijflels等提出心房电重构的概念，随后许多学者通过动物实验以及临床研究证实快速性心房起搏及快速性心律失常（特别是房颤）均可引起心房电重构，形成心房电重构原因很多，如离子通道，钙超载等。

1. 离子通道　离子通道是心肌电生理的基础，近年来对房颤的离子通道进行了较为深入的研究，主要涉及钾离子通道、钠离子通道、钙离子通道。

钾离子电流是动作电位复极主要离子流之一。在心房肌细胞中存在5种钾通道亚型，即瞬时外向钾通道、内向整流性钾通道、超速延迟整流钾通道、乙酰胆碱敏感性钾通道、三磷酸腺苷敏感性钾通道。瞬时外向钾通道是动作电位早期复极电流，对动作电位的形成和时程有很大影响。慢性房颤患者的内向整流性钾通道较窦性心律患者增高，超速延迟整流钾通道减弱会引起动作电位时程和有效不应期的延长，超速延迟整流钾通道是构成心房肌细胞复极化电流的主要成分之一，对心房的复极以及动作电位时程起重要作用。

钠离子通道电流是心肌细胞的快速除极电流，同时也是影响心肌组织传导速度的一个重要因素，传导速度减慢会缩短折返波长，增加折返性心房心动过速的易感性。有研究发现快速起搏犬的心房7天和42天后，钠离子通道电流分别下降了28%和52%，同时传导速度也明显降低，但除活动力减慢外，离子通道其他特性无改变，钠电流密度的改变和传导速度相平衡，提示钠离子通道电流降低是诱发房颤的一个重要机制。

钙离子通道电流是心肌细胞动作电位及其兴奋功能的主要组成部分，心肌细胞有多种钙离子通道蛋白，其中L型钙电流在调节心房频率依赖性动作电位时程和有效不应期的变化中有重要作用。窦性心律患者、房颤病史<6个月患者和房颤病史>6个月患者的心肌细胞上L型钙通道mRNA浓度不同，房颤患者心肌细胞内含量降低，而且这种降低随着房颤持续时间的延长而更加明显。钙离子通道电流是复极相的主要内向电流，其减弱必然使外向电流相对增加，从而使心肌复极加快，动作电位时程和有效不应期缩短。

最新有研究将钠离子和钙离子纳入同一研究，该研究认为持续性房颤治疗效果不是非常满意的主要原因之一是心房电重构明显且持续存在，持续性房颤导致房颤触发特征（如主频或转子驱动等）和促房颤维持发生变化。如果能透彻了解离子通道机制在房颤触发中作用，抗心律失常药物治疗重构基质效果可能更明显。然而，离子通道相互作用在电重构过程中还与每位患者个体疾病等相关，这个能导致每个个体的房颤电重构机制存在差别。电压依赖性钠离子通道控制心律和折返，阻止钠离子通道减少折返但增加室颤易颤性。使用钙离子通道阻滞剂在低钠离子环境下也是一种有效的抗心律失常药物。钠离子及钙离子通道的平衡应是房颤电重构特别是持续性房颤电重构重要机制，可以较好地解释单一离子通道治疗房颤效果不佳的原因。

2. 钙超载　钙循环的不稳定是房颤患者发生电重构改变的重要特征，钙是信号传递系统中重要组成部分，引起房颤结构重构的主要因素之一，然而，目前何种程度的钙诱导的心房电重构才有助于房颤的形成尚不清楚。在房颤转律患者中可以观察到继发于房颤重构的钙超载导致动作电位持续时间改变。最新研究表明，钙超载增加了复极化的不均一性致心律失常的易感性、复杂性和持续性增加。

也有研究提示房颤发生时心房肌细胞的快速除极使心房收缩期更长，促进钙通过钙超载内流并导致肌质网钙库的钙释放，静息状态时在细胞中钙激活蛋白酶以酶原形式存在，当组织和细胞内钙离子浓度增高，钙激活蛋白酶部分或全部被活化，参与了房颤时离子通道的降解及心肌细胞的分化、凋亡和坏死。目前动物模型和临床研究已有大量证据表明心房快速激动能引起细胞内钙超载。细胞内钙离子增加对 L 型钙离子通道活性的负反馈作用使钙离子电流降低，导致动作电位平台相消失以及有效不应期对频率适应性丧失，因此，钙超载是房颤电重构重要的始动因素。

总之，电流变化可能是引起房颤电重构的主要原因，同时房颤也可能导致不同的电重构，不过，无论这些因素是房颤发生的起因还是结果都需要进一步更深层次分子生物学方面的研究。电重构是房颤合并心力衰竭的电生理变化的结果，也是房颤结构重构的结果。电重构是患者发生房颤的危险因素也是治疗的靶向。

二、自主神经重构

心脏受自主神经包括迷走神经和交感神经的双重支配，无论在动物房颤激发模型中还是在针对患者的研究中，都发现自主神经是房颤触发和维持的一个重要因素。快速起搏建立的犬房颤模型存在心房不均一的神经萌出和去甲肾上腺素积聚，提示交感神经末梢在房颤犬的窦房结区、界嵴部明显增高，"自主神经重构"的概念由此而生。

房颤可导致交感神经的过度支配和不均一支配，在左、右心房的前、后壁，左、右心耳及房间隔、界嵴部交感神经有明显的扩展性分布。右房的交感神经萌出量最多，左房最少，房间隔居中。在一侧心房内，心耳和游离壁交感神经分布无明显差异，然而在两侧心房的对应位置神经分布存在显著差别，左房、左上肺静脉、房间隔和右房神经萌出量差别显著。交感神经的密度在上述部位虽然无差别，但空间分布存在明显变异。调整肾上腺素和胆碱的刺激都可以显示自主神经是房颤发生的守门员，而在能自由活动的患者中阵发性房颤加剧自主神经的失平衡。

对自主神经重构的干预如在肺静脉前庭消融基础上附加心脏神经丛消融房颤，患者获益随时间而增加，特别是在消融后 12 个月获益明显，这种后期获益明显可能源于心脏神经丛内自主神经元的不可逆毁损。在环肺静脉消融过程中若有心脏神经丛毁损征象（迷走反应），或在环肺静脉消融基础上附加消融复杂碎裂心电图（房颤时）或房颤巢（窦性心律时），有助于提高房颤消融的即刻成功率，并降低房颤的随访复发率。在房颤消融过程中，单独或附加、直接或间接消融心脏神经丛均表现出不同程度的疗效改善，同时也发现心脏神经丛消融的疗效差异甚大，可能是多因素作用形成的结果。

系统神经阻滞的药物研究已经在有症状房颤肺静脉隔离患者中使用，同时也在伴有阵发性房颤的高血压患者中联合抗高血压药物使用，交感神经抑制剂明显减少了房颤的发生率并明显延长房颤复发时间。更有研究指出，通过肾脏的去神经化降低交感神经负荷也能够减少房颤的复发。

总之，自主神经系统与房颤的触发、驱动和维持均有着密切联系，自主神经重构现象与房颤孰因孰果尚不明确，导致自主神经重构的确切机制亦有待探讨。自主神经功能失衡可引起房颤，房颤又会导致自主神经重构，使房颤易于维持，逆转自主神经重构应该成为房颤治疗的新靶点之一。

三、无明显结构性心脏病房颤心房重构的检测策略进展

研究显示无明显结构性心脏病房颤发生率在 0.2% ~68%，之所以差异较大主要是依赖于心房心肌异常检测而诊断出的孤立性房颤的定义变化较大。以前主要依赖于心脏彩超评估心脏结构或功能异常而定义孤立性房颤，目前超越心脏彩超技术的新兴的成像技术、生物标记和基因检测的出现，这些技术已经应用于心房肌的异常检测以判断房颤发生的危险因素，因而，更多的房颤通过心房肌的重构异常检测被诊断，提高了房颤的确诊率。但这些新兴的评估心房重构的技术还没有被广泛接受，随着时间的推移，寻找可选择用于房颤发生危险因素的评估技术是临床医生所面临的最困难的问题之一。

四、外科消融房颤的病理生理学原则

房颤的病理生理学开始于左房扩大，同时肺静脉局部的心房触发维持房颤。当高频心房活动持续存在，离子通道重构使房颤的基质形成，从而又为心房折返提供条件，使得房颤持续存在，这就是"房颤导致房颤"（"AF begets AF"）。结构性心脏病导致的心房扩大是房颤事件发生链上的最初因素，然后心房进一步扩大，使心律失常得以维持。外科消融处理房颤正是基于上述两点病理生理学原则。第一步处理起源于任何部位的电触发灶，例如将肺静脉、左房后壁等和其他部位隔离出来；第二步处理持续扩大的左房，这是折返所需要的基础。

（钱永军）

参考文献

［1］Alejandro Liberos，Alfonso Bueno-Orovio，Miguel Rodrigo，et al. Balance between sodium and calcium currents underlying chronic atrial fibrillation termination：An *in silico* intersubject variability study. Heart Rhythm. 2016 Dec；13（12）：2358-2365.

［2］Jalife J. Novel Upstream Approaches to Prevent Atrial Fibrillation Perpetuation. Heart Fail Clin. 2016；12（2）：309-22.

［3］Wu L，Wang A，Wang X，et al. China National Stroke Registry investigators. Factors for short-term outcomes in patients with a minor stroke：results from China National Stroke Registry. BMC Neurol 2015；15：253. doi：10.1186/s12883-015-0505-z.

［4］Copley DJ，Hill KM. Atrial Fibrillation：A Review of Treatments and CurrentGuidelines. AACN Adv Crit Care 2016；27（1）：120-8.

［5］Wang S，Zhou X，Huang B，et al. Spinal cord stimulation suppresses atrial fibrillation by inhibiting autonomic remodeling. Heart Rhythm 2016；13（1）：274-81.

［6］Qian YJ（钱永军），HZ Shao，WX Zhou，et al. Histopathological characteristics and oxidative injury secondary to atrial fibrillation in the left atrial appendages of patients with different forms of mitral valve disease. Cardiovascular Pathology 2013；22（3）：211-218.

［7］ Jalife，José. Mechanisms of persistent atrial fibrillation. Current Opinion in Cardiology 2014；29（1）：20-27.

［8］ G. Tarone，J. L. Balligand，J. Bauersachs，et al. Targeting myocardial remodelling to develop novel therapies for heart failure：a position paper from the Working Group on Myocardial Function of the European Society of Cardiology. Eur J Heart Fail 2014；16：494-508.

［9］ López B，González A，Lindner D，et al. Osteopontin-mediated myocardial fibrosis in heart failure：a role for lysyl oxidase? Cardiovasc Res 2013；99（1）：111-20.

［10］ David E. Krummen，Vijay Swarup，Sanjiv M. Narayan. The role of rotors in atrial fibrillation. J Thorac Dis 2015；7（2）：142-151.

［11］ Narayan SM，Baykaner T，Clopton P，et al. Ablation of rotor and focal sources reduces late recurrence of atrial fibrillation compared with trigger ablation alone：extended follow-up of the CONFIRM trial（Conventional Ablation for Atrial Fibrillation With or Without Focal Impulse and Rotor Modulation）. J Am Coll Cardiol 2014；63（17）：1761-8.

［12］ Harada M，Van Wagoner DR，Nattel S. Role of inflammation in atrial fibrillation pathophysiology and management. Circ J 2015；79（3）：495-502.

［13］ Qian YJ（钱永军），Y Liu，H Tang，WX Zhou，et al. Circulating and local renin-angiotensin-aldosterone system express differently in atrial fibrillation patients with different types of mitral valvular disease. J Renin Angiotensin Aldosterone Syst 2013；14：204-211.

［14］ Qian YJ（钱永军），Xiao XJ，Yuan HS，et al. Combination pharmacological cardioversion of permanent atrial fibrillation in post-prosthetic mitral valve replacement outpatients：a novel approach for the treatment of atrial fibrillation. J Int Med Res 2008；36（3）：537-543.

［15］ G. Tarone，J. L. Balligand，J. Bauersachs，et al. Targeting myocardial remodelling to develop novel therapies for heart failure：a position paper from the Working Group on Myocardial Function of the European Society of Cardiology. Eur J Heart Fail 2014；16：494-508.

［16］ Qian YJ（钱永军），J Meng，H Tang，et al. Different structural remodelling in atrial fibrillation with different types of mitral valvular diseases. Europace 2010；12（3）：371-7.

［17］ Qian YJ（钱永军），Luo TX，Liu Y，et al. Th e relationship between plasma lysyl oxidase level and persistent atrial fi brillation with mitral valvular disease. Chin J Clin Th orac Cardiovasc Surg 2015；22（12）：1117-1121.

［18］ Qian YJ，Shao HZ，Luo TX，et al. Plasma angiotensin converting enzyme level and permanent atrial fibrillation with mitral valvular disease［J］. Lab Med，2008，39（11）：14-17.

［19］钱永军，肖锡俊，罗通行，等. 伴有房颤的二尖瓣置换术患者术前外周血 ACE、CRP 水平［J］. 四川大学学报（医学版），2008，39（1）：122-125.

［20］钱永军，肖锡俊，罗通行，等. 二尖瓣置换手术患者外周血炎症标志物水平与房颤关系的研究. 华西医学 2007；22（3）：483-485.

［21］ Gutierrez，Alejandra；Van Wagoner，David R. Cellular and Molecular Mechanisms of Arrhythmia by Oxidative StressOxidant and Inflammatory Mechanisms and Targeted Therapy in Atrial Fibrillation. JOURNAL OF CARDIOVASCULAR PHARMACOLOGY, 2015, 523–529.

［22］ Hanley C. M., Robinson V. M., Kowey P. R. Status of Antiarrhythmic Drug Development for Atrial Fibrillation. Circ. Arrhythmia Electrophysiol 2016, 9, e002479.

［23］ Zhang X, Zhang Y, Gao F, et al. Norepinephrine and acetylcholine changes during electrically–induced atrial fibrillation episodes in canine models. Cell Mol Biol. 2016 Jun 30; 62 (7): 80–4.

［24］ Alejandro Liberos. Balance between sodium and calcium currents underlying chronic atrial fibrillation termination: An *in silico* intersubject variability study. Heart Rhythm. 2016 Dec; 13 (12): 2358–2365.

［25］ Girish M. Nair, Pablo B. Nery, Calum J. Redpath, et al. Electrophysiological abnormalities in subjects with lone atrial fibrillation–Too little, too late? Indian Pacing Electrophysiol J 2016; 16 (5): 149–151. ArticlePubReaderPDF–179KCitation

［26］ Calkins H., Kuck K. H., Cappato R., et al. 2012 HRS/EHRA/ECAS expert consensus statement on catheter and surgical ablation of atrial fibrillation: recommendations for patient selection, procedural techniques, patient management and follow–up, definitions, endpoints, and research trial design: a report of the Heart Rhythm Society (HRS) Task Force on Catheter and Surgical Ablation of Atrial Fibrillation. J Heart Rhythm Soc. 2012; 9 (4) 632–696.

［27］ Verma A., Cairns J. A., Mitchell L. B., et al. 2014 focused update of the canadian cardiovascular society guidelines for the management of atrial fibrillation. Can J Cardiol 2014; 30 (10): 1114–1130.

［28］ January C. T., Wann L. S., Alpert J. S., et al. 2014 AHA/ACC/HRS guideline for the management of patients with atrial fibrillation: executive summary: a report of the American College of Cardiology/American Heart Association Task Force on practice guidelines and the Heart Rhythm Society. Circulation 2014; 130 (23): 2071–2104.

［29］ Wyse D. G., Van Gelder I. C., Ellinor P. T., et al. Lone atrial fibrillation: does it exist? J Am Coll Cardiol. 2014; 63 (17): 1715–1723.

第五章　房颤与结构重构

Atrial Fibrillation and Structural Remodeling

心房重构的早期改变表现为电生理及离子通道特征发生变化，称为心房电重构（atrial electrical remodeling，AER），而晚期则表现为心房的间质纤维化、蛋白沉积、细胞凋亡等组织结构改变，称为心房结构重构（atrial structural remolding，ASR）。最近研究发现持续性房颤在成功复律后，心房电重构及神经重构完全停止后而结构重构仍持续存在，此时房颤仍易复发，可见相对于电重构及神经重构，结构重构可能会是房颤发生和维持的更重要因素。

心房结构重构有助于房颤的形成和维持，并已在动物实验和临床研究中得到证实。心房扩大、心肌细胞超微结构变化和心肌纤维化是心房结构重构的重要特征。心房扩大是心房结构重构的主要特征之一。心房扩大可表现为心房径、心房容积及心房面积的增加。1968 年 Bailey 等首次描述了房颤患者存在心肌超微结构的变化。心肌纤维化是心肌细胞外间质过度沉积，是组织结合其他纤维前体超载的结果，也可能是组织破坏的结果。细胞外间质主要成分是 I 型胶原和 III 型胶原。I 型胶原是心肌细胞产生的主要胶原成分，约占整个心肌胶原的 80%，III 型胶原约占 10%。心房结构重构与房颤的关系，见图 5-1。

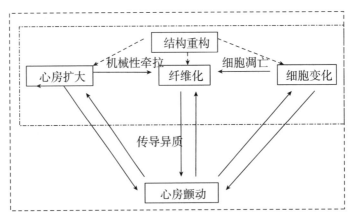

图 5-1　房颤与心房结构重构关系概图

第一节 ｜ 心房结构重构的三大特征

一、心房扩大

房颤时高频的心房活动可引起心房结构重构，并导致心房收缩功能降低，收缩功能的降低促使心房肌被动延展而心房扩大，心房扩大为进一步促进房颤持续发生提供有利的病理基础。既往的实验也表明房颤时心房扩大，特别是左房扩大为主。心房扩大表现为心房径、心房面积及心房容积增加。左房在心脏生理中起到储血池和通道作用，是左室充盈的重要调节器，左房大小是心律控制策略能否成功的决定性因素之一。房颤时，左房容积与性别、体表面积、高血糖、肾功能等相关，而与高血压和年龄关系较小。尽管心房扩大与房颤发生之间的因果关系尚不十分清楚，但多子波折返理论可以部分解释心房扩大与房颤发生之间的因果关系。根据多子波折返假说，房颤的维持需要有不少于4个子波共存于心房，折返路径必须大于由兴奋传导的有效不应期及传导速度决定的子波的波长。由此在其他条件不变的情况下，如果心房扩大，心房内所容纳的子波的数量增多就易于发生折返性房颤。总之，左房扩大可能是各种病因导致房颤的一个明显病理通道。

二、心房肌组织超微结构改变

长期快速心房起搏（6周）的犬模型以及山羊的房颤模型中观察了心房肌组织超微结构的变化，主要包括：①细胞体积增大；②糖原偏心积聚；③肌原纤维溶解；④连接蛋白表达改变；⑤线粒体肿胀；⑥肌质网断裂；⑦核染色体异源性分布；⑧细胞结构蛋白的位置和数量发生改变。通常以肌细胞体积增大伴糖原聚集、肌溶解改变最为突出。其中导致细胞凋亡的线粒体嵴的破裂、次级溶酶体、细胞溶质水泡变性等是不可逆的，或者是很难逆转的，这些变化是心房结构重构的特征之一。

目前以患者为研究对象的报道较少，但这些报道的电镜观察结果类似。在对伴有房颤的风湿性瓣膜病患者右房心肌组织观察发现线粒体萎缩，这严重影响线粒体的氧化磷酸化能力，而线粒体外膜断裂代表线粒体的不可逆性损伤。

虽然相关的超微结构变化研究多为定性分析，但也有研究采用电子显微镜技术中的点数计数法定量分析，在放大5000倍的情况下对心肌肌小节溶解程度进行相对定量测量，其研究结果和定性分析相似。

三、心房肌组织间质纤维化

房颤时心房结构重构最突出的改变特点是心房肌组织不同程度的间质纤维化。通过对房颤患者心房组织活检或尸体检查分析发现房颤患者心房肌组织存在间质纤维化。与窦性心律患者相比，房颤患者心房肌组织中可见Ⅰ型胶原和Ⅲ型胶原沉积。这种在正常肌细胞丧失的同时伴有纤维化形成可能是由于肌细胞的凋亡或坏死以修复的纤维取代退变的心肌细胞。心房肌组织间质纤维化不但与房颤的发生有关，而且随着房颤持续时间的延长，心肌组织纤维化的程度也会逐渐增加，这种心肌组织间质纤维化的增加又进一步促进房颤的发生和维持，即房颤导致房颤（"AF beget AF"）。尽管目前大量的研究证实房颤患者确实存在心房纤维化，但是这些研究仍无法解释心房肌组织间质纤维化与房颤确切发病机制，也不能说明关于心房肌组织纤维化和房颤发生的"鸡和蛋"的先后关系。

第二节 │ 心房结构重构的常见机制

一、转移生长因子

转移生长因子（transforming growth factor-β，TGF-β）是迄今为止发现最强的细胞外基质沉积促进剂，被认为是致纤维化关键因子。TGF-β共有5种异构体，其中TGF-β$_1$在体细胞系中所占的比例最高，与纤维化关系最为密切。TGF-β$_1$可由心肌细胞和成纤维细胞共同分泌，TGF-β$_1$最初由心肌成纤维细胞分泌，反过来TGF-β$_1$又可诱导心肌成纤维细胞分化成更有活性的结缔组织细胞，如成肌纤维细胞等，具有促进细胞外基质沉积的作用，在心脏中心肌成纤维细胞是其作用的主要靶点。高表达 TGF-β_1 的小鼠可选择性地引起心房而非心室间质纤维化，这提示在 TGF-β_1 高表达水平下心房对致心肌纤维化更为敏感。作为最重要的促纤维性细胞因子之一，TGF-β_1 可增加心肌成纤维细胞 I 型、III 型胶原 mRNA 的表达，并增加 I 型胶原在这些细胞中的合成及导致相应器官的功能障碍。在山羊房颤模型中，高表达 TGF-β_1 导致心房肌纤维化，心肌细胞直径增加，同时导致进行性的 P 波延长，据此猜测上述这些因素增加房颤的易颤性。

二、基质金属蛋白酶

基质金属蛋白酶（matrix metalloproteinases，MMPs）是一个内源性 Zn^{2+} 依赖性酶家族，活性增高的 MMPs 降解正常的胶原蛋白，并代之以缺乏连接结构的纤维从而导致心房结构重构。金属蛋白酶组织抑制剂（tissue inhibitor of metalloproteinase，TIMPs）是 MMPs 的内源性特异性抑制剂，通过对 MMPs 活性的抑制而减轻组织结构重构。

MMP-1 的活性升高导致心肌外基质降解从而促使心肌细胞拉长、心房壁变薄及心房扩大。MMP-9 分布在心房组织的血管周围和心外膜下，在房颤心房组织中其含量明显增加。MMP-9 mRNA 在窦性心律组、阵发性房颤组和持续性房颤组患者心房组织的表达依次增加，且 MMP-9 mRNA 水平与房颤持续的时间、左心房的内径呈显著的正相关；而 TIMP-1 mRNA 水平在窦性心律组、阵发性房颤组和持续性房颤组患者中依次下调，且 TIMP-1 mRNA 水平与房颤持续的时间、左心房的内径呈显著的负相关。这提示房颤发生时 TIMP-1 的活性降低并不能发挥抑制 MMPs 活性的作用。在伴有持续性房颤的心脏病和心力衰竭患者，TIMP-2 mRNA 的选择性下调以及相伴随的 MMP-2、I 型胶原原容积分数明显增加导致的心房结构重构与房颤的进展有关。研究也发现房颤患者心房肌 MMP-9 mRNA 蛋白水平的表达均较对照组明显增高，而 TIMP-1 mRNA 蛋白水平较对照组显著下调。由此可见，MMPs 活性增高和 TIMPs 表达水平降低可能在房颤时心房结构重构过程中发挥了重要作用，调节 MMPs 和 TIMPs 的活性有可能阻止心房结构重构的进程，降低房颤发生及复发的风险。

三、缝隙连接蛋白

缝隙连接蛋白（connexin，Cx）是相邻细胞间的膜通道结构，由两个连接子组成，心脏中的 Cx 保证动作电位在心肌传播的低电阻路径。心肌中 Cx 呈区域性分布，而且主要分布在闰盘的缝隙连接斑中。哺乳动物 Cx 家族中已鉴定的成员达 15 个，其中构成心肌 Cx 的连接子主要有 Cx40、Cx43、Cx45。

冠状动脉旁路移植术患者的右心耳组织应用反转录聚合酶链反应测定 Cx40 和 Cx43 mRNA 表达水平，发现 Cx40 mRNA 表达水平高的患者，术后发生房颤的概率明显升高。也有伴有房颤的二尖瓣病变患者其心房肌细胞 Cx40 mRNA 蛋白表达下调，且与心房大小无关，而 Cx43 mRNA 表达无改变。最近有研究提示，维吾尔族和汉族不同族别其 Cx40 -44G/A 基因型不同，房颤的发生率也不相同。可见研究结果的差异可能与研究对象的物种差异、房颤发生的基础疾病差异有关，但研究一致认为 Cx 和补体的改变有助于心房结构重构，从而促进房颤发生和维持。

（钱永军）

┃参考文献┃

［1］Polejaeva IA，Ranjan R，Davies CJ，et al. Increased Susceptibility to Atrial Fibrillation Secondary to Atrial Fibrosis in Transgenic Goats Expressing Transforming Growth Factor－β1. J Cardiovasc Electrophysiol. 2016；27（10）：1220－1229.

［2］Matthias Bossard，Rahel Kreuzmann，Thomas Hochgruber，et al. Determinants of Left Atrial Volume in Patients with Atrial Fibrillation. PLoS One. 2016；11（10）：e0164145.

［3］Kishima H，Mine T，Takahashi S，et al. The Impact of Transforming Growth Factor－β1 Level on Outcome after Catheter Ablation in Patients with Atrial Fibrillation. J Cardiovasc Electrophysiol. 2017 Jan 27. doi：10. 1111/jce. 13169.

［4］Spronk HM，De Jong AM，Verheule S，et al. Hypercoagulability causes atrial fibrosis and promotes atrial fibrillation. Eur Heart J. 2017 Jan 1；38（1）：38－50.

［5］Girish M. Nair，Pablo B. Nery，Calum J. et al. Electrophysiological abnormalities in subjects with lone atrial fibrillation－Too little，too late？Indian Pacing Electrophysiol J. 2016 Sep－Oct；16（5）：149－151.

［6］Liu Y，Xu B，Wu N，et al. Association of MMPs and TIMPs With the Occurrence of Atrial Fibrillation：A Systematic Review and Meta－analysis. Can J Cardiol. 2016 Jun；32（6）：803－13.

［7］Qian YJ，Shao HZ，Luo TX，et al. Plasma angiotensin converting enzyme level and permanent atrial fibrillation with mitral valvular disease. Labmedicine 2008；39（11）：14－17.

［8］钱永军，肖锡俊，罗通行，等. 伴有心房颤动的二尖瓣置换术患者术前外周血 ACE、CRP 水平. 四川大学学报（医学版）2008；39（1）：122－125.

［9］Qian YJ，Xiao XJ，Yuan HS，et al. Combination pharmacological cardioversion of permanent atrial fibrillation in post－prosthetic mitral valve replacement outpatients：a novel approach for the treatment of atrial fibrillation. J Int Med Res 2008；36（3）：537－543.

第六章　二尖瓣病变房颤与结构重构

Atrial Fibrillation and Structural Remolding in MVDs

　　房颤是临床上最常见的心律失常之一，约占心律失常患者总数的 1/3。目前在发达国家房颤患病率约为 1%，60 岁以后房颤患病率显著增加，平均每增加 10 岁房颤患病率就增加 1 倍，在 80 岁以上人群中房颤的患病率可高达 6%~8% 或以上，而且人群中房颤的患病率有上升趋势。在我国 13 个省进行的大规模流行病学调查显示房颤患病率为 0.77%，经过年龄标准化后为 0.61%，男性房颤患病率（0.9%）高于女性（0.7%），在 80 岁以上人群房颤患病率达 7.5%。此外对国内 10 个地区约 2 万人进行的流行病学调查在年龄大于 35 岁的人群中，男性房颤患病率为 0.74%，女性房颤患病率为 0.72%，这种患病率随年龄增加而上升。由此可见我国人群房颤的患病率和国外有关资料的报道相似。心脏瓣膜疾病患者房颤的患病率明显偏高，二尖瓣狭窄病变患者中房颤患病率可高达 64%。房颤引起患者心悸不适，损害心功能，增加血栓形成及血栓栓塞的危险，有较高的致残率，严重影响患者的生活质量，并给社会带来沉重的经济负担。

　　二尖瓣病变（mitral valvular disease，MVD）患者较多伴有房颤，我们注意到：约 64% 因二尖瓣病变需行二尖瓣置换手术（mitral valve replacement，MVR）的患者伴有房颤。即使手术纠正了心脏瓣膜病变，患者术前不适症状得以缓解，但术后大多数患者的房颤仍持续存在。在二尖瓣病变患者中，二尖瓣狭窄（mitral stenosis，MS）患者和二尖瓣反流（mitral regurgitation，MR）患者伴有房颤的概率并不相同。在 MS 患者中约有 60.23% 伴有房颤，而在 MR 患者中约有 39.77% 伴有房颤（60.23% vs. 39.77%，$P<0.05$）。由于房颤的普遍性以及对其危害认识的加深，近年有关房颤发病机制的研究已经成为相关学科的热点。尽管目前相关研究较为广泛，但至今并未完全明确房颤的发病机制。同样二尖瓣病变伴发房颤的确切发病机制仍不十分清楚。

　　目前认为心房结构重构在房颤的发生与维持机制中发挥着十分重要的作用。结构重构包括心房扩大、心肌细胞超微结构变化和心肌间质纤维化。钱永军、肖锡俊教授在先前的研究中发现在伴有房颤的二尖瓣病变患者左房心肌中存在心肌间质纤维化的改变，且伴有房颤的不同二尖瓣病变患者其心肌间质纤维化程度并不相同。细胞外心肌间质主要成分是 I 型胶原和 III 型胶原。I 型胶原是心肌细胞产生的主要胶原成分，约占整个心肌胶原的 80%，III 型胶原约占 10%。钱永军等在先前研究基础上对心肌间质纤维化程度进行分类和定量分析，同时进一步研究心房结构重构其余主要特征。通过电镜、免疫组化及心脏超声心动图检查等方法了解伴有房颤的不同类型二尖瓣病变患者左房结构重构情况及探讨其与房颤之间的关系。

　　在 2008 年 3 月至 2008 年 9 月期间进行，将 24 例因单纯中重度二尖瓣病变入院需行二尖瓣置换手术的患者纳入研究。其中伴有持续性 AF 的患者 12 例（6 例为 MS，6 例为 MR），另外仍然为窦性心律（sinus rhythm，SR）的患者 12 例（6 例为 MS，6 例为 MR）。根据心律将所有纳入研究的患者分为 SR 组和 AF 组，再根据二尖瓣病变类型，将这些患者进一步分为 4 组：MS 伴 SR 组（MS–SR 组）、MS 伴 AF 组（MS–AF 组）、MR 伴 SR 组（MR–SR 组）和 MR 伴 AF 组（MR–AF 组）。

房颤的诊断经过心电图及超声心动图确定，持续性房颤定义为房颤持续至少为 6 个月。

排除标准：①伴有需手术处理的主动脉瓣病变；②再次心脏手术；③细菌性心内膜炎；④甲状腺功能亢进；⑤高血压心脏病；⑥冠心病；⑦糖尿病；⑧术前两周内使用过抗生素；⑨术前 1 个月内使用过非激素抗炎药物或 ACE 抑制剂。

入院后所有患者均进行了相应的术前检查及记录。

在术中体外循环转流前结扎左心耳并切取部分左心耳组织。将切取的组织分割，一份约 50g 用 3% 戊二醛固定以制作电镜标本，一份用 10% 中性甲醛固定以制作组织标本，剩余组织迅速置于 −80℃ 冰箱冻存备后续实验使用。

电镜标本观察指标主要为肌小节结构，心肌纤维的排列，线粒体体积、数量、形态和排列，肌质网的体积和数量，胞质，核膜，核仁，闰盘结构，糖原数量及发布，溶酶体数量及分布，细胞核形态。

每张切片随机检测 3 个无血管的视野，光镜下观察心肌纤维并拍片。图像输入图像分析仪，用 Image–Pro Plus 5.1 图像分析系统进行分析，计算心肌胶原容积分数（collagen volume fraction，CVF），CVF＝胶原总面积/图像总面积。

SR 和 AF 组两组患者的临床资料见表 6–1。患者年龄、性别、心功能分级（New York Heart Association，NYHA）之间的差异无统计学意义（$P>0.05$）。两组患者左房径（left atrial dimension，LAD）之间的差异有统计学意义（$P<0.05$）。

表 6–1　SR 和 AF 患者临床资料的比较（$\bar{x}\pm s$）

	SR （n＝12）	AF （n＝12）	P
年龄（岁）	37.28±11.00	45.08±9.15	0.11
性别（男/女）	5/7	6/6	0.82
心功能分级（Ⅱ/Ⅲ）	6/6	4/8	0.51
左房径（mm）	46.50±7.09	53.50±10.71	0.01

注：＊各组患者性别构成、心功能分级采用 Fisher 精确概率法。

根据二尖瓣病变类型的不同将两组患者进一步分为进一步分为 4 组：MS 伴 SR 组、MR 伴 SR 组、MS 伴 AF 组及 MR 伴 AF 组（即 MS–SR、MS–AF、MR–SR 及 MR–AF 组），四组患者临床资料见表 6–2。四组组患者年龄、性别、心功能分级和 AF 持续时间之间差异无统计学意义（$P>0.05$）。四组患者 LAD 之间的差异有统计学意义（$P<0.05$）。

表6-2　MS-SR、MS-AF、MR-SR、MR-AF 患者临床资料的比较（x̄±s）

	MS-SR (n=6)	MR-SR (n=6)	MS-AF (n=6)	MR-AF (n=6)	P
年龄（岁）	39.24±15.71	36.52±12.23	48.67±12.64	43.50±3.67	0.74
性别（男/女）	3/3	2/4	2/4	4/2	0.72
心功能分级（Ⅱ/Ⅲ）	4/2	2/4	2/4	2/4	0.51
AF 持续时间（月）			48.25±38.58	37.67±.9.28	0.62
左房径（mm）	43.56±8.50	49.36±9.32	56.38±10.72	51.50±17.73	0.03

注：＊各组患者性别构成、心功能分级采用 Fisher 精确概率法。

　　＊＊MS 及 MR 患者之间 AF 持续时间采用两组秩和检验（Wilcoxon 法）。

　　研究结果显示左、右房直径与房颤持续时间均呈直线相关关系，尤以左房直径与房颤持续时间直线相关更为明显。二尖瓣病变患者中，左、右房直径与房颤持续时间的相关关系见图6-1。其左房直径与 AF 持续时间相关 r=0.769，P=0.000，直线回归方程为 y=0.2331x+40.322，R^2=0.591385；右房直径与 AF 持续时间相关 r=0.420，P=0.032，直线回归方程为 y=0.1322x+40.781，R^2=0.176352。

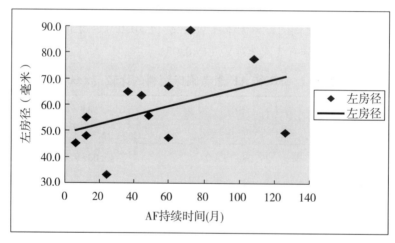

图6-1　AF 持续时间与左、右房直径相关分析散点图

　　SR 和 AF 组患者左房心肌组织电镜图片，见图6-2（其中图6-2A，6-2C 为 SR 患者，图6-2B，6-2D 为 AF 患者）。

　　在 SR 患者电镜图片（图6-2A，6-2C）中可见心肌细胞主要通过闰盘连接，连接正常，正常的肌小节存在，规则排列，心肌纤维紧密排列并被线粒体均匀包围。

　　而房颤患者电镜图片（图6-2B，6-2D）中，出现明显的心肌间质纤维化，心肌细胞周围间隙被填充，产生的间质纤维甚至形成间质纤维条带分割细胞。此外也可以观察到下列异常的结构变化：

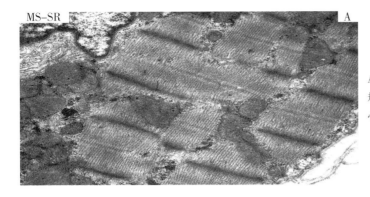

A (MS-SR, ×10000倍)
规则的季节排列，闰盘清楚可见。
心肌细胞间可见少量的胶原

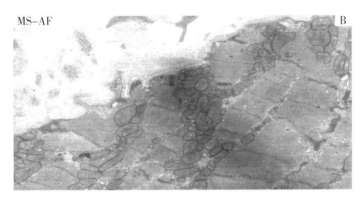

B (MS-AF，×8000倍)
线粒体增生、肿胀、聚集。心肌细胞被
很厚的纤维组织包围覆盖，这些厚层的
纤维组织也出现在相邻的肌细胞间，从
而分割肌细胞

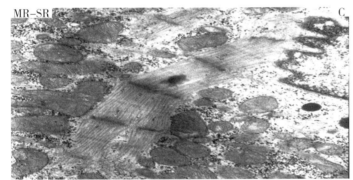

C（MR-SR，×15000倍）
卵圆形细胞核，糖原在某些区域轻度积聚，
线粒体散在分布

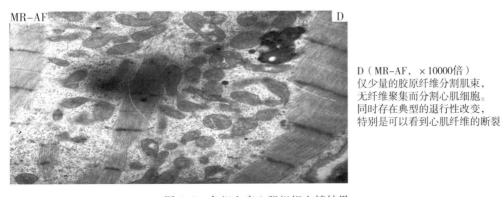

D（MR-AF，×10000倍）
仅少量的胶原纤维分割肌束，
无纤维聚集而分割心肌细胞。
同时存在典型的退行性改变，
特别是可以看到心肌纤维的断裂

图6-2　各组左房心肌组织电镜结果

1. 糖原偏心积聚。

2. 大量形状异常线粒体出现，线粒体形状狭长。

3. 出现肌质网残余物，肌节断裂。

4. 大量次级溶酶体。

5. 闰盘分化不良，变宽。

6. 心房肌细胞肥大。

7. 细胞核扩大，分叶变多。

尽管在房颤患者左房心肌均可观察到不正常的心肌结构改变，但是伴有房颤的不同类型二尖瓣病变患者其左房心肌所观察到的心肌结构改变也不相同，见图6-2B、6-2D。

在MS-AF患者中左房心肌最明显的改变是肌束被较多的胶原结缔组织纤维所包围，这种较多的胶原结缔组织纤维也常出现在心肌细胞之间，从而分割心肌细胞，使心肌细胞相互孤立，见图6-2B。

在MR-AF患者左房心肌中仅有少量的胶原结缔组织纤维分割肌束，没有见到厚层胶原结缔组织纤维聚集而分割心肌细胞现象。退行性改变是MR-AF患者左房心肌结构变化的主要特征，如胞质中出现大量的次级溶酶体、糖原聚集及大量异性的线粒体。此外也可以看到心肌纤维的断裂，见图6-2D。

SR和AF患者左房心肌 I 型胶原和III型胶原免疫组化检查结果见图6-3、图6-4。

SR组患者及AF组患者的 I 型胶原和III型胶原的CVF比较结果显示：AF组患者 I 型胶原和III型胶原的CVF明显高于SR组患者，差异有统计学意义，P值分别为0.021，0.001。

MS-AF与MS-SR患者 I 型胶原和III型胶原的CVF比较结果显示：MS-AF组患者 I 型胶原和 III 型胶原的 CVF 均高于 MS-SR 组患者，差异均有统计学意义，P值分别为0.006，0.017。

MR-AF与MR-SR患者 I 型胶原和III型胶原的CVF比较结果显示：MR-AF组患者 I 型胶原和III型胶原的CVF均高于MR-SR组患者，差异均有统计学意义，P值分别为0.012，0.023。

MS-AF和MR-AF患者 I 型胶原和III型胶原免疫组化检查结果见图6-3、图6-4。

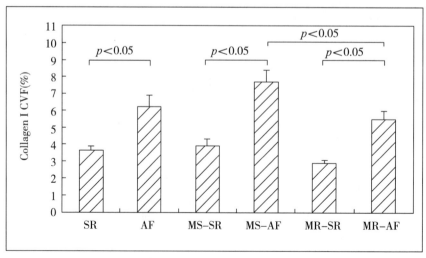

图6-3　各组患者 I 型胶原CVF比较（$\bar{x} \pm s$）

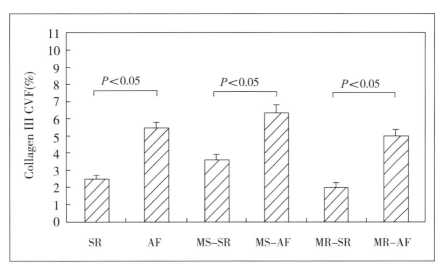

图 6-4　各组患者Ⅲ型胶原 CVF 比较（x̄±s）

伴有房颤的不同类型二尖瓣病变患者左房心肌Ⅰ型胶原和Ⅲ型胶原增长的程度明显不同。与伴有 AF 的 MR 患者相比较，伴有 AF 的 MS 患者Ⅰ型胶原和Ⅲ型胶原的 CVF 均增多，但仅Ⅰ型胶原的 CVF 增多明显，差异有统计学意义（$P=0.043$）。而Ⅲ型胶原的 CVF 虽增多但差异无统计学意义（$P>0.05$）。

二尖瓣病变患者左房心肌Ⅰ型胶原和Ⅲ型胶原 CVF 与 AF 持续时间相关分析结果见图 6-5。患者左房心肌Ⅰ型胶原和Ⅲ型胶原 CVF 与 AF 持续时间呈直线相关关系，其中 AF 持续时间与Ⅰ型胶原容积分数相关 $r=0.862$，$P=0.000$，直线回归方程为 $y=0.050x+3.35$，$R^2=0.7438$；AF 持续时间与Ⅲ型胶原容积分数相关 $r=0.792$，$P=0.001$，直线回归方程为 $y=0.032x+3.56$，$R^2=0.629$。

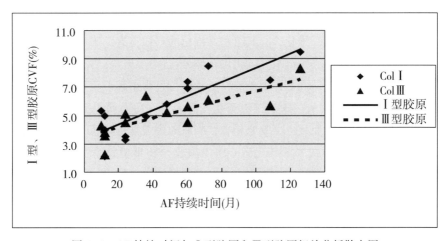

图 6-5　AF 持续时间与Ⅰ型胶原和Ⅲ型胶原相关分析散点图

患者左房心肌Ⅰ型胶原和Ⅲ型胶原 CVF 与 AF 持续时间均呈直线相关关系，但Ⅰ型胶原与 AF 持续时间相关关系更为明显。

近年的研究表明心房结构重构有助于房颤的形成和维持。心房扩大、心肌细胞超微结构变化和心肌纤维化是心房结构重构的重要特征。心房扩大可表现为心房径、心房面积及心房容积的增加。心肌纤维化是心肌细胞外间质过度沉积，是组织结合其他纤维前体超载的结果，也可能是组织破坏的结果。细胞外间质主要成分是Ⅰ型胶原和Ⅲ型胶原。Ⅰ型胶原是心肌细胞产生的主要胶原成分，约占整个心肌胶原的80%，Ⅲ型胶原约占10%。

伴有房颤的二尖瓣病变患者其左心房明显扩大。同时研究也显示左心房直径随着房颤持续时间的增加而增加。左心房扩大可能与伴发房颤的基础心脏疾病有关，但在二尖瓣病变中，当排除心脏基础疾病影响后房颤仍与左心房扩大相关。左心房扩大与房颤发生的因果关系尚不清楚。有学者认为房颤发作时高频的心房活动导致心房结构重构，并引起心房收缩功能降低。心房收缩功能的降低促使心房肌被动伸展而致心房扩大，心房扩大为进一步诱发房颤产生提供了有利的病理基础，从而引起恶性循环。也有作者认为多子波折返学说可以部分解释心房扩大与房颤发生的关系。根据多子波折返学说，房颤的维持需要有不少于4个子波共存于心房、折返路径必须大于由兴奋传导的有效不应期及传导速度决定的子波的波长。心房扩大为上述条件提供了物质基础，最终有利于房颤的形成和维持。

心肌细胞超微结构变化是心房结构重构另一个重要标志。关于心肌细胞超微结构变化的临床研究较少。Bailey等首次报道了伴有房颤的二尖瓣病变患者左房心肌超微结构的变化，其主要包括：心肌细胞肥大、肌溶解、糖原聚集、连接蛋白改变、线粒体形状改变、肌质网缺失、染色质不均匀分布等。伴发房颤的冠心病病变患者心房肌细胞超微结构的变化则主要表现为：心肌纤维减少和肌质网结构破坏。我们采用电镜扫描也观察到伴有房颤的二尖瓣病变患者左房心肌组织存在类似于上述报道的变化，但伴房颤的不同类型二尖瓣病变患者其左房心肌超微结构改变的主要特征并不完全相同，在伴有房颤的MS患者其左房心肌主要的特征是纤维条带出现，该纤维条带将心肌细胞互相分隔开，甚至形成屏障覆盖在心肌细胞上；在伴有房颤的MR患者其左房心肌主要特征改变为典型的心肌退行性变性，如大量的次级溶酶体出现，糖原的偏心聚集，线粒体形态异常，核聚集，甚至是心肌纤维断裂。这种左房心肌超微结构的不同变化可能与不同类型二尖瓣病变患者房颤发生率不同有关。

房颤时左房心肌组织出现纤维化，心肌组织纤维化的形成将有助于房颤的维持。即使能成功转复心律，但房颤时存在的心肌组织纤维化仅有部分可以逆转。虽然心肌组织纤维化不是诱使房颤发生的唯一危险因素，但确实在房颤的发生和维持过程中起着十分重要的作用。与仍为SR的二尖瓣病变患者相比，伴有房颤的二尖瓣病变患者其左房心肌Ⅰ型胶原和Ⅲ型胶原均明显增加，差异有统计学意义。而且Ⅰ型胶原和Ⅲ型胶原随房颤维持时间的增加而增加。然而在伴有房颤的不同类型二尖瓣病变患者其左房心肌Ⅰ型胶原和Ⅲ型胶原增加程度并不相同。与MR患者相比较，MS患者Ⅰ型胶原增加更明显，虽然Ⅲ型胶原也有增加，但差异没有达到统计学意义。

该研究首次从心房扩大、心肌超微结构的变化及心肌间质纤维化三方面全面论证了伴有房颤的二尖瓣病变患者左房心肌存在心房结构重构。而且伴有房颤的不同类型二尖瓣病变患者其左房结构重构的情况并不相同，与伴有房颤的MR患者相比，伴有房颤的MS患者心房结构重构的情况更为明显。试图解释上述心房结构重构发生的原因是很困难，但不同类型的二尖瓣病变存在着不同的病理生理学及血流动力学机制可能是原因之一。单纯MS患者其左房同时存在压力和容量超负荷，而单纯MR患者其左房中主要是容量超负荷。

较多的证据证明心房结构重构，特别是心房纤维化是房颤发生和维持的主要因素。心房结构重构导致局限性传导减慢，增加传导异质性。传导的异常为单向传导阻滞和折返提供条件，这种传导阻滞和折返恰为房颤提供基础，甚至在小范围心肌结构重构也可发生房颤。伴有房颤不同类型二尖瓣病变患者其左房心肌结构重构情况并不相同，与 MR 患者相比，MS 患者其左房心肌组织结构重构更为明显。MS 患者和 MR 患者左房心肌结构重构的不同可能与其有着不同的房颤发生率存在关系。但心房结构重构是房颤的原因还是结果的"鸡和蛋"的先后关系仍需要进一步探讨。

总之，伴有房颤的二尖瓣病变患者存在以左房扩大、心肌超微结构变化及心肌纤维化改变为特征的心房结构重构。伴有房颤的不同类型二尖瓣病变患者其心房结构重构情况并不相同。与 MR 患者相比，MS 患者心肌组织结构重构更为明显。

（钱永军）

参考文献

［1］ Burstein B，Nattel S. Atrial fibrosis：mechanisms and clinical relevance in atrial fibrillation. J Am Coll Cardiol 2008；51：80251.

［2］ Zhang S. Atrial fibrillation in mainland China：epidemiology and current management. Heart 2009；95：1052−5.

［3］ Truter SL，Catanzaro DF，Supino PG，et al. Differential expression of matrix metalloproteinases and tissue inhibitors and extracellular matrix remodeling in aortic regurgitate hearts. Cardiology 2009；113：161−8.

［4］ Climent V，Marin F，Mainar L，et al. Influence of electrical cardioversion on inflammation and indexes ofstructural remodeling，in persistent atrial fibrillation. Int J Cardiol 2009；132：227−232.

［5］ Diker E，Aydogdu S，Ozdemir M，et al. Prevalence and predictors of atrial fibrillation in rheumatic heart disease. Am J Cardiol 1996，77：96−8.

［6］ Schwartz R，Myerson RM，Lawrence T，et al. Mitral stenosis，massive pulmonary hemorrhage，and emergency valve replacement. N Eng J Med 1966；275：755−788.

［7］ Goette A，Juenemann G，Peters B，et al. Determinants and consequences of atrial fibrosis in patients undergoing open heart surgery. Cardiovasc Res 2002；54：390−6.

［8］ Nattel S，Burstein B，Dobrev D. Atrial Remodeling and Atrial Fibrillation：Mechanisms and Implications. Circ Arrhythmia Electrophysiol 2008；1：62−73.

［9］ Li JY，Lai YJ，Yeh HI，et al. Atrial gap junctions，NF−kappaB and fibrosis in patients undergoing coronary artery bypass surgery：the relationship with postoperative atrial fibrillation. Cardiology 2009；112：81s un11 Bishop JE. Regulationof cardiovascular collagen deposition by mechanical forces. Mol Med Today 1998；4：69.

［10］ Polyakova V，Miyagawa S，Szalay Z，et al. Atrial extracellular matrix remodelling in patients with atrial fibrillation. J Cell Mol Med 2008；12：189−208.

［11］ Thomas L，Mckay T，Byth k. Abnormalities of left function after cardioversion：an atrial strain rate study. Heart 2007；93：89-95.

［12］ Li YY, Feldman AM, Sun Y, et al. Differential expression of tissue inhibitors of metallo-proteinases in the failing human heart. Circulation 1998；98：1728the.

［13］ Nakano Y, Niida S, Dote K, et al. Matrix metalloproteinase-9 contributes to human atrial remodeling during atrial fibrillation. J Am Coll Cardiol 2004；43：818 43：8.

［14］ Xu J, Cui G, Esmailian F, Plunkett M, Marelli D, Ardehali A, et al. Atrial extracellular matrix remodeling and the maintenance of atrial fibrillation. Circulation 2004；109：363109.

［15］ Bailey GW, Braniff BA, Hancock EW, et al. Relation of left atrial pathology to atrial fibrillation in mitral valvular disease. Ann Intern Med 1968；69：13-20.

［16］ Mary-Rabine L, Albert A, Pham TD, et al. The relationship of human atrial cellular electrophysiology to clinical function and ultrastructure. Circ Res 1983；52：188-99.

［17］ Kaireviciute D, Aidietis A, Lip GY. Atrial fibrillation following cardiac surgery：clinical features and preventative strategies. Eur Heart J 2009；30：410-25.

［18］ Nicolazzo P：Stenoitc valvular disorders. In：Williams JP. Postoperative management of the cardiac surgical patient. 1st ed. New York：Churchill Livingstone 1996：37.

［19］ 肖锡俊，袁宏声，唐红，等. 二尖瓣置换时采用盐水冲洗的射频改良迷宫手术治疗心房颤动. 中华心律失常学杂志 2006；10：342-344.

［20］ Qian YJ, Shao HZ, Luo TX, et al. Plasma Angiotensin Converting Enzyme Level and Permanent Atrial Fibrillation with Mitral Valvular Disease. Labmedicine, 2008；39（11）：14-17.

［21］ 邵换璋，钱永军，魏大鹏，等. 不同类型二尖瓣病变者左房心肌组织氧化应激特点及其与心房颤动的关系. 中华心胸血管外科杂志 2009；25：298-300.

［22］ Qian Y, Meng J, Tang H, et al. Different structural remodelling in atrial fibrillation with different types of mitral valvular diseases. Europace. 2010；12（3）：371-7.

第七章　房颤与炎症

Atrial Fibrillation and Inflammation

由于观察到冠状动脉旁路移植术患者术后发生房颤的频率较高，且房颤发生时间和炎症高峰水平发生时间吻合，Bruins 等首先提出了房颤与炎症相关的假设。近年来，越来越多的证据证明炎症是房颤发生及维持机制的一个重要因素，也可能是房颤治疗的一个潜在的治疗靶向。炎症有助于房颤发生和维持的重要病理生理机制应涉及房颤的电重构和结构重构，同时房颤本身在进行相关的电重构或结构重构的过程中自身可以诱导炎症的释放，使得房颤能够持续存在，这就是所谓的"房颤导致房颤"（"AF begets AF"）现象存在。房颤患者心房肌组织存在广泛的炎症细胞浸润、心肌细胞坏死和心肌间质纤维化，导致心房重构出现。在较早的一些研究中，主要的炎症指标包括 C-反应蛋白（C-reactive protein，CRP）、肿瘤坏死因子（tumor necrosis factor，TNF）、核因子-κB（nuclear factor κB，NF-κB）和白介素-6（interleukin-6，IL-6）等。房颤患者的炎症可以来自多个系统疾病如冠心病、高血压及肥胖等和低阶炎症相关并增加了促炎症细胞因子水平。

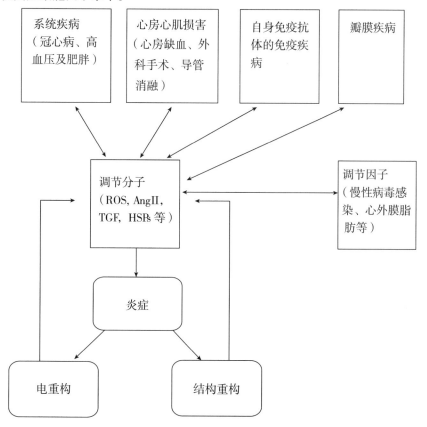

图 7-1　房颤炎症来源及炎症在房颤发生及维持机制

第一节 | 房颤电重构与炎症

在房颤电重构方面，炎症因子 TNF 诱导肺静脉口周围心肌钙离子代谢紊乱和心律失常产生。心肌中选择性过表达的 TNF 延长动作电位和钙离子瞬时电位，与正常表达水平 TNF 的心肌相比，高表达的 TNF 可产生更高的舒张期电流，更低的收缩期电流。更何况，TNF 表达水平增高，增加房颤的易感性并常自行发展为房颤。这提示 TNF 能够直接改变心肌中钙离子的稳态，这是房颤和电重构重要的开始。

炎症因子除了影响离子通道以外，也改变心房电传导性质。切开右房的急性右房损伤增加传导非均质性和房颤的持续时间，但可以被系统给予大剂量甲基强的松（泼尼松）阻止。

第二节 | 房颤结构重构与炎症

患者的 CRP 水平和心房直径均明显高于对照组；房颤的类型、CRP 水平与心房直径呈正相关，这从一定程度上反映了房颤、炎症和心房结构重构之间存在关系。当房颤成功转律窦性心律后，CRP 水平也随之降低，再次复发患者其基础 CRP 的平均值高于那些电复律后仍维持窦性心律的患者，CRP 可以作为预测房颤的独立因素，也可以预测房颤患者电复律后复发的可能性，当 CRP>0.30mg/dl，电复律后一年房颤复发率为 59%，而 CRP≤0.30mg/dl，电复律后一年房颤复发率仅为 40%。虽较多学者认为结构重构与炎症二者存在相关关系，但结论并不完全一致。钱永军研究发现：尽管房颤组患者 CRP 含量升高病例数构成比高于窦性心律组患者，且房颤组患者 CRP 含量定量观察也稍高于窦性心律组患者，但二组患者上述指标之间的差异并无显著性。CRP 作用于心房肌细胞膜，促进局部补体如 C3、C4 激活，增加对组织的损伤，参与清除凋亡心肌细胞而导致结构重构。尽管在动物或人体研究中证实有不同炎症因子参与房颤的发生和维持机制中，但 CRP 仍被认为是预测房颤复发最实用且易重复的炎症指标。

作为炎症反应启动因子的 TNF-α 可以通过其受体 TNFRⅠ和 TNFRⅡ诱导基质金属蛋白酶（MMPs）的释放和抑制基质金属蛋白酶抑制剂（TIMPs）的表达参与细胞外基质重塑。炎症产生的 TNF-α 可诱导结缔组织生长因子表达，引起心肌间质纤维化，导致心肌细胞间的分离促使心房产生结构重构，从而诱发或维持房颤。另外，炎症释放的 TNF-α 和激活的氧化应激下调缝隙连接蛋白表达并减少细胞耦联，导致心房肌局部传导阻滞和离散度增加，从而有利于房颤的发生和维持。炎症与氧化应激共同促使房颤患者心房肌细胞线粒体 DNA 损伤、缺失增加，线粒体生物功能受损，产生氧化应激恶性循环，使房颤心房结构重构持续存在。

第三节 | 抗炎治疗房颤的现状

到目前为止，虽然没有特别药物针对炎症病理通路为靶目标治疗房颤，但是许多药物抗炎作用作为药物治疗多相性的一部分被用来预防或治疗房颤。血管紧张素酶抑制剂、血管紧张素受体阻断剂、他汀类等药物已经在大型、前瞻性、随机对照研究和 meta 分析中被证实对原发和继发房颤均有治疗和预防作用。由于多个研究的不均质性，在部分前瞻性研究中结果并不理想，只有血管紧张素转换酶抑制剂和血管素阻断拮抗剂被认为对于在心衰和左室功能降低的患者中新发生的房颤是主要且合理的预防药物（class IIa indication，level of evidence B）。钱永军、肖锡俊等也考虑到基础疾病对房颤的影响，也对瓣膜病患者的抗炎机制进行了探索性治疗，也取得了一定的疗效。

但是对于抗炎药物预防和治疗房颤的意见并不统一。尽管有较多的阳性结果显示抗炎治疗房颤有效，但抗炎药物的使用并没有降低炎症，如在心脏外科体外循环术后使用阿伐他汀可以显著降低术后房颤发生率，然而，炎症指标 CRP 水平在阿伐他汀使用后并没有降低。当然，也有研究显示某些药物在降低房颤发生率的同时降低了系统的炎症指标，如秋水仙碱通过治疗心包炎可能预防心脏术后或射频术后房颤发生，秋水仙碱也能够将明显降低房颤的发生率，同时减少并发症发生率和住院时间，同时秋水仙碱能够阻止肺静脉隔离术后 3 个月内的早期房颤复发。伴随这些临床效果的是炎症指标的明显降低，包括 CRP 和 IL-6，当然秋水仙碱治疗房颤还需要更大的临床试验证实。

炎症因子和房颤之间复杂的相互作用阻碍寻找房颤的触发及发展机制的治疗靶向。系统研究表明，不同的细胞因子及抗体等为房颤的发病机制提供不同的解释，然而，有些炎症因子也是维持正常心脏生理的重要组成部分，彻底和长期地抑制机体炎症可能对心脏有害，同时对于抗炎治疗房颤来说，早期阶段就发现炎症的存在是非常重要的。在房颤早期的免疫系统的短期抑制可以阻止炎症应答，此时，接受该种治疗的副作用最小化。另外，尽管彻底的阻止炎症也不能逆转由于心房的电重构或结构重构带来的病理学改变。

然而，与房颤相关的炎症指标很可能是一个局部过程而不是一个系统现象，循环系统的炎症指标并不能很好地鉴别出早期的心房炎症。钱永军在瓣膜病房颤研究中已经证实心房心肌局部炎症和循环炎症并不具有相关性。使用统一的炎症指标，心肌局部炎症指标与房颤维持关系比系统循环的炎症指标更密切，更敏感。

总之，尽管炎症因子在房颤的发生和维持中具有非常重要的作用显而易见，但在房颤电重构和结构重构作用认识以及抗炎治疗房颤的效果仍不是非常满意。深入了解房颤在不同临床疾病情况下的炎症机制是未来预防和治疗房颤策略的依据，炎症因子可以作为一个潜在的工具为房颤选择最佳治疗方案。

（钱永军）

｜ 参考文献 ｜

［1］ Qian YJ, Shao HZ, Luo TX, et al. Plasma angiotensin converting enzyme level and permanent atrial fibrillationwith mitral valvular disease. Labmedicine 2008；39（11）：14-17.

［2］ 钱永军，肖锡俊，罗通行等. 二尖瓣置换手术患者外周血炎症标志物水平与心房颤动关系的研究. 华西医学 2007；22（3）：483-485.

［3］ Hijazi Z, Oldgren J, Siegbahn A, et al. Application of Biomarkers for Risk Stratification in Patients with Atrial Fibrillation. Clin Chem. 2017；63（1）：152-164.

［4］ Hu YF. Inflammation and the pathogenesis of atrial fibrillation. Nat. Rev. Cardiol. 2015（12）：230-243.

第八章　二尖瓣病变房颤与炎症关系

Atrial Fibrillation and Inflammation in MVDs

越来越多的证据证明炎症是房颤发生及维持机制的一个重要因素，也可能是房颤治疗的一个潜在的治疗靶向。但伴有心脏基础疾病的房颤患者，其不同心脏疾病本身也可能存在炎症，这种共存的炎症与瓣膜病房颤关系需要进一步研究。

在一个研究中纳入拟施行机械瓣二尖瓣置换术的 47 例患者。排除标准：伴有需手术处理的主动脉瓣病变，细菌性心内膜炎，甲状腺功能亢进，高血压心脏病，高脂血症，冠心病，糖尿病，房颤持续时间小于半年，术前两周内使用过抗生素、非甾体抗炎药物或血管紧张素转换酶抑制剂。根据二尖瓣病变患者的心律情况将其分为两组，窦性心律组（Sinus Rhythm，SR 组）：23 例，患者仍为窦性心律（其中二尖瓣狭窄 13 例，二尖瓣反流 10 例，共 23 例）；房颤组（Atrial Fibrillation，AF 组）：24 例，患者伴持续性房颤（其中二尖瓣狭窄 14 例，二尖瓣反流 10 例，共 24 例）。两组患者无论是狭窄或是反流其二尖瓣病变程度均为中重度。

炎症检测指标主要包括白细胞总数（white blood cell，WBC）、中性粒细胞百分率（neutrophil，Neu%）、C-反应蛋白（C-reactive protein，CRP）。术前用 EDTA 抗凝真空采血管采集患者空腹外周静脉血，在 4℃下以 1000r/min，离心 5min，离心后的标本置于 -20℃ 冰箱保存待测。WBC、NEU% 采用 RF/DC 检测原理在 XE-2100 血液分析仪操作。CRP 采用速率散射浊度法在 IMMAGE 免疫蛋白分析系统测定。

房颤组和窦性心律组两组患者外周血 WBC、NUE%、CRP 的含量比较无统计学差异（$P>0.05$）。

表 8-1　两组患者外周血 WBC、NUE%、CRP 的比较（$\bar{x}\pm s$）

	SR	AF	P
WBC（×1000/dl）	6.10±1.41	5.91±1.19	>0.05
NUE（%）	62.99±7.44	61.03±6.04	>0.05
CRP（mg/L）	2.34±1.54	2.73±1.73	>0.05

AF 组二尖瓣换手术患者其左房（left antrum，LA）明显大于 SR 组二尖瓣置换手术患者（53.08±7.80，38.13±6.00，$P<0.05$）。AF 组患者外周血 CRP 含量与 LA 径同时呈现一同增高趋势，但二者之间没有直线相关关系（$r=0.134$，$P>0.05$）。

以组别（SR 组=0，AF 组=1）为应变量，WBC、NEU%、CRP、LA 径为自变量，做多元 logistic 回归分析，结果在上述变量中仅 LA 径有统计学意义（$P<0.05$），LA 径的增加与 AF 有关，与炎症指标 WBC、NEU%、CRP 无关。

表8-2　多元 Logistic 回归分析结果 Table 4 logistic regression analysis of AF

变量	偏回归系数	标准误	P 值	OR	95.0% C.I 下限	95.0% C.I 上限
Variable	B	S. E.	Sig.	Exp（B）	Lower	Upper
常数	−26.733	10.074	0.008	0.000		
LA	0.447	0.179	0.013	1.563	1.100	2.221

　　由于首先观察到冠状动脉旁路移植手术患者术后发生房颤的频率较高，Bruins 等提出了房颤与炎症有关的假设。虽较多学者认为房颤与炎症两者存在相关关系，但结论并不完全一致，特别是瓣膜病伴房颤与炎症的关系需要进一步研究。

　　二尖瓣置换术后尽管患者的血流动力学得以改善、术前症状亦能缓解，但绝大多数患者伴有的房颤仍持续存在。至今二尖瓣病变伴随房颤的发病机制仍不清楚。最近有证据支持炎症在房颤的发病机制中具有重要作用。炎症与房颤的发生和维持存在相关关系，炎症引起的心房肌组织电重构和结构重构是房颤发生和维持的重要因素，但也有学者认为心房结构重构是导致房颤的独立因素。

　　白细胞总数（white blood cell，WBC）是临床常用的炎症指标，且在大多情况下白细胞的增多或减少主要受中性粒细胞（Neutrophil，NEU）的影响，白细胞的增多或减少和中性粒细胞增多或减少具有相同意义。研究结果显示无论是白细胞总数还是中性粒细胞在两组患者中都没有表现出明显差异，白细胞和中性粒细胞炎症因子与瓣膜病房颤关系不明显。

　　C-反应蛋白（C-reactive protein，CRP）作为代表组织炎症的一个指标具有较高的敏感性，可以用于提示局部或全身的组织炎症程度，近年来亦为临床所采用。有研究显示 AF 组患者血清 CRP 浓度显著高于对照组患者，发现术前 CRP 水平的升高增加射频消融术后房颤复发的风险。也有研究以 106 例慢性 AF 患者和 41 例健康人为对照，结果排除混杂因素后显示认为 CRP 本身与 AF 的无关。我们的结果显示：心律为 SR 或 AF 的二尖瓣置换手术患者之间其 CRP 的差异并不显著。尽管 AF 组患者 CRP 含量升高病例数构成比（8/24）高于 SR 组患者（4/23），但两组患者指标之间的差异并无显著性。与房颤有关因素的多元回归分析也显示：WBC、NEU% 及 CRP 与房颤无关，仅与左房径相关。

　　总之，在二尖瓣伴房颤患者中，炎症因子表达水平虽然有增加，但增加的水平并没有显示出与房颤相关。尽管该研究结果是阴性，但对瓣膜病伴房颤炎症干预是否获益，仍值得进一步研究。

（钱永军、任荣）

参考文献

［1］肖锡俊、袁宏声、唐红等. 术中盐水冲洗的射频改良迷宫手术治疗二尖瓣病变伴心房颤动. 中国胸心血管外科临床杂志，2005；12（2）：73-75.

［2］Jiang H，Wang W，Wang C，etal. Association of pre-ablation level of potential blood markers with atrial fibrillation recurrence after catheter ablation：a meta-analysis. Europace. 2016 Jul 7. pii：euw088.

［3］Jacob KA，Nathoe HM，Dieleman JM，et al. Inflammation in new-onset atrial fibrillation after cardiac surgery：a systematic review. Eur J Clin Invest. 2014；44（4）：402-28.

［4］Soleimani A，Hasanzadeh Kiabi F，Emami Zeydi A，et al. Can white blood cell count be used as a predictor of atrial fibrillation following cardiac surgery? A short literature review. Anadolu Kardiyol Derg. 2014；14（2）：216-7.

第九章　二尖瓣病变房颤与氧化损伤

Atrial Fibrillation and Oxidative Injury in MVDs

房颤时心肌细胞存在氧化应激，氧化应激可能参与了房颤的发生和维持。房颤患者心房肌组织存在广泛的炎症细胞浸润、心肌细胞坏死和心肌间质纤维化等炎症表现，因此认为氧化应激、炎症和心房重构都可能是房颤的发生和持续的机制。Kim 等证实房颤患者右房心肌中与ROS 产生相关的基因，如单胺氧化酶 B、酪氨酸酶相关蛋白 21 等表达上调；而具有抗氧化作用的基因，如谷胱甘肽过氧化物酶 21 等表达下调。由于促氧化和抗氧化基因的表达失衡，导致氧化应激的发生和 ROS 的增加，从而促进房颤的发生。

蛋白质中的酪氨酸硝基化后产生 3-硝基酪氨酸（3-nitrotyrosine，3-NT），酪氨酸硝基化作为一种蛋白质翻译后的修饰，常常在病理状态下伴随 ROS 和活性氮的增加而产生。酪氨酸硝基化后会使体内多种有重要功能的酶/蛋白质功能受损或者活性下降，损伤线粒体、DNA，抑制酪氨酸磷酸化，诱导细胞的凋亡和死亡。3-NT 作为氧化损伤的标志物，近年来受到人们关注。在糖尿病的心血管并发症、心力衰竭、高血压、动脉粥样硬化等疾病中都有蛋白质硝基化程度增高。

以往房颤的研究多为快速心房率的动物模型或采用伴房颤的瓣膜病患者为研究对象，以非瓣膜病如冠状动脉疾病、先天性心脏病等窦性心律患者为对照组进行研究。孤立性房颤动物模型与人体环境本身存在较明显差异；而以冠心病等窦性心律患者为研究对照时很难排除这些疾病本身对心房肌结构的影响。高血压、冠心病、充血性心力衰竭、糖尿病等均可导致氧化应激。而且这些疾病涵盖了复杂的神经内分泌变化、炎症因素及相应的病理生理机制，在这样的情况下很难确定氧化应激是否真正参与房颤的形成，以及其参与程度。此外，房颤的发生与维持主要与左心房有关。因此，以右心房心肌组织进行的有关研究是否恰当值得进一步研究。

有研究证实房颤时心房肌的氧化应激产物增加、氧化还原基因表达失衡以及线粒体 DNA存在氧化损伤，表明了房颤时心房肌存在氧化应激。氧化应激可能在房颤心房结构重构过程中发挥重要作用。氧化应激可能通过使心房肌 calpain 表达上调并激活，使房颤心房肌发生肌溶解；氧化应激产生过量活性氧（reactive oxygen species，ROS），ROS 可通过多种途径诱导心肌细胞凋亡，并且能直接引起心肌细胞损伤和坏死；ROS 也是导致心肌间质纤维化的重要因素。房颤时心房收缩功能丧失，Mihm 等研究发现：过氧化亚硝酸盐（ONOO-）和羟自由基对心房肌纤维的氧化修饰，导致硝基酪氨酸和羰基蛋白的形成，特别是蛋白硝基化后可能使肌型肌酸激酶同工酶（CK-MM）活性降低，最终使心房肌纤维的能量产生受到损害。氧化应激、炎症不仅与房颤的发生、反复发作、持续、电转复以及心房收缩功能密切相关，而且可以预测房颤的发生以及卒中、死亡等并发症的危险性。

不同类型二尖瓣病变引起的血流动力学改变和病理生理变化是不同的，因此不同类型的二尖瓣病变患者心肌氧化应激的情况可能是不同的，不同氧化应激状况下对心肌细胞的损伤程度也可能是不同的。此外不同类型二尖瓣病变患者心房肌组织氧化应激与房颤是否存在联系尚不清楚。

邵换璋、钱永军及肖锡俊教授等在证明不同二尖瓣类型其左房心肌组织病理学不同后，继续探讨不同类型二尖瓣病变患者氧化损伤与心房结构重构及房颤之间的关系。该研究纳入了拟行二尖瓣置换手术的患者为研究组，以器官捐献者左心耳组织为正常对照，采用免疫组织化学技术检测不同类型二尖瓣病变患者不同心律时左房心肌组织氧化应激指标3-NT的表达情况，并以酶学和免疫印记方法测定CK、CK-MM、肌球蛋白ATP酶活力及其3-NT的表达，该研究采用微波-SABC法免疫组织化学染色。即稀释后的一抗与特异性抗原结合形成抗原抗体复合物，再依次与生物素化二抗及链霉亲和素过氧化物酶组成的复合物结合，最后在过氧化物酶的作用下由显色剂显色，染色阳性信号为细胞质内出现棕黄色颗粒。

心肌酶学检测主要包括心肌 CK 及肌型肌酸激酶同工酶（MM isoenzyme of creatine kinase, CK-MM）活力测定、心肌肌球蛋白 ATP 酶活力测定。心肌 CK 及肌型肌酸激酶同工酶（MM isoenzyme of creatine kinase, CK-MM）活力测定原理为：CK 催化三磷酸腺苷和肌酸，生成磷酸肌酸，后者很快全部水解为磷酸，此时三磷酸腺苷和二磷酸腺苷仍稳定，加入钼酸铵可生成磷钼酸，可进一步还原成钼蓝，根据生成无机磷的量可计算出酶的活力。CK-MM 活力测定先制备心肌 CK-MM 匀浆，最后生成物漩涡混匀，45℃水浴15min，蒸馏水调零，660nm 处1cm 光径比色，测各管吸光度。根据计算公式得出 CK-MM 活力值。

研究中心肌肌球蛋白 ATP 酶活力测定原理：根据 ATP 酶可分解 ATP 生成 ADP 及无机磷，测定无机磷的量可判断 ATP 酶活力高低的原理，测定肌球蛋白 ATP 酶活力。采用 western blotting 方法测定各组二尖瓣病变患者及对照组心房肌 CK-MM 含量。

3-NT 免疫组织化学染色结果显示：MS+AF 组和 MR+AF 组患者心房肌细胞胞质内可见浓密、粗大的深棕色颗粒；MS+SR 组和 MR+SR 组患者心房肌细胞胞质可见稀疏、细小的浅棕色颗粒；对照组心房肌细胞胞质内棕色颗粒则更为细小、稀疏。与对照组相比，各组二尖瓣病变患者心房肌 3-NT 表达 IOD 值均明显增高（$P<0.05$）；伴房颤的二尖瓣病变患者其心房肌 3-NT 表达较仍为窦性心律者的二尖瓣病变患者明显增高（$P<0.05$），而且在 MS+AF 的患者其心房肌 3-NT 表达比 MR+AF 患者明显增高（$P<0.05$）；此外，同样为 SR，MS 患者其心房肌 3-NT 表达亦明显高于 MR 患者（$P<0.05$），见图9-1。

同时发现左房心肌细胞直径与心肌 3-NT 表达呈正相关（$r=0.683$，$P=0.001$），见图9-3；而左房心肌间质纤维化程度与 3-NT 表达无相关性（$r=0.281$，$P=0.147$），见图9-4。

心房肌酶学相关研究发现：与对照组相比，各组二尖瓣病变患者心房肌 CK 活力都均明显降低，差异有统计学意义（$P<0.05$）；MS+AF 组，心房肌 CK 活力降低最为明显，其他各组也有不同程度的降低，但是各组二尖瓣病变患者心房肌 CK 活力值之间的差异无统计学意义（$P>0.05$）。

与对照组相比，各组二尖瓣病变患者心房肌 CK-MM 活力均有所降低，但是仅 MS+SR 患者其心房肌 CK-MM 活力降低程度与对照组相比差异有统计学意义（$P<0.05$）。

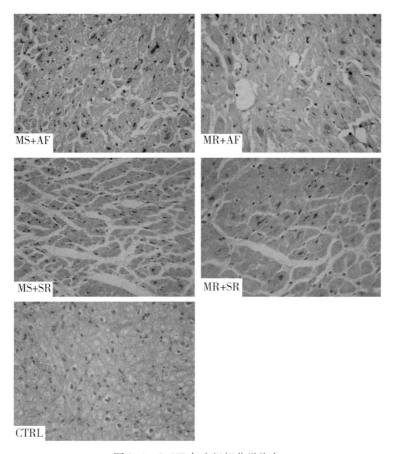

图 9-1　3-NT 免疫组织化学染色

注：MS+AF 组患者、MR+AF 组患者左房心肌细胞胞质内可见浓密、粗大的深棕色颗粒（箭头所指）；

　　 MS+SR 组患者、MR+SR 组患者、对照组左房心肌细胞胞质可见稀疏、细小的浅棕色颗粒（×400）。

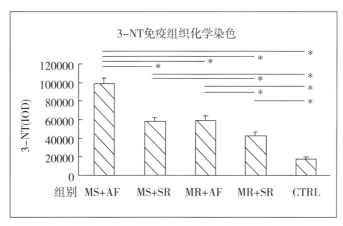

图 9-2　各组左房心肌 3-NT 免疫组织化学染色 IOD 值

注：* 表示组间对比 $P<0.05$。

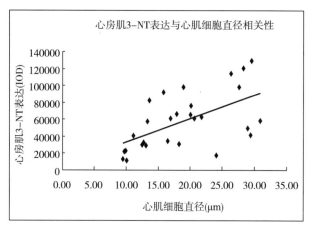

图9-3　心房肌组织3-NT表达与细胞直径呈正相关：r=0.683，*P*=0.001

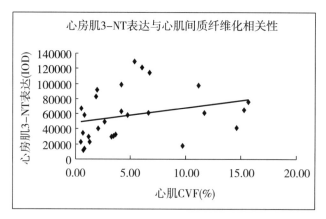

图9-3　心房肌间质纤维化与3-NT表达无相关性：r=0.281，*P*=0.147

与对照组相比，各组二尖瓣病变患者心房肌肌球蛋白ATP酶无明显变化（*P*>0.05）；各组二尖瓣病变患者心房肌肌球蛋白ATP酶之间的差异亦无统计学意义（*P*>0.05）。见表9-1。

表9-1　各实验组心肌CK、CK-MM与肌球蛋白ATP酶活力值（$\bar{x}\pm s$）

	MS+AF （n=6）	MS+SR （n=6）	MR+AF （n=6）	MR+SR （n=6）	Control （n=4）
CK（U/mgprot）	12.12±3.16＊	9.06±4.28＊	11.82±6.09＊	12.66±2.96＊	20.96±3.79
CK-MM（U/mgprot）	10.87±1.07	8.06±2.67＊＊	12.62±2.11	11.85±5.82	17.82±8.80
Myosin ATP酶（U/mgprot）	7.19±3.16	6.14±2.29	5.49±1.57	7.17±2.11	5.66±1.26

注：＊MS+AF组、MS+SR组、MR+AF组、MR+SR组患者心肌CK活力低于对照组，*P*<0.05；

＊＊MS+SR组心肌CK-MM活力低于对照组，*P*<0.05。

Pearson相关分析发现：心房肌CK活力与心房肌3-NT的表达呈负相关（*r*=-0.382，*P*=0.045），见图9-4。

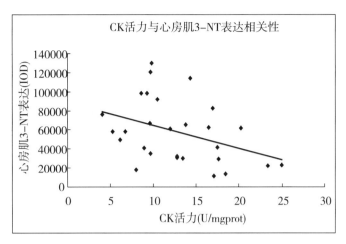

图9-4　心肌 CK 活力与心房肌 3-NT 的表达呈负相关，r=-0.382，P=0.045

采用 western blotting 方法测定各组二尖瓣病变患者及对照组心房肌 CK-MM 含量。研究发现：与对照组相比，各组二尖瓣病变患者心房肌 CK-MM 含量无明显变化（P>0.05），各组二尖瓣病变患者之间其差异亦无统计学意义（P>0.05），见图9-5。

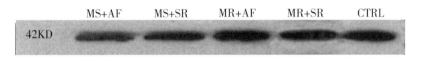

图9-5　western blotting：各组左房心肌 CK-MM 含量差别不明显

进一步检测 3-NT 在心房肌 CK-MM 中的表达程度发现，心房肌 CK-MM 中 3-NT 的表达在 MS+SR 患者升高最为明显，其表达与其他各组二尖瓣病变患者、对照组相比差异有统计学意义（P<0.05）；MS+AF 患者心房肌 CK-MM 中 3-NT 的表达高于 MR+SR 和对照组，差异有统计学意义（P<0.05），MS+AF 患者心房肌 CK-MM 中 3-NT 的表达虽然高于与 MR+AF 患者，但是差异无统计学意义（P>0.05）；MR+AF 患者心房肌 CK-MM 中 3-NT 的表达高于对照组与 MR+SR 患者，但是其表达增高程度仅与对照组相比差异有统计学意义（P<0.05），与 MR+SR 患者相比，差异无统计学意义（P>0.05），见图9-6、图9-7。

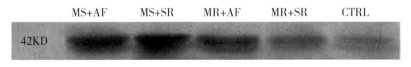

图9-6　western blotting 显示各组有代表性的 MM-CK 中 3-NT 的表达

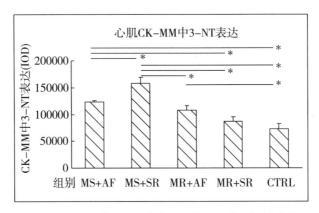

图9-7　各组 CK-MM 中 3-NT 表达 IOD 值，* 表示组间对比 $P<0.05$

心房肌 CK-MM 中 3-NT 的表达在 MS 患者和 MR+AF 患者增高，且在 MS+SR 患者表达最高，Spearman 相关分析提示：CK-MM 活力与 CK-MM 中 3-NT 的表达呈负相关（$r=-0.446$，$P=0.017$），见图 9-8。

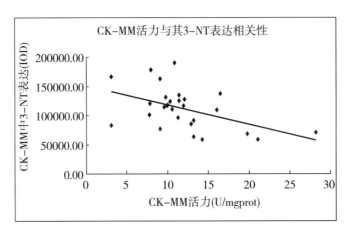

图9-8　心房肌 CK-MM 活力与 CK-MM 中 3-NT 表达呈负相关：$r=-0.446$，$P=0.017$

氧化应激的产生被认为是体内氧化物质前体和抗氧化物质失衡所致，其损伤产生过量活性氧（reactive oxygen species，ROS），过量的 ROS 可通过促进成纤维细胞增殖和基质金属蛋白酶（MMPs）/组织金属蛋白酶抑制剂（TIMPs）活性失衡促进间质纤维化。氧化应激也可直接引起心肌细胞损伤和坏死，是导致心肌间质纤维化的重要因素。钱永军发现伴房颤的二尖瓣病变患者 3-NT 表达较窦性心律患者明显增高，且 3-NT 表达在伴房颤的二尖瓣狭窄患者比伴房颤的二尖瓣反流患者明显增高；可见，二尖瓣病变的病程发展过程中存在心房肌的氧化应激。氧化应激可能通过使心房肌 calpain 表达上调并激活使房颤心房肌发生肌溶解，从而导致心房结构重构。在心房结构重构中，氧化应激和炎症在心房结构重构的病理过程中起了协同作用并不能够完全分割，两个病理过程中有一个连接点，但是这个连接点至今还不清楚，但是转化生长因子 β 被认为在这个连接中起到中枢作用。氧化应激可以通过多种途径导致心房结构重构，从而促进房颤的发生和维持。

与对照组相比，二尖瓣病变患者左房心肌组织 3-NT 表达均明显增高；伴房颤的二尖瓣病变患者 3-NT 表达较窦性心律患者明显增高，且 3-NT 表达在伴房颤的 MS 患者比伴房颤的 MR 患者明显增高；同样是窦性心律，MS 患者左房心肌组织 3-NT 表达比 MR 患者明显增高。上述结果显示：不同类型二尖瓣病变（MS 或 MR）患者左房心肌组织 3-NT 表达程度不同：伴房颤的二尖瓣病变患者左房心肌氧化应激程度高于窦性心律的患者，MS 患者左心房肌氧化应激程度高于 MR 患者。这些现象说明：二尖瓣病变的病程发展过程中存在心房肌的氧化应激，而且不同类型的二尖瓣病变者左房心肌氧化应激反应程度是不同的。如前所述：MS 使左心房同时承受异常的压力和容量负荷，而 MR 则使左心房容量负荷增加，这种不同的病理生理改变可能提供了不同的氧化应激的基质，从而导致了左房心肌不同程度的氧化应激的表达。MS 患者左房心肌氧化应激程度普遍高于 MR 患者，伴房颤的 MS 患者左房心肌氧化应激程度更是高于伴房颤的 MR 患者，这种差异可能与不同类型二尖瓣病变时不同的房颤发生率有关。提示：当二尖瓣病变患者心房肌氧化应激达到一定程度时就可能促使房颤的发生及持续，氧化应激反应越高越容易发生房颤。

心房结构重构不仅可能是持续性房颤患者转复为窦性心律后心房收缩功能延迟恢复的主要原因，而且是房颤的诱发和维持的主要因素。但是心房结构重构的机制目前还不清楚。有研究认为房颤时心肌组织病理学改变的机理可能与缺血、机械牵拉、神经内分泌激活、心房肌细胞外基质的改变有关。

氧化应激可能通过使心房肌 calpain 表达上调并激活促使房颤心房肌发生肌溶解，ROS 可通过多种途径诱导心肌细胞凋亡，过量 ROS 可通过促进成纤维细胞增殖和基质金属蛋白酶/组织金属蛋白酶抑制剂活性失衡从而促进心肌间质纤维化，也可直接造成心肌细胞损伤和坏死引起心肌间质纤维化，从而导致心房结构重构。

二尖瓣病变患者左房心肌组织普遍存在组织病理学改变，而且二尖瓣病变患者左房心肌组织病理学改变与二尖瓣病变导致的血流动力学改变有关，不同类型二尖瓣病变，不同心律的患者心房肌组织病理学改变程度不同。相关性分析发现左房心肌细胞直径与心肌 3-NT 表达成正比。这提示左房心肌细胞内 3-NT 形成可能与房颤时左房心肌细胞肥大有关。二尖瓣病变时左房心肌存在氧化应激，氧化应激可能通过蛋白质酪氨酸硝基化引起细胞损伤，导致细胞肥大。而且不同类型的二尖瓣病变患者左房心肌氧化应激反应程度不同，导致 3-NT 产生量不同，细胞损伤的程度也不同。因此不同类型的二尖瓣病变时左房心肌氧化应激及其损伤程度的不同可能是导致房颤发生率和转复率不同的重要原因。

3-NT 染色阳性颗粒全部位于左房心肌细胞胞质内，心肌间质并无阳性染色颗粒出现；相关性分析显示左房心肌间质纤维化与 3-NT 表达无相关性。这表明二尖瓣病变及合并房颤时的心肌间质纤维化的产生可能与蛋白质酪氨酸硝基化无关。

房颤时心房收缩功能丧失，Mihm 等研究发现，过氧化亚硝酸盐（ONOO-）和羟自由基对右心房肌纤维的氧化修饰，导致硝基酪氨酸和羰基蛋白的形成，特别是蛋白质硝基化后可能使肌型肌酸激酶同工酶（CK-MM）活性降低，最终使心房肌纤维的能量产生受到损害。我们也设想心房收缩功能改变可能与心肌能量代谢有关。通过测定与收缩功能有关的酶的活力，与对照组相比，二尖瓣病变患者无论并发房颤与否，左房心肌肌球蛋白 ATP 酶活力均无明显改变。左房心肌 CK 在各组二尖瓣病变患者较对照组都明显降低，但是各组二尖瓣病变患者之间左房心肌 CK 活力降低程度并无统计学意义。本研究结果也显示：各组二尖瓣病变患者 CK-MM 活力较对照组有所降低，但是这种差异并无统计学意义。提示房颤患者心房收缩功能损害与左房心肌 CK、CK-MM 和肌球蛋白 ATP 酶活性无关。

左房心肌 CK 活力与心肌 3-NT 表达呈负相关。为进一步了解左房心肌 CK 和 CK-MM 活力降低的原因，我们通过 western blotting 方法测定了左房心肌 CK-MM 含量。结果显示：各组二尖瓣病变患者之间左房心肌 CK-MM 含量差异不明显，说明左房心肌 CK-MM 活力降低并不是由于其含量减少所致。免疫沉淀检测结果显示：在左房心肌 CK-MM 活力降低的 MS 窦性心律患者，其左房心肌 CK-MM 中 3-NT 表达升高最为明显，其余各组二尖瓣病变患者心房肌 CK-MM 中 3-NT 表达也有不同程度升高。相关性分析提示：左房心肌 CK-MM 活力与 CK-MM 中 3-NT 表达呈负相关，证明其活力降低并不是因为其含量减少，而是因为其酪氨酸硝基化而导致。说明二尖瓣病变患者无论是否并发房颤心房肌组织都有氧化损伤；氧化损伤可以导致 CK、CK-MM 活力降低，但是氧化损伤并不是通过降低心房肌 CK、CK-MM 和肌球蛋白 ATP 酶活性而导致房颤患者心房收缩功能丧失。氧化应激导致房颤的确切机制有待于进一步研究。

总之，二尖瓣病变患者心房肌存在氧化损伤，而且不同类型二尖瓣病变不同心律患者心房肌组织氧化损伤程度不同：伴房颤的二尖瓣病变患者心房肌氧化损伤强度明显高于窦性心律的患者，MS 患者心房肌氧化损伤强度明显高于 MR 患者。

二尖瓣病变患者心房肌氧化损伤与心房肌组织病理学改变有关。心房肌 CK 和 CK-MM 中酪氨酸硝基化可以降低其活力。左房心肌 CK、CK-MM 和肌球蛋白 ATP 酶活性可能与房颤患者心房肌细胞收缩功能损害无关。

（钱永军，邵换璋）

参考文献

［1］Lin PH, Lee SH, Su CH, et al. Oxidative damage to mitochondrial DNA in atrial muscle of patients with atrial fibrillation. Free Radic Biol Med, 2003；35：1310-1318.

［2］Dudley SC Jr, Hoch NE, McCann LA, et al. Atrial fibrillation increases production of superoxide by the left atrium and left atrial appendage. Role of the NADPH and xanthine oxidases. Circulation, 2005；112：1266-1273.

［3］Kim YM, Guzik TJ, Zhang YH, et al. A myocardial Nox2 containing NAD（P）H oxidase contributes to oxidative stress in human atrial fibrillation. Circ Res, 2005；97：629-636.

［4］Brundel BJ, Kampinga HH, Henning RH. Calpain inhibition prevents pacing-induced cellular remodeling in a HL-1 myocyte model for atrial fibrillation. Cardiovasc Res, 2004；62：521-528.

［5］Wu J, Liu T, Xie J, et al. Mitochondria and calpains mediate caspase-dependent apoptosis induced by doxycycline in HeLa cells. Cell Mol Life Sci, 2006；63：949-957.

［6］Sun Y, Zhang J, Lu L, et al. Aldosterone-induced inflammation in the rat heart：role of oxidative stress. Am J Pathol, 2002；161：1773-1781.

［7］Mihm MJ, Yu F, Carnes CA, et al. Impaired myofibrillar energetics and oxidative injury during human atrial fibrillation. Circulation, 2001；104：174-180.

［8］Boos CJ. Relationship between C-reactive protein concentrations during glucocorticoid therapy and recurrent atrial fibrillation. Eur Heart J, 2004；25：1761-1762.

［9］Conway DS, Buggins P, Hughes E, et al. Prognostic significance of raised plasma levels of interleukin-6 and C-reactive protein in atrial fibrillation. Am Heart J, 2004；148：462-466.

［10］Diker E, Aydogdu S, Ozdemir M, et al. Prevalence and predictors of atrial fibrillation in rheumatic heart disease. Am J Cardiol, 1996；77：96-98.

［11］Gray RJ, Helfant RH. Timing of surgery in valvular heart disease. Cardiovasc Clin, 1993；23：209-231.

［12］卞爱琳，陈东升. 房颤的基础研究及临床治疗进展. 中国分子心脏病学杂志, 2004；16：186-189.

［13］Nicolazzo P. Stenotic valvular disorders. In：Williams JP. Postoperative management of the cardiac surgical patient. 1sted. New York：Churchill Livingstone. 1996：37.

［14］Williams JP. Regurgitant valvular disorders. In：Williams JP. Postoperative management of the cardiac surgical patient. 1sted. New York：Churchill Livingstone. 1996：3.

［15］Schwartz R, Myerson RM, Lawrence LT, et al. Mitral stenosis, massive pulmonary hemorrhage, and emergency valve replacement. N Eng J Med, 1966；275：755-758.

［16］Kalil RA, Maratia CB, D'Avila A, et al. Predictive factors for persistence of atrial fibrillation after mitral valve operation. Ann Thorac Surg, 1999；67：614-617.

［17］肖锡俊，田子朴，刘斌，等. 改良迷宫手术治疗二尖瓣疾病伴慢性心房颤动. 中国胸心血管外科临床杂志, 1998；5：215-217.

［18］朱彬，万超敏，郭慧玲，等. 心肌缺血再灌注损伤时心肌肌球蛋白 ATP 酶活性的改变. 四川大学学报（医学版）, 2004；35：179-181.

［19］Wattigney WA, Mensah GA, Croft JB. Increasing trends in hospitalization for atrial fibrillation in the United States, 1985 through 1999. Implications for primary prevention. Circulation, 2003；108：711-716.

［20］Boos CJ, Anderson RA, Lip GYH. Is atrial fibrillation an inflammatory disorder? Eur Heart J, 2006；27：136-149.

［21］Korantzopoulos P, Kolettis TM, Galaris D, et al. The role of oxidative stress in the pathogenesis and perpetuation of atrial fibrillation. Int J Cardiol, 2007；115：135-143.

［22］Korantzopoulos P, Galaris D, Papaioannides D, et al. C-reactive protein and oxidative stress in atrial fibrillation. Int J Cardiol, 2003；88：103-104.

［23］Korantzopoulos P, Kolettis T, Siogas K, et al. Atrial fibrillation and electrical remodeling：the potential role of inflammation and oxidative stress. Med Sci Monit, 2003；9：RA225-229.

［24］Kim YH, Lim DS, Lee JH, et al. Gene expression profiling of oxidative stress on atrial fibrillation in humans. Exp Mol Med, 2003；35：336-349.

［25］Hermo R, Mier C, Mazzotta M, et al. Circulating levels of nitrated apolipoprotein A-I are increased in type 2 diabetic patients. Clin Chem Lab Med, 2005；43：601-606.

［26］Shao B, Bergt C, Fu X, et al. Tyrosine 192 in apolipoprotein A-I is the major site of nitration and chlorination by myeloperoxidase, but only chlorination markedly impairs ABCA1-dependent cholesterol transport. J Biol Chem, 2005；280：5983-5993.

［27］ Zheng L, Settle M, Brubaker G, et al. Localization of Nitration and Chlorination Sites on Apolipoprotein A－I Catalyzed by Myeloperoxidase in Human Atheroma and Associated Oxidative Impairment in ABCA1－dependent Cholesterol Efflux from Macrophages. J Biol Chem, 2005；280：38-47.

［28］ Zheng L, Nukuna B, Brennan ML, et al. Apolipoprotein A－I is a selective target for myeloperoxidase－catalyzed oxidation and functional impairment in subjects with cardiovascular disease. J Clin Invest, 2004；114：529-541.

［29］ Lipkin DP, Frenneaux M, Stewart R, et al. Delayed improvement in exercise capacity after cardioversion of atrial fibrillation to sinus rhythm. Br Heart J, 1988；59：572-577.

［30］ Harada A, Sasaki K, Fukushima T, et al. Atrial activation during chronic atrial fibrillation in patients with isolated mitral valve disease. Ann Thorac Surg, 1996；61：104-112.

［31］ Wouters L, Liu G－S, Flameng W, et al. Structural remodeling of atrial myocardium in patients with cardiac valve disease and atrial fibrillation. Exp Clin Cardiol, 2000；5：158-163.

［32］ Pirolo JS, Hutchins GM, Moore GW. Myocyte vacuolization in infarct border zones is reversible. Am J Pathol, 1985；121：444-450.

［33］ 33. Sanvicens N, Gómez－Vicente V, Masip I, et al. Oxidative stress induced apoptosis in retinal photoreceptor cells is mediated by Calpains and Caspases and blocked by the oxygen radical scavenger CR-6. J Biol Chem, 2004；279：39268-3927.

第十章　房颤与肾素-血管紧张素-醛固酮系统
Atrial Fibrillation and RAAS

肾素-血管紧张素-醛固酮系统（renin-angiotensin-aldosterone system，RAAS）是一个重要的水电解质调节系统，主要包括肾素、血管紧张素、醛固酮（Ald）、血管紧张素 1 型受体（angiotensin type 1 receptor，AT1-R）、血管紧张素 2 型受体（angiotensin type 2 receptor，AT2-R）以及相关酶如血管紧张素转换酶（angiotensin-converting enzyme，ACE）及醛固酮合成酶，在外周循环和心肌局部都存在相应的 RAAS。多数学者认为循环 RAAS 和心肌局部 RAAS 属于两个独立的系统，前者主要作用于肾上腺、肾脏和血管，通过水电解质稳态，参与快速循环容量自身稳态的调节；而后者由心肌组织产生，通过自分泌和旁分泌方式对心肌组织的生长和分化起到慢而长期的调控作用，如负责对心肌细胞和成纤维细胞修饰致细胞肥大和纤维化，最终导致心房结构重构。虽然近年来有关 RAAS 与房颤关系的研究逐渐增多，但一些关键机制尚不清楚。

ACE 表达对 RAAS 一系列病理生理效应有着重要的影响。Goette 等研究发现，房颤患者的心房肌组织局部 ACE 表达明显增高。钱永军等发现：伴有房颤的二尖瓣病变患者循环 ACE 水平明显高于仍为窦性心律的二尖瓣病变患者。此外，研究证实在慢性房颤患者局部 ACE mRNA 表达水平升高，并通过成纤维细胞外信号调节激酶途径激活心房组织间质纤维化。

心肌组织局部 RAAS 的主要作用因子 Ang Ⅱ 与心房结构重构关系密切，Ang Ⅱ 在包括高血压、心衰在内的一系列的疾病中调节心肌纤维化。组织学研究亦证实房颤导致 Ang Ⅱ 受体表达变化。Ang Ⅱ 的活性是由血管紧张素受体 1（angiotensin type 1 receptor，AT1R）和血管紧张素受体 2（angiotensin type 2receptor，AT2R）介导的。房颤时心房肌局部 ACE 活性升高，促进 Ang Ⅱ 生成增加，后者与成纤维细胞包膜上 Ang Ⅱ 的 Ⅰ 型受体相结合，刺激成纤维细胞增殖，进而通过细胞外信号调节激酶-促分裂原激活的蛋白激酶（ERK-MAPK）级联酶促反应，诱导 Ⅰ、Ⅲ 型胶原 mRNA 表达及合成增加，此外 Ang Ⅱ 也能明显地抑制胶原酶的活性，从而共同调节胶原的合成代谢，导致心房结构重构。Ang Ⅱ 受体亚型在房颤病理生理中的作用仍然不清楚，较早的研究报道在房颤患者局部 Ang Ⅱ 的 AT1R 下调，AT2R 上调。最近，又有研究报道房颤患者左房局部 AT1R 上调。也有一些实验表明左房局部 AT1R、AT2R 的表达均增高。因此进一步研究房颤时 Ang Ⅱ 受体亚型的表达情况及其与心房结构重构关系是必要的。作为一个潜在的促炎症因子，Ang Ⅱ 可以促使肿瘤坏死因子、白介素-6、单核细胞趋化蛋白-1 和血管细胞黏附分子释放增加，并促进单核炎症细胞积聚渗入心肌组织，从而发生心房结构重构。Ang Ⅱ 也可以通过影响离子特别是钾离子的离子通道结构、功能和分布。

原发性 Ald 增多症患者发生房颤的危险是原发性高血压患者的 12 倍，这种危险因素独立于年龄、性别和血压水平，进一步提示 Ald 水平与房颤发生密切关系。循环 Ald 长期的活性升高对人体产生许多不利的影响，这包括增加钾和镁的排泄、减少心肌对儿茶酚胺的再摄入及导致心肌纤维化。房颤时 Ald 活性的升高可导致心肌纤维化，并发生结构重构。大量实验和临床研究证明：Ald 有强烈地致心肌纤维化和心房结构重构作用。与窦性心律者相比，房颤患者循环及局部 Ald 活性均明显升高，患者电复律后循环 Ald 活性也明显降低，而房颤复发后循环 Ald 活性再次升高。局部心肌可以产生 Ald，且心肌细胞及心肌成纤维细胞内存在大量 Ald 受体，Ald 与其受体结合促进心肌细胞的 I 型和 III 型胶原基因的表达，胶原合成增多。而心房结构重构和 Ang II 系统活性增加可引起局部或循环 Ald 生成增多，进一步导致血 Ald 的增加。这提示房颤患者可能存在 "AF—心房组织 RAAS 系统激活—心房结构重构—AF 发生和维持" 这样一个恶性循环。

Ald 促进心房结构重构和维持房颤的可能机制包括：①经过盐皮质激素受体上调心肌细胞结缔组织生长因子的表达，从而增加心肌纤维化程度。②上调心肌成纤维细胞内皮素受体，诱导基质金属蛋白酶（matrix metalloproteinases，MMPs）活性增加和促进活性氧族（reactive oxygen species，ROS）释放。③经过 JAK2 通路上调 ACE 基因表达等途径参加心肌纤维化的形成。

肾素-血管紧张素-醛固酮系统和高血压关系和紧密，高血压患者其循环血管紧张素水平上升，通过肾素-血管紧张素-醛固酮系统拮抗剂使用降低系统压力。

（钱永军）

参考文献

［1］ Qian YJ, Shao HZ, Luo TX, et al. Plasma angiotensin converting enzyme level andpermanent atrial fibrillationwith mitral valvular disease. Labmedicine 2008；39（11）：14-17.

［2］ Goette A, Staack T, Reocken C, et al . Increased expression of extracellular signal regulated kinase and angiotensin-converting enzyme in human atria during atrial fibrillation. J Am Coll Cardio12000；35（6）：1669-1677.

［3］ Boldt A, Wetzel U, Weigl J, et al. Expression of angiotensin II receptors in human left and right atrial tissue in atrial fibrillation with and without underlying mitral valve disease. J Am Coll Cardiol2003；42（10）：1785-1792.

［4］ 钱永军，肖锡俊，罗通行，等 . 伴有心房颤动的二尖瓣置换术患者术前外周血 ACE、CRP 水平 . 四川大学学报（医学版）2008；39（1）：122-125.

［5］ Paul M. Wagner J. Dzau VJ. Gene expression of the renin-angiotensin system in human tissues. Quantitative analysis by the polymerase chain reaction. Journal of Clinical Investigation 1993；91（5）：2058-2064.

［6］ Pan CH, Lin JL, Lai LP, et al. Downregulation of angiotensin converting enzyme II is associated with pacing induced sustained atrial fibrillation. FEBS Lett2007；581（3）：526-534.

［7］ Goette A, ArndtM, Rocken C, et al. Regulation of angiotensin II recep tor subtypes during atrial fibrillation in humans. Circulation 2000；101：2678-2681.

［8］ Edirer. Renin-angiotensin-aldosterone system blockade in atrial fibrillation and left atrial remodeling. Int J Clin Pract 2009；63：982-85

［9］ Milliez P, Girerd X, Plouin PF, et al. Evidence for an increased rate of cardiovascular events in patients with primary aldosteronism. J Am Coll Cardiol2005；45：1 243. i

［10］Connell JM，Davies E. The new biology of aldosterone. Endocrinol 2005；186：1

［11］Dixen U，Ravn L，Soeby-Rasmussen C，et al. Raised plasma aldosterone and nat riuretic peptides in at rial fibrillation. Cardiology2007；108（1）：35-39.

［12］Sugiyama T，Yoshimoto T，Tsuchiya K，et al . Aldosterone in duces angiotensin converting enzyme（ACE）gene expression via a JA K22dependent pat hway in rat endot helial cells. Endocrinology2005；146：3900-3906.

［13］De Simone A，Stabile G，Vitale DF，et al. Pretreatment with verapamil in patients with persistent or chronic atrial fibrillation who underwent electrical cardioversion. J Am Coll Cardiol1999；34：810-814.

［14］Healey JS，Baranchuk A，Crystal E，et al. Prevention of atrial fibrillation with angiotensin-converting enzyme inhibitors and angiotensin receptor blockers：a meta-analysis. J Am Coll Cardiol 2005；45：1832-9.

［15］Li D，Shinagawa K，Pang L，et al. Effects of angiotensin-converting enzyme inhibition on the development of the atrial fibrillation substrate in dogs with ventricular tachypacinginduced congestive heart failure. Circulation. 2001；104：2608 -2614.

［16］Qian YJ，Xiao XJ，Yuan HS，et al. Combination pharmacological cardioversion of permanent atrial fibrillation in post－prosthetic mitral valve replacement outpatients：a novel approach for the treatment of atrial fibrillation. JIntMedRes 2008；36（3）：537-543.

［17］钱永军，肖锡俊，袁宏声，等．瓣膜置换术后心房颤动患者门诊药物复律的初步观察．临床心血管病杂志 2008；24（3）：176-179.

［18］Komatsu T，Tachibana H，Sato Y，et al. Long term efficacy of upstream therapy using angiotensin-converting enzyme inhibitors and statins in combination with. Int Heart J 2009；50（4）：465-476.

第十一章　二尖瓣病变房颤与血管紧张素转换酶

Atrial Fibrillation and Angiotensin Converting Enzyme in MVDs

虽然已经有研究显示血管紧张素转换酶（angiotensin converting enzyme，ACE）在房颤的形成中起重要的作用，但是这些研究是在非结构性心脏病如高血压病患者中进行，ACE 水平与房颤的关系应受到心脏疾病本身影响。因此，ACE 水平与房颤的关系需要在结构性心脏病患者中验证和扩展。

二尖瓣病变是较为常见的结构性心脏病，在二尖瓣病变患者中约 40%～60% 伴有持续性房颤，且相对于二尖瓣反流（mitral regurgitation，MR），二尖瓣狭窄（mitral stenosis，MS）更易伴有持续性房颤。为此，钱永军，肖锡俊教授等选择拟行二尖瓣置换手术的二尖瓣病变患者中探讨 ACE 水平与持续性房颤的关系。

该研究将 124 例需入院手术治疗的中重度二尖瓣狭窄或者反流的病变患者纳入本研究，持续性房颤定义为房颤持续时间至少为 3 个月。排除标准：细菌性心内膜炎，甲状腺功能亢进，高血压心脏病，高脂血症，冠心病，糖尿病，术前 2 周内使用过抗生素，非甾体抗炎药物或 ACE 抑制剂。根据患者是否伴有持续性房颤，将研究患者分为窦性心律组（SR 组）和 AF 组。在 AF 组，根据患者的二尖瓣病变类型，进一步分组为二尖瓣狭窄伴 AF 组（MS-AF 组）和二尖瓣反流伴 AF 组（MR-AF 组）。

患者术前，清晨，用 EDTA 抗凝真空采血管采集每例患者空腹时肘前静脉血 4ml。在 4℃下以 1000r/min，离心 5min，离心后的标本置于 -20℃ 冰箱保存待测。ACE 水平采用竞争放射免疫法 Olimpus AU5400 全自动生化分析仪测定，ACE 诊断试剂盒由苏州艾杰生物科技有限公司提供（批号：20051123）。所有患者术前进行心电图、胸片、彩色超声心动图等检查并记录相关数据。

研究结果发现：在二尖瓣病变患者中有 47.58%（59/124）伴有持续性房颤。根据患者心律状态，各组患者的临床资料见表 1。AF 组患者平均年龄高于窦性心律组 6 岁且易伴有左房血栓（16.95% vs. 3.08%，$P<0.05$）。二尖瓣狭窄较二尖瓣反流易伴有持续性房颤（60.53% vs. 27.08%，$P<0.05$）。两组患者在左房径（LAD）的差异具有统计学意义，同时，房颤组的左室射血分数（LVEF）和左室短轴缩短率（LVFS）较 SR 组明显降低，但是左室径（LVD）、右室径（RVD）及右房径（RAD）的差异无统计学意义。

在单变量分析中，血浆 ACE 与持续性房颤有明显的联系，AF 组血浆 ACE 水平高于窦性心律组（72.60 ±22.03 vs. 56.40±17.96，$P<0.05$）。见图 11-1。

以组别（SR 组=0，AF 组=1）为应变量，ACE、LA 径为自变量，做多元 logistic 回归分析显示：AF 与 ACE 水平（r=0.089，$P=0.021$）及左房直径（r=0.447，$P=0.033$）有关，结果在上述变量中 ACE、LA 径有统计学意义（$P<0.05$），即 ACE 水平升高、LA 径的增加与 AF 有关。见表 11-1。

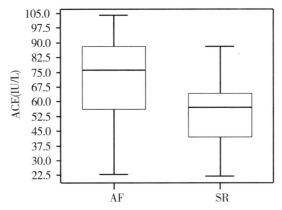

图 11-1　盒须图显示不同心律 ACE 中位数（实水平线）

注：盒子为第 25 和 75 百分位数，须为 95 的百分位数。

表 11-1　多元 Logistic 回归分析结果

变量	B	S. E.	P	OR	95.0% C. I	
					Lower	Upper
常量	-27.154	9.064	0.007	0.000		
ACE	0.089	0.044	0.021	1.076	1.002	1.098
LAD	0.447	0.179	0.033	1.563	1.100	2.221

　　研究进一步分析了 AF 组不同二尖瓣病变类型的临床资料以及 ACE 水平分析。根据二尖瓣病变的类型不同，AF 组患者进一步分组为二尖瓣狭窄伴 AF 组（MS-AF 组）和二尖瓣反流伴 AF 组（MR-AF 组），其具体的临床资料以及 ACE 的水平见表 11-2。同是 AF 患者，左房血栓较易发生在二尖瓣狭窄的患者（19.57% vs.7.69%，$P<0.05$），但是其他的临床特征没有差别。

表 11-2　二尖瓣狭窄和二尖瓣反流 AF 患者临床资料

	MS-AF group（n=53）	MR-AF group（n=35）	P value
年龄（岁）	52.45±13.28	50.34±15.72	0.81
性别（男/女）	25/28	18/17	0.72
左房血栓（例）	7	1	0.00
心功能分级（n）			
Ⅱ	12	8	0.51
Ⅲ	28	19	0.65

续　表

	MS-AF group （n=53）	MR-AF group （n=35）	P value
Ⅳ	13	8	0.55
彩色超声心动图参数			
左房径（毫米）	50.12±9.45	48.86±8.75	0.64
左室径（毫米）	49.25±7.23	50.14±9.34	0.81
右房径（毫米）	51.29±11.25	48.69±14.32	0.52
右室径（毫米）	22.31±5.26	21.63±4.56	0.98
左室射血分数（%）	52.30±11.69	50.23±9.63	0.31
左室缩短分数（%）	30.26±8.12	31.76±7.35	0.26
ACE（IU/L）	82.92±18.75	66.25±21.10	0.04

在 AF 组中，二尖瓣狭窄组的 ACE 水平显著高于二尖瓣反流组（82.92±18.75 vs.66.25± 21.10，$P<0.05$），见图 11-2。回归分析显示，ACE 水平是一个独立的、有效地预测持续性房颤的因素（$P=0.003$）。

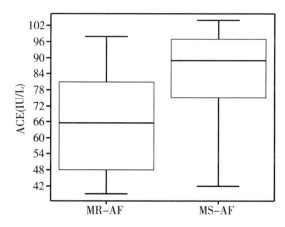

图 11-2　盒须图显示二尖瓣狭窄或者反流 Af 患者 ACE 中位数（实水平线）

注：盒子为第 25 和 75 百分位数，须为 95 的百分位数。

二尖瓣病变者常伴随持续性房颤，高达 40%~60% 的二尖瓣病变患者伴有持续性房颤。在肖锡俊教授研究的二尖瓣病变患者中持续性房颤的发生率约为 47.58%，由于缺乏心房有效收缩以及不适当的快速心室率可致使房颤患者心排出量减少。在该研究中房颤组患者的左室射血分数（LVEF）和左室短轴缩短率（LVFS）较 SR 组患者明显降低。此外，在 AF 组患者中，77.97% 为二尖瓣狭窄，而二尖瓣反流患者仅为 22.03%，这和 Diker 等报告一致。不同类型的二尖瓣病变有着不同的房颤发生率，二尖瓣狭窄多伴有持续性房颤。

尽管目前仍不知道左房扩大是房颤发生的原因还是房颤引起的结果，但是扩大的左房是持续性房颤维持的重要因素。房颤患者的左房扩大较窦性心律患者更为明显，持续性房颤与左房扩大呈相关关系。

ACE 作为参与血管收缩的多肽，起着收缩血管直径调节血压的作用，最近许多研究表明 ACE 在房颤的发生和持续中发生重要作用。该研究发现：在二尖瓣病变患者中，持续性房颤患者的 ACE 水平表达明显高于窦性心律患者，ACE 水平和持续性房颤存在某种联系。由于 ACE 和持续性房颤存在明显关系，出现了药物干预 ACE 水平以治疗持续性房颤新的治疗方向。但是，这些药物治疗瓣膜病伴持续性房颤的患者的疗效尚未见报道。

此外，同是持续性房颤，二尖瓣狭窄患者中 ACE 水平表达明显高于二尖瓣反流患者。通过分析二尖瓣病变伴持续性房颤的患者中 ACE 水平与不同类型二尖瓣病变的关系，ACE 水平的差异除了与持续性房颤有关系，还与不同类型二尖瓣病变相关。ACE 水平在不同二尖瓣病变伴持续性房颤患者的差异也许可以用不同的二尖瓣病变引起不同的病理生理变化来解释。在二尖瓣狭窄时，左心房同时承受异常的压力和容量的负荷，而二尖瓣反流仅是左心房容量负荷的增加。和二尖瓣反流比较，ACE 水平作为一个预测持续性房颤因素，在二尖瓣狭窄中表达更为明显。因此，在二尖瓣病变中，以 ACE 为目标的持续性房颤治疗值得评估，二尖瓣狭窄的可能从 ACE 治疗中获益更多。

对于房颤患者，由于缺乏左房的有效收缩来降低血流速度，增加了血栓事件的发生，房颤患者术前发生卒中率高于窦性心律患者。我们的研究结果也支持上述的结论，也同意上述的解释。但是我们的研究同时还显示另外一个结果，同是持续性房颤患者，二尖瓣狭窄发生左房血栓明显较二尖瓣反流者多。Karatasakis 等也报道二尖瓣狭窄有着高血栓和血栓形成的发生率。也许可以用不同的二尖瓣病变引起不同的病理生理变化来解释，但是 Tse 等却提出，相对于二尖瓣狭窄，由于二尖瓣的反流存在激活血小板，使得血小板纤维蛋白复合物附着在二尖瓣叶上，更易形成血栓或术前血栓发生。考虑到 ACE 水平的变化和左房血栓发生率相一致，我们认为 ACE、持续性房颤以及左房血栓有着潜在的联系，ACE 与持续性房颤的关系影响房颤与左房血栓的关系，尽管这种影响的方式还不明确。目前，已经有证据证明，在高血压病患者中，ACE 抑制剂能够影响止血和血小板的功能。这个研究也支持我们的观点：ACE 水平本身的变化影响血栓的形成。但是，在二尖瓣病变患者中，ACE 抑制剂对血小板功能和左房血栓形成的是否也存在相似的影响？需要进一步研究证实。

总之，二尖瓣病变患者血浆 ACE 水平升高与房颤发生有关。在二尖瓣狭窄伴房颤的患者中 ACE 水平升高更为明显。另外，ACE 水平与左房血栓的形成有一定的关系。

（钱永军）

参考文献

［1］Madrid AH，Bueno MG，Rebollo JM，et al. Use of irbesartan to maintain sinus rhythm in patients with long–lasting persistent atrial fibrillation：a prospective and randomized study. Circulation，2002，106（3）：331–336.

［2］Ueng KC，Tsai TP，Yu WC，et al. Use of enalapril to facilitate sinus rhythm maintenance after external cardioversion of longstanding persistent atrial fibrillation. Eur Heart J 2003，24（23）：

2090-2098.

［3］ Tsai CT, Lai LP, Hwang JJ, et al. Renin-angiotensin system component expression in the HL-1 atrial cell line and in a pig model of atrial fibrillation. J Hypertens , 2008, 26 （3）: 570-582.

［4］ Maksimowicz - McKinnon K, Bhatt DL, Calabrese LH. Recent advances in vascular inflammation: C-reactive protein and other inflammatory biomarkers. Curr Opin Rheumatol, 2004; 16 （1）: 18-24.

［5］ Diker E, Aydogdu S, Ozdemir M, et al. Prevalence and predictors of atrial fibrillation in rheumatic heart disease. Am J Cardiol, 1996, 77 （1）: 96-98.

［6］ Kim BJ, Hwang SJ, Sung KC, et al. Assessment of factors affecting plasma BNP levels in patients with chronic atrial fibrillation and preserved left ventricular systolic function. Int J Cardiol , 2007, 118 （2）: 145-150.

［7］ Votta-Velis EG, Minshall RD, Visintine DJ, et al. Propofol Attenuates Endotoxin-Induced Endothelial Cell Injury, Angiotensin-Converting Enzyme Shedding, and Lung Edema. Anesth Analg, 2007, 105 （5）: 1363-1370.

［8］ Mhamad B, Jibrini, Janos Molnar, et al. Prevention of Atrial Fibrillation by Way of Abrogation of the Renin-Angiotensin System: A Systematic Review and Meta-Analysis. Am J Ther, 2008, 15 （1）: 36-43.

［9］ Boos CJ, Anderson RA, Lip GY. Is atrial fibrillation an inflammatory disorder? Eur Heart J, 2006, 27 （2）, 136-149

［10］ Nadar S, Lip GYH. The prothrombotic state in hypertension and the effects of antihypertensive treatment. Curr Pharm Des 2003, 9 （21）: 1715-1732.

［11］ Qian Yongjun, Shao Hanzhang, Luo Tongxing , et al. Plasma Angiotensin Converting Enzyme Level and Permanent Atrial Fibrillation with Mitral Valvular Disease. Labmedicine 2008; 39 （11）: 14-17.

［12］ Hsieh YC, Hung CY, Li CH, et al. Angiotensin-Receptor Blocker, Angiotensin-Converting Enzyme Inhibitor, and Risks of Atrial Fibrillation: A Nationwide Cohort Study. Medicine （Baltimore） . 2016 May; 95 （20）: e3721.

第十二章　二尖瓣病变房颤与循环和局部 RAAS

Atrial Fibrillation and Circulating and Local RAAS in MVDs

近年许多基础和临床研究均表明肾素－血管紧张素－醛固酮系统（renin－angiotensin－aldosterone system，RAAS）在房颤的发生和维持中起着重要的作用，作为研究对象 RAAS 被关注已经有一个世纪之久，但最近方注意到其在房颤发病机制中可能存在着重要作用。目前的研究表明：除循环 RAAS 外，心脏、血管壁、肾脏和脑等局部组织也存在着 RAAS。循环 RAAS 与局部 RAAS 属于两个独立系统，其在人体的生理作用并不相同，因此在患者发生房颤时循环 RAAS 和局部 RAAS 的变化情况可能亦并不相同，此外，循环和局部 RAAS 的变化与房颤的关系亦不清楚。

目前有关 RAAS 与房颤关系的临床研究常包括多种不同疾病的患者，因此该情况干扰了结果的分析，影响了结论的可靠性。钱永军，肖锡俊等研究通过同时测定二尖瓣病变患者外周血肾素（Renin，Ren）、血管紧张素Ⅱ（Angiotensin，Ang Ⅱ）、醛固酮（Aldosterone，Ald）活性以及左房心肌组织 Ren、Ang Ⅱ、Ald 活性，以了解伴有房颤不同类型二尖瓣病变患者循环和局部 RAAS 活性情况并探讨其与房颤之间的关系。

钱永军，肖锡俊教授将 24 例因单纯中重度二尖瓣病变入院需行二尖瓣置换手术的患者纳入本研究。其中伴有持续性房颤的患者 12 例（6 例为 MS，6 例为 MR），另外仍然为窦性心律（sinus rhythm，SR）的患者 12 例（6 例为 MS，6 例为 MR）。根据心律将所有纳入研究的患者分为 SR 组和 AF 组，再根据二尖瓣病变类型，将这些患者进一步分为 4 组：MS 伴 SR 组（MS－SR 组）、MS 伴 AF 组（MS－AF 组）、MR 伴 SR 组（MR－SR 组）和 MR 伴 AF 组（MR－AF 组）。

房颤的诊断经过心电图及超声心动图确定，持续性房颤定义为房颤持续至少为 6 个月。

排除标准：①伴有需手术处理的主动脉瓣病变；②再次心脏手术；③细菌性心内膜炎；④甲状腺功能亢进；⑤高血压心脏病；⑥冠心病；⑦糖尿病；⑧术前两周内使用过抗生素；⑨术前一月内使用过非甾体类抗炎药物或 ACE 抑制剂。

在术中体外循环转流前结扎左心耳并切取部分左心耳组织。将切取组织分割，电子天平称重 50mg，获取本实验所需组织。其余组织迅速置于－80℃冰箱冻存备后续实验使用。将本实验所需组织匀浆，2ml 生理盐水震荡后离心 5min，取上清液 1ml 进行试验。

所有患者于入院次日清晨空腹卧位采肘正中静脉血以获取血液标本。将 3ml 血立即注入含有 0.3mol/L 乙二胺四乙酸（EDTA）抗凝剂 30μl、0.32mol/L 二巯丙醇 15μl、0.34 mol/L8-羟基喹啉硫酸盐 30μl 的酶抑制剂抗凝管中将管口封好，摇匀后行 3000r/min 离心 5 分钟，分离血浆，置－40℃低温冰箱保存，待测 Renin、Ang Ⅱ含量。另将 3ml 静脉血置于含有肝素 0.1ml 的试管中，置－40℃低温冰箱保存，待测 Ald 活性。

分别应用放射免疫分析法测定血浆和组织中 Ren 的浓度，竞争放射免疫分析法（RIA）测定血浆和组织中 Ang Ⅱ含量，液相平衡竞争放射免疫分析法（RIA），测定血浆和组织中 Ald

一、各组患者循环、局部的 Ren 活性

1. 各组患者循环 Ren 活性　各组患者循环 Ren 活性见图 12-1。循环 Ren 在总的 AF 组和 SR 组之间差异无统计学意义（$P>0.05$）。在 MS 和 MR 患者中，AF 组和 SR 组之间差异也无统计学意义（$P>0.05$）。

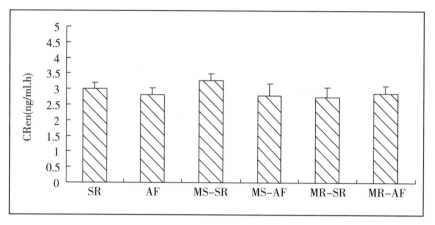

图 12-1　各组患者循环 Ren 活性（$\bar{x}\pm s$）

2. 各组患者局部 Ren 活性　各组患者局部 Ren 活性见图 12-2。局部 Ren 在总的 AF 组和 SR 组之间差异无统计学意义（$P>0.05$）。在 MS 和 MR 患者中，AF 组和 SR 组之间差异也无统计学意义（$P>0.05$）。

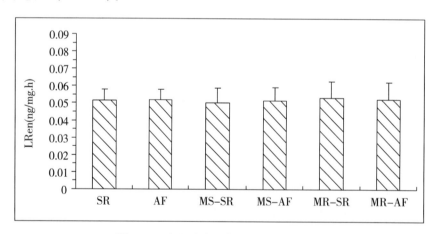

图 12-2　各组患者局部 Ren 活性（$\bar{x}\pm s$）

二、各组患者循环、局部的 AngⅡ活性

1. 各组患者循环 AngⅡ活性　各组患者循环 AngⅡ活性见图 12-3。房颤患者循环 AngⅡ含量明显高于 SR 患者，其差异有统计学意义（$P<0.05$）。在不同类型的二尖瓣病变中，伴有房颤的 MS 和 MR 患者循环 AngⅡ活性均明显高于 SR 患者，其差异均有统计学意义（$P<0.05$），但 MS-AF 和 MR-AF 的循环 AngⅡ活性差异无统计学意义（$P>0.05$）。

2. 各组患者局部 AngⅡ活性　各组患者局部 AngⅡ活性见图 12-4。房颤患者局部 AngⅡ活性明显高于 SR 患者，其差异有统计学意义（$P<0.05$）。在不同类型的二尖瓣病变中，MS 和

MR 伴 AF 患者局部 Ang Ⅱ 活性均明显高于 SR 患者，其差异均有统计学意义（*P*<0.05），同时 MS 伴 AF 患者局部 Ang Ⅱ 活性明显高于 MR 伴 AF，差异也具有统计学意义（*P*<0.05）。

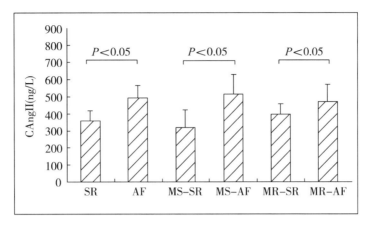

图 12-3　各组患者循环 Ang Ⅱ 活性（x̄±s）

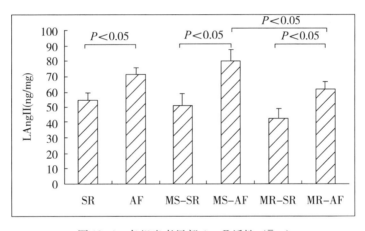

图 12-4　各组患者局部 Ang Ⅱ 活性（x̄±s）

三、组患者循环、局部的 Ald 活性

1. 各组患者循环 Ald 活性　各组患者循环 Ald 活性见图 12-5。循环 Ald 活性在总的 AF 组和 SR 组之间差异无统计学意义（*P*>0.05）。循环 Ald 活性在二尖瓣病变亚组 MS 和 MR 患者中，AF 组和 SR 组之间差异也无统计学意义（*P*>0.05）。同时 MS-AF 患者和 MR-AF 患者循环 Ald 活性差异也无统计学意义（*P*>0.05）。

2. 各组患者局部 Ald 活性　各组患者局部 Ald 活性见图 12-6。房颤患者局部 Ald 活性较 SR 患者明显增高，差异有统计学意义（*P*<0.05）。在不同的类型的二尖瓣病变中，MS 患者中，房颤患者局部 Ald 活性明显高于 SR 患者，其差异有统计学意义（*P*<0.05）；MR 患者中，房颤患者和 SR 患者的局部 Ald 活性差异无统计学意义（*P*>0.05）。同时 MS-AF 患者和 MR-AF 患者局部 Ald 活性差异也无统计学意义（*P*>0.05）。

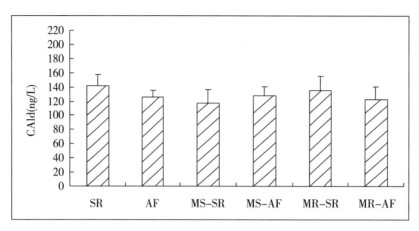

图 12-5　各组患者循环 Ald 活性（$\bar{x}\pm s$）

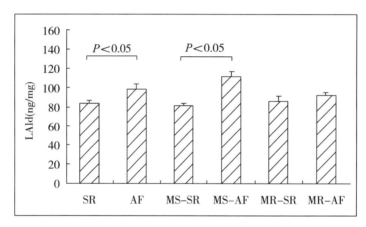

图 12-6　各组患者局部 Ald 活性（$\bar{x}\pm s$）

四、循环 RAAS 主要物质和局部 RAAS 主要物质相关分析

在二尖瓣病变患者中，对循环 RAAS 主要物质和局部 RAAS 主要物质 Ren、AngⅡ及 Ald 进行相关分析。

循环 Ren 和局部 Ren 相关分析的结果，见图 12-7。其 $r=0.005679$，$P=0.978991$，不具有直线相关关系。

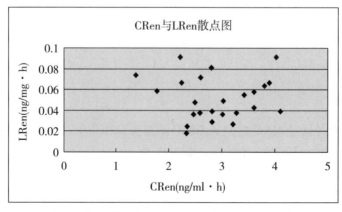

图 12-7　循环 Ren 和局部 Ren 相关分析散点图

　　循环 AngⅡ 和局部 AngⅡ 相关分析的结果，见图12-8。其 $r=0.138835$，$P=0.51764$，不具有直线相关关系。

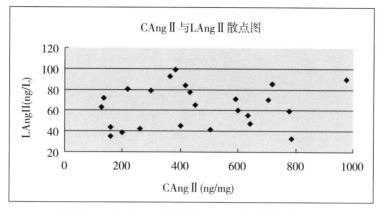

图 12-8　循环 AngⅡ 和局部 AngⅡ 相关分析散点图

　　循环 Ald 和局部 Ald 相关分析的结果，见图12-9。其 $r=0.321633$，$P=0.125372$，不具有直线相关关系。

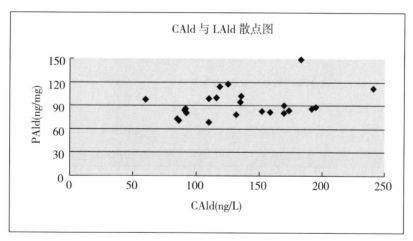

图 12-9　循环 Ald 和局部 Ald 相关分析散点图

五、AF 与循环 RAAS 和局部 RAAS 多元回归分析

　　以组别（SR=0，AF=1）为应变量，循环 Ren（CRen），循环 AngⅡ（CAngⅡ），循环 Ald（CAld），局部 Ren（LRen），局部 AngⅡ（LAngⅡ），局部 AngⅡ（LAld）为自变量，进行多元回归。结果见表12-1。结果提示仅 CAngⅡ，LAngⅡ，LAld 有统计学意义（$P<0.05$），即循环 AngⅡ，局部 AngⅡ，局部 Ald 活性水平升高与 AF 相关。

　　在 MS 和 MR 患者中，分别以组别（SR=0，AF=1）为应变量，CRen，CAngⅡ，CAld，LRen，LAngⅡ，LAld 为自变量，进行多元逐步回归（设定变量进入概率<0.05，移出概率>0.100），结果分别见表12-2，表12-3。

　　MS 组中，首先进入方程的变量为 LAngⅡ，其次为 LAld。即在 MS 患者中，AF 与局部 AngⅡ 最相关，其次为局部 Ald。

表 12-1　AF 与循环和局部 RAAS 多元回归分析结果

Model		Unstandardized Coefficients（偏回归系数）	Std. Error（标准误）	Standardized Coefficients（标准化偏回归系数）	t 值	p 值
1	（Constant）	−0.384	0.655		−0.587	0.565
	C Ren	−0.134	0.119	−0.186	−1.123	0.277
	L Ren	−1.112	3.913	−0.045	−.284	0.780
	CAng Ⅱ	7.349E−04	0.000	0.350	2.198	0.042
	LAng Ⅱ	1.037E−02	0.004	0.400	2.491	0.023
	CAld	9.798E−03	0.005	0.345	1.921	0.072
	LAld	−4.233E−03	0.002	−0.367	−2.290	0.035

表 12-2　MS 患者 AF 与循环和局部 RAAS 多元逐步回归分析结果

Model		Unstandardized Coefficients（偏回归系数）	Std. Error（标准误）	Standardized Coefficients（标准化偏回归系数）	t 值	p 值
1	（Constant）	−1.141	0.530		−2.152	0.057
Ⅰ	LAng Ⅱ	1.701E−02	0.005	0.707	3.166	0.010
2	（Constant）	−1.521	0.462		−3.293	0.009
	L Ang Ⅱ	1.430E−02	0.005	0.595	3.150	0.012
	LAld	1.001E−02	0.004	0.459	2.427	0.038

　　MR 组中，首先进入方程的变量仅为 LAng Ⅱ。即在 MR 患者中，AF 与局部 Ang Ⅱ 最相关。

表 12-3　MR 患者 AF 与循环和局部 RAAS 多元逐步回归分析结果

Model		Unstandardized Coefficients（偏回归系数）	Std. Error（标准误）	Standardized Coefficients（标准化偏回归系数）	t 值	p 值
1	（Constant）	−0.718	0.525		−1.367	0.201
	L Ang Ⅱ	1.870E−02	0.008	0.603	2.390	0.038

　　临床注意到不少高血压和心力衰竭患者常伴有房颤，而在高血压和心力衰竭的发病机制中 RAAS 处于关键地位，这提示 RAAS 也可能在房颤的发生和维持中发挥着重要的作用。近年较多的研究已显示：通过使用 RAAS 抑制剂即血管紧张素转换酶抑制剂（angiotensin-convertingenzyme inhibitor，ACEI）、血管紧张素受体阻断剂（angiotensin receptorblocker，ARB）和 Ald 受体阻断剂对房颤有一定的预防作用，甚至有助于房颤电复律后窦性心律的维持。

　　RAAS 是一个重要的水电解质调节系统，主要包括 Ren、Ang Ⅱ、Ald 以及相关酶如血管紧张素转换酶（angiotensin-convertingenzyme，ACE）、醛固酮合成酶（CYP11B2）。RAAS 不仅存在于外周循环中，也存在于局部心肌组织中。多数学者认为外周循环 RAAS 和局部心肌 RAAS 属于两个独立的系统，前者主要作用于肾上腺、肾脏和血管，通过水电解质稳态，参与快速循环容量自身稳态的调节；而心肌局部 RAAS 由心肌组织本身产生，其通过自分泌和旁分泌方式对心肌组织的生长和分化起到慢而长期的调控作用，如负责对心肌细胞和成纤维细胞结构重构修饰致细胞肥大和纤维化。

最近有关 RAAS 与房颤关系的研究逐渐增多，但其中许多重要的情况尚不清楚，已有的报道存在在一个研究里有多种疾病的患者纳入等问题。目前有关研究主要是分别针对循环 RAAS 或者局部 RAAS 进行的相关研究，而至今未见同时观察循环和心脏局部 RAAS 的研究。通过对二尖瓣病变患者循环和局部 RAAS 活性测定，我们发现：伴有房颤的二尖瓣病变患者循环和局部 RAAS 中主要活性物质 Ren，Ang Ⅱ 及 Ald 的活性不具有一致性变化。

基础实验和临床研究表明：调节 RAAS 有益于对房颤的治疗，甚至可以改善房颤患者转律后窦性心律的维持。有研究者发现高血压、冠心病以及心脏衰竭伴有房颤患者从 RAAS 阻滞剂治疗中获益较大。也有基础研究显示采用 RAAS 阻滞剂的干预也有利于房颤患者基础疾病本身地好转。

通过对孤立性和持续性房颤患者左、右房心肌的研究，Boldt 等发现：该两种类型的房颤患者其局部 RAAS 都存在不同程度的激活。Goette 等的研究也显示：房颤患者有局部 RAAS 的激活。吴玉付等研究了房颤患者循环 RAAS 中 Ren，Ang Ⅱ 及 Ald 的活性水平，结果显示循环 RAAS 中 Ren，Ang Ⅱ 及 Ald 的活性水平均较窦性心律组升高，房颤患者循环 RAAS 激活明显。

我们的研究表明：伴有房颤的二尖瓣病变患者同时存在着循环 RAAS 和局部 RAAS 激活，但是并不是 RAAS 中所有物质都激活。二尖瓣病变患者循环 Ang Ⅱ、局部 Ang Ⅱ 以及局部 Ald 活性增加与房颤关系明显；而其他物质如 Ren，无论是循环 RAAS 中还是在局部 RAAS 都没有明显活性增强。多元相关回归以及多元逐步回归分析也证实：相对于循环 RAAS，局部 RAAS 与房颤得关系更为密切，尤其以局部 Ang Ⅱ 更为显著。

有研究证实伴有房颤的 MS 患者存在循环 RAAS 激活。但尚不清楚伴有房颤的 MR 患者其循环 RAAS 或心脏局部 RAAS 是否亦有激活。本研究表明：伴有房颤的不同类型二尖瓣病变患者其 RAAS 激活情况并不相同，这既表现在激活物质的差异，也体现在激活程度的不同。伴有房颤的 MS 患者中循环 Ang Ⅱ、局部 Ang Ⅱ 及局部 Ald 激活，而在伴有房颤的 MR 患者中仅有循环 Ang Ⅱ 和局部 Ang Ⅱ 活性增加。另外循环 Ang Ⅱ、局部 Ang Ⅱ 在伴有房颤的 MS 和 MR 患者都升高，但仅局部 Ang Ⅱ 在这两组中存在差异。分别对伴有房颤的 MS 和 MR 患者中循环 RAAS 和局部 RAAS 进行多元逐步回归也证实：在 MS 患者中，房颤与心脏局部 Ang Ⅱ 最相关，其次为心脏局部 Ald；但在 MR 患者中，房颤与心脏局部 Ang Ⅱ 最相关。

房颤患者中 RAAS 激活的机制尚不清楚。有研究认为循环 RAAS 激活的机制主要为患者因劳动力下降与心悸、胸闷等不适症状造成患者焦虑和紧张、恐惧，交感神经兴奋性增强，末梢神经递质儿茶酚胺分泌增加，通过肾小球球旁细胞 β_2 肾上腺能受体激活腺苷酸环化酶，产生大量环磷酸腺苷（cAMP），促进 Ren 分泌和 Ang Ⅱ、Ald 生成。有研究报道，房颤时心房压力升高，心房壁压力增大可能是导致心脏局部 RAAS 激活的主要原因之一。压力超负荷能够诱导心肌局部 ACE mRNA 和蛋白表达上调，使心肌 ACE 活性增加，Ang Ⅱ 含量升高。另外，房颤时由于快速的心房率，心房肌耗氧量增加 2～3 倍，代谢速率加快，导致心房肌缺血，缺血能够引起心肌 Ren、Ang Ⅱ 和 ACE 基因表达上调，使心肌 Ren 活性和 Ang Ⅱ 水平明显升高，最终引起心肌局部 RAAS 激活。另有文献报道 RAAS 的激活可能促进了心房肌间质纤维化的进程。增生的胶原还会包围在心肌细胞周围，压迫和分隔正常心肌细胞，并使血管腔狭窄，导致心肌细胞缺血，降低工作心肌的氧分压，从而加剧心房功能的下降，最终再次加强心脏局部 RAAS 激发，形成恶性循环。

伴有房颤的二尖瓣病变患者循环 RAAS 和心肌局部 RAAS 激活的确切机制仍有待进一步研究。我们认为二尖瓣病变所引起血流动力学改变应该是循环和心肌局部 RAAS 激活的始动因素。二尖瓣病变导致左房容量和压力负荷改变，通过某种途径激活心脏局部 RAAS，同时也可能激活循环 RAAS。另外，尽管循环 RAAS 与局部 RAAS 无明显相关关系，但不能排除循环 RAAS 和心脏局部 RAAS 之间存在相互促进作用。

MS 和 MR 患者循环及局部 RAAS 激活物质和程度并不相同。这可能和不同的二尖瓣病变类型所伴有的不同的病理生理学或血流动力学改变有关。单纯 MS 患者左房同时存在压力和容量超负荷，而单纯 MR 中则主要为容量超负荷。在 MS 患者由于压力和容量双重超负荷致左房压力增加较大和持续时间较长，从而导致心肌局部 RAAS 激活较 MR 患者更为明显。

总之，在二尖瓣病变患者中，循环和心脏局部 RAAS 中主要活性物质 Ren，Ang Ⅱ 及 Ald 激活不具有一致性变化。伴有房颤的二尖瓣病变患者存在着循环 RAAS 和局部 RAAS 激活。房颤主要与循环 RAAS 中 Ang Ⅱ、局部 RAAS 中 Ang Ⅱ 及 Ald 激活相关，尤以局部 RAAS 中 Ang Ⅱ 明显。同为伴有房颤的二尖瓣病变，MS 和 MR 患者 RAAS 激活情况并不相同。MS 患者存在循环 Ang Ⅱ、局部 Ang Ⅱ 及局部 Ald 活性水平增加，而 MR 患者仅循环 Ang Ⅱ 和局部 Ang Ⅱ 活性水平增加。伴有房颤的二尖瓣病变患者循环 RAAS 和局部 RAAS 的激活机制不十分清楚。但 MS 与 MR 患者之间存在的不同的病理生理学及血流动力学改变应为这些患者 RAAS 激活情况不同的重要原因。

（钱永军）

参考文献

［1］Roshanali F, Mandegar MH, Yousefnia MA, et al. Prevention of atrial fibrillation after coronary artery bypass grafting via atrial electromechanical interval and use of amiodarone prophylaxis. Interact CardioVasc Thorac Surg 2009；8：421-425.

［2］Kannel WB, Abbott RD, Savage DD, et al. Epidemiological features of chronic atrial fibrillation：the framingham study. N Engl J Med1982；306：1018-1022.

［3］Hu DY, Sun YH. Epidemiology, risk factors for stoke, and management of atrial fibrillation in China. J Am Coll Cardiol2008；52：865-688.

［4］Ma CS, Qi WH. Management of atrial fibrillation in Chinese patients. CVD Prevention and Control 2009；4：79-83.

［5］Truter SL, Catanzaro DF, Supino PG, et al. Differential expression of matrix metalloproteinases and tissue inhibitors and extracellular matrix remodeling in aortic regurgitant hearts. Cardiology 2009；113：

161-168.

[6] 肖锡俊，袁宏声，唐红等. 二尖瓣置换时采用盐水冲洗的射频改良迷宫手术治疗心房颤动. 中华心律失常学杂志 2006；10：342-344.

[7] Qian YJ, Shao HZ, Luo TX, et al. Plasma Angiotensin Converting Enzyme Level and Permanent Atrial Fibrillation with Mitral Valvular Disease. Labmedicine, 2008；39（11）：14-17.

[8] Burstein B, Nattel S. Atrial fibrosis：mechanisms and clinical relevance in atrial fibrillation. J Am Coll Cardiol 2008；51：802-809.

[9] Wang J, Xu R, Lin F, et al. MicroRNA：novel regulators involved in the remodeling and reverse remodeling of the heart. Cardiology 2009；113：81-88.

[10] Danilczyk U, Penninger JM. Angiotensin converting enzyme in the heart and the kidney. Circ res 2006；98：463-471.

[11] Makkar KM, Sanoski CA, Spinler SA. Role of angiotensin-converting enzyme inhibitors，angiotensin II receptor blockers，and aldosterone antagonists in the prevention of atrial and ventricular arrhythmias. Pharmacotherapy2009；29：31-48.

[12] Healey JS, Baranchuk A, Crystal E, et al. Prevention of atrial fibrillation with angiotensin-converting enzyme inhibitors and angiotensin receptor blockers：a meta-analysis. J Am Coll Cardiol 2005；45：1832-1839.

[13] Lan X, Su L, Ling Z, et al. Catheter ablation vs. amiodarone plus losartan for prevention of atrial fibrillation recurrence in patients with paroxysmal atrial fibrillation. Eur J Clin Invest2009；39：657-663.

[14] Serra JL, Bendersky M. Atrial fibrillation and renin-angiotensin system. Ther Adv Cardiovasc Dis 2008；2：215-223.

[15] Birnie DH, Gollob M, Healey JS, et al. Clinical trials，the renin angiotensin system and atrial fibrillation. Curr Opin Cardiol 2006；21：368-375.

[16] Ram CV. Direct inhibition of renin：a physiological approach to treat hypertension and cardiovascular disease. Future Cardiol2009；5：453-465.

[17] Boldt A , Wetzel U，Weigl J，et al. Expression of angiotensin Ⅱ receptors in human left and right at rial tissue in at rial fibrillation with and without underlying mitral valve disease. J Am Coll Cardiol2003；42：1785-1792.

[18] Goette A, Staack T, Rocken C et al. Increased expression of extracellular signal-regulated kinase and angiotensin-converting enzyme in human atria during atrial fibrillation. J Am Coll Cardiol 2000；35：1669-1677.

[19] 吴玉付，李醒三，何显菁. 风湿性心脏病二尖瓣狭窄患者血浆肾素、血管紧张素和醛固酮变化与心房颤动的关系. 临床荟萃 2007；22：200-201.

[20] Li P, Chen PM, Wang SW, et al. Time-dependent expression of chymase and angiotensin converting enzyme in the hamster heart under pressure overload. Hypertens Res2002；25：757.

[21] Passier RC, Smits JF, VerluytenMJ, et al. Expression and localization of renin and angiotensinogen in rat heart aftermyocardial infarction. Am J Physiol 1996；271：H1040-1048.

［22］ Busatto VC, CiciliniMA, Mill JG. Increased angiotensin-converting enzyme activity in the left ventricle after infarction. Braz J Med Biol Res 1997；30：679-687.

［23］ Koichiro K, Hideko N, HidenoriU, et al. Effects of angiotensin II type 1 receptor antagonist on electrical and structural remodeling in atrial fibrillation. J Am Coll Cardiol 2003；41：2197-2204.

［24］ Borg TK, BurgessML. Holding it all together：organization and function of the extracellular matrix in the heart. Heart failure1993；9：230-381.

［25］ Tsai CT, Lai LP, Lin JL, et al. Renin-angiotensin system gene polymorphismsand atrial fibrillation. Circulation 2004；109：1640-1646.

［26］ Nicolazzo P. Stenoitc valvular disorders. In：Williams JP. Postoperative management of the cardiac surgical patient. 1st ed. New York：Churchill Livingstone. 1996：37.

［27］ Qian Y1, Liu Y, Tang H, et al. Circulating and local renin-angiotensin-aldosterone system express differently in atrial fibrillation patients with different types of mitral valvular disease. J Renin Angiotensin Aldosterone Syst. 2013 Sep；14（3）：204-211.

第十三章 从 RAAS 到结构重构：房颤存在一个美丽的圈

From RAAS to Struetural Remodeling: A Bealltiful Cycle in Atrial Fihrillation

我们最近的研究发现伴有房颤的二尖瓣病变患者存在以左房扩大，心肌超微结构变化及心肌纤维化改变为特征的心房结构重构。伴有房颤的不同类型二尖瓣病变患者其心房结构重构情况并不相同，与 MR 患者相比，MS 患者心肌组织结构重构更为明显。同时，我们在另外一个研究中也发现伴有房颤的二尖瓣病变患者存在着循环 RAAS 和局部 RAAS 激活。房颤主要与循环 RAAS 中 Ang Ⅱ、局部 RAAS 中 Ang Ⅱ 及 Ald 激活相关，尤以局部 RAAS 中 Ang Ⅱ 明显。从上述两个连续性研究，我们猜测：在 RAAS、结构重构和房颤之间存在一个美丽的圈，见下图。钱永军等在先前的研究中已经证实房颤和 RAAS 存在关系，并证明房颤和结构重构存在关系。在设想的这个美丽的圈仅差从 RAAS 到结构重构这一步，如果我们能够证实 RAAS 系统到心房结构重构过程成立，房颤这个美丽的圈将被证明。

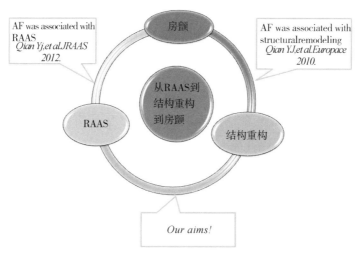

图 13-1 研究背景及房颤美丽圈的目标

注：AF：房颤；RAAS：肾素、血管紧张素、醛固酮系统。

研究纳入 80 例单纯二尖瓣狭窄需行外科瓣膜置换的患者，房颤患者和窦性心律患者各 80 例，分为房颤组和窦性心律组。房颤的诊断经过心电图及超声心动图确定，持续性房颤定义为房颤持续至少为 6 个月。

排除标准：①伴有需手术处理的主动脉瓣病变；②再次心脏手术；③细菌性心内膜炎；④甲状腺功能亢进；⑤高血压心脏病；⑥冠心病；⑦糖尿病；⑧术前两周内使用过抗生素；⑨术前一月内使用过非甾体类抗炎药物或 ACE 抑制剂。

入院后所有患者均进行了相应的术前检查及记录。

在术中体外循环转流前结扎左心耳并切取部分左心耳组织。将切取的组织分割，一份约 50g，用 3% 戊二醛固定以制作电镜标本，一份用 10% 中性甲醛固定以制作组织标本，剩余组织迅速置于-80℃冰箱冻存备后续实验使用。

每张切片随机检测3个无血管的视野，光镜下观察心肌纤维并拍片。图像输入图像分析仪，用 Image-Pro Plus 5.1 图像分析系统进行分析，计算心肌胶原容积分数（collagen volume fraction，CVF），CVF=胶原总面积/图像总面积。

使用 RT-PCR 半定量心房组织 ACE、AT_1R、AT_2R mRNA 表达。在 Genbank 中查找人 ACE 及 AT_1R、AT_2R N 端的 mRNA 已知序列，同时查找人管家基因 β-actin 已知序列，应用引物设计软件 Primer Premier。参考引物设计网站：www. ncbi. nlm. nih. gov。所设计引物用 BLAST（basic local alignment search tool）软件比对和检索确认其同源性。ACE 及 AT_1R、AT_2R 及 β-actin 的基因名、引物序列及其扩增产物资料见表 13-1。

表 13-1　ACE 及 AT_1R、AT_2R、β-actin 的基因引物序列和 PCR 扩增产物资料

Gene	5'-3' Primer sequence	Fragment
ACE	F：5'-AGGACTTCCGGATCAAGCAGT-3'	101bp
	R：5'-GTCTTTGTACTGCATGAAATACT-3'	
AT_1R	F：5'-GAATATTTGGAAACAGCTTGGT-3'	119bp
	R：5'-CAAAGTCAGTAAAAAGCATAAG-3'	
AT_2R	F：5'-ATCATTTGCTGGCTTCCCTT-3'	140bp
	R：5'-CAGCTGTTGGTGAATCCCA-3'	
β-actin	F：5'-GCCAACACAGTGCTGTCT-3'	114bp
	R：5'-AGGAGCAATGATCTTGATCTT-3'	

SR 和 AF 组两组患者的临床资料见表 13-2。患者年龄、性别、心功能分级（New York Heart Association，NYHA）之间的差异无统计学意义（$P>0.05$）。两组患者左房径（left atrial dimension，LAD）、右房径（right atrial dimension，RAD）、LVEF 和 LVFS 之间的差异有统计学意义（$P<0.05$）。

表 13-2　两组患者的临床资料

	SR （n=40）	AF （n=40）	P value
Age（years）	47.2±12.1	49.3±9.9	0.78
Gender（M/F）	16/24	19/21	0.64
NYHA（Ⅱ/Ⅲ）	17/23	14/26	0.55
LAD（mm）	49.8±7.7	56.5±10.4	0.02
LVD（mm）	53.2±13.1	53.7±14.3	0.65
RAD（mm）	43.1±5.4	53.2±11.8	0.00

续　表

	SR （n=40）	AF （n=40）	P value
RVD（mm）	20.1±2.5	25.3±7.2	0.42
LVEF（%）	55.1±9.0	51.8±11.2	0.03
LVFS（%）	30.2±4.5	34.6±8.7	0.04

注：AF：房颤；SR：窦性心律；F：女；M：男；NYHA：纽约心脏协会；LAD：左房径；LVD：左室径；RAD：右房径；RVD：右室径；LVEF：左室射血分数；LVFS：左室缩短分数。

用 Masson 染色评估心肌间质纤维化程度。通过下图（图 13-2）可以看出，房颤组患者有很厚纤维束隔离心肌，纤维化程度明显高于窦性心律组，（8%±1% vs. 5%±2%，P=0.023）。

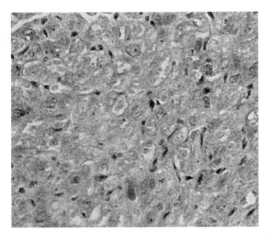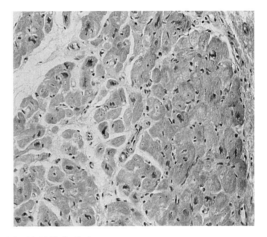

图 13-2　Masson 染色评估纤维化难度

注：左图为窦性心律，右图为房颤（放大×400）。

两组患者间局部 AngⅡ活性存在明显差异，房颤组明显高于窦性心律组（46.32±6.88 ng/mg vs. 74.45±5.33 ng/mg，P=0.002）。

在 MS 病变患者中，对局部 Ang Ⅱ活性与 AF 持续时间进行相关分析，见图 13-3。局部 Ang Ⅱ与 AF 持续时间相关 $r=0.727851$，$P=0.001$，直线回归方程为 $y=0.1744x+41.677$，$R^2=0.5298$。局部 Ang Ⅱ活性与 AF 持续时间呈直线相关关系，即 AF 持续时间越长，局部 Ang Ⅱ活性增高越明显。

在 MS 病变患者中，局部 Ang Ⅱ活性与Ⅰ型胶原含量进行相关分析，见图 13-4。局部 Ang Ⅱ与Ⅰ型胶原相关 $r=0.672189$，$P=0.032$，直线回归方程为 $y=0.3258x-9.8538$，$R^2=0.4518$。局部 Ang Ⅱ活性与Ⅰ型胶原含量呈直线相关关系，即局部 Ang Ⅱ活性越强，Ⅰ型胶原含量增加越明显。

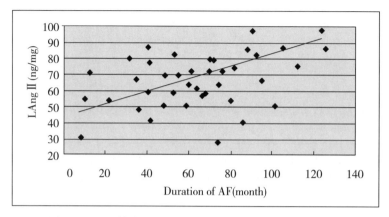

图 13-3 AF 持续时间与局部 Ang Ⅱ活性相关分析散点图

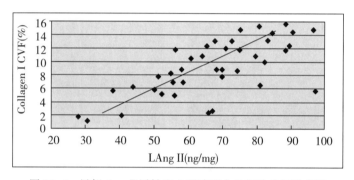

图 13-4 局部 Ang Ⅱ活性和Ⅰ型胶原含量相关分析散点图

由于 ACE、AT_1R、AT_2R 及 β-actin 存在很大的同源性，通过特异性引物的设计，并用 BLAST 软件进行比对以 ACE、AT_1R、AT_2R 及 β-actin 确认特异性，以进行特异性的扩增。将随机选取的反转录 cDNA 模板行常规 PCR 扩增，并对其扩增产物进行琼脂糖凝胶电泳检测，见图 13-5（A，B，C，D）。结果表明 cDNA 模板和设计的由于 ACE、AT_1R、AT_2R、β-actin 引物可产生清晰的扩增产物条带，证明没有非特异性扩增条带的存在，说明所设计的由于 ACE、AT_1R、AT_2R、β-actin 引物具有良好的扩增特异性，然后再进行 Real time PCR 实验，以保证实验的可靠性，电泳的结果见图 13-4（A，B，C，D）。

与 SR 组比较，AF 组患者 AT_2R mRNA 表达无明显差别，差异无统计学意义（$P>0.05$）。但 AF 组患者 AT_1R mRNA 及 ACE mRNA 表达明显上调，差别具有统计学意义（$P<0.05$）。表明房颤患者纤维由血管紧张素Ⅱ通过 ACE 介导和 AT_1R 结合产生。

已有的研究表明房颤患者存在心房结构重构。房颤时心房结构重构表现为：①心房扩大；②心肌细胞超微结构的改变；③心肌间质纤维化。其中以心肌间质纤维化为结构重构最主要的特征。心肌间质纤维化干扰了心房局部兴奋或冲动的传导，导致房内传导不均一性，易于形成折返，为房颤的发生和维持提供了病理基础。在没有心房有效不应期、传导速率等改变的条件下，只要心肌组织纤维化存在房颤就易被诱发。房颤患者在恢复窦性心律数周后，其心房电重构可完全恢复，但心房结构重构仍将持续存在，此时仍易诱发房颤。这些研究提示心房结构重构在房颤的复发和维持中可能起到了更为重要的作用。

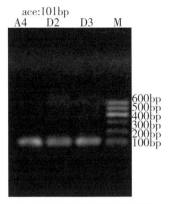

A：ACE 引物的 PCR 特异性

扩增产物电泳条带位于 101 bp 处

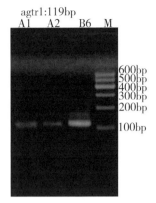

B：AT1R 引物的 PCR 特异性

扩增产物电泳条带位于 119 bp 处

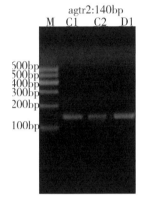

C：AT2R 引物的 PCR 特异性

扩增产物电泳条带位于 140 bp 处

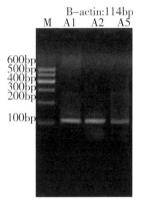

D：β-actin 引物的 PCR 特异性

扩增产物电泳条带位于 114 bp 处

图 13-5 AT_1R、AT_2R、ACE 及 β-actin 特异性扩增条带电泳图

RAAS 是一个重要的水电解质调节系统，主要包括 Ren、Ang Ⅱ、Ald、AT_1R、AT_2R 以及相关酶如血管紧张素转换酶（angiotensin - convertingenzyme，ACE）、醛固酮合成酶（CYP11B2），RAAS 既存在外周循环也存在于心脏局部。多数学者认为循环 RAAS 和局部 RAAS 属于两个独立的系统，前者主要作用于肾上腺、肾脏和血管，通过水电解质稳态，参与快速循环容量自身稳态的调节；而局部 RAAS 由组织本身产生，它通过自分泌和旁分泌方式，对心房组织的生长和分化起到慢而长期的调控作用，如负责对心肌细胞和成纤维细胞结构重构修饰致细胞肥大和纤维化。钱永军等先前研究证实房颤时局部 RAAS 存在不同程度的激活，尤以局部 AngⅡ激活明显。

在包括高血压、心衰在内的一系列的疾病中局部 Ang Ⅱ 参与调节心肌间质纤维化。心肌组织释放 Ang Ⅱ 后可以在局部完成其生理功能和代谢过程。采用放射免疫法我们直接检测了不同心律的 MS 患者左房心肌组织中 AngⅡ活性，与仍为 SR 的 MS 患者相比较，伴有房颤的 MS 患者局部 AngⅡ活性显著升高。直线相关分析也显示：左房心肌局部 AngⅡ的活性与患者房颤持续时间呈正相关关系，随着房颤持续时间的增加，这些患者左房心肌局部 AngⅡ的活性亦增加。伴有房颤的 MS 患者中左房心肌组织Ⅰ型胶原含量明显高于仍为 SR 的 MS 患者，Ⅰ型胶原含量的升高与 AngⅡ活性水平呈正相关。上述结果支持，房颤时局部 AngⅡ活性增加与心房肌组织纤维化程度密切相关。

在 RAAS 中 Ang Ⅱ 是较为重要的效应分子，其可增加促炎症细胞因子、黏附分子及选择素的表达。Ang Ⅱ 与炎症之间具有相互的对话（Cross-talk）关系，不仅 Ang Ⅱ 可导致炎症，而且炎症本身亦能使 Ang Ⅱ 表达增加。组织学研究亦证实房颤导致局部 Ang Ⅱ 受体表达变化，心房局部 Ang Ⅱ 受体表达增加伴随着心房细胞死亡和白细胞浸润。

AT_1R 和 AT_2R 是 Ang Ⅱ 发挥其生物学作用的介导受体。AT_1R 活化后表现出目前已知的有害作用，包括强烈的缩血管及促血管增生作用，促进蛋白质合成和心肌细胞肥大，并刺激胶原纤维增生。AT_2R 活化后的作用与 AT_1R 相反，AT_2R 上调可对抗 AT_1R 和其他生长因子介导的细胞增殖，此外亦促进凋亡、介导血管舒张及抑制心肌重构。一项早期研究报道在房颤患者左房组织中 AT_1R 下调，AT2R 上调。而最近研究表明局部 AT_1R、AT_2R 的表达均上调。

本研究发现：与仍为 SR 的 MS 患者相比，伴有房颤的 MS 患者左房心肌 AT_1R mRNA 的表达明显升高，但两组患者 AT_2R mRNA 的表达之间的差异不显著。由此可见房颤患者左房心肌 AngⅡ的生物学作用可能主要是通过与 AT_1R 结合而产生。有文献报道 AT_1R 可诱发心肌间质细胞纤维网络激活而导致心肌间质纤维化，其也可能诱发电活动传导异常、增加心脏僵硬度，从而使心腔顺应性降低。因此推测房颤时 AT_1R 表达的增加可能促进心房间质纤维化、加速心房结构重构。

血管紧张素转换酶（Angiotensin converting enzyme，ACE）控制 Ang Ⅱ 及其受体的生成，是 Ang Ⅱ 生成的限速因素。因此 ACE 的表达对 RAAS 一系列病理生理效应有重要的影响。我们已在既往的研究中发现：伴有房颤的二尖瓣病变患者外周 ACE 水平明显高于仍为窦性心律的二尖瓣病变患者。房颤患者心房肌 ACE 表达明显增高。我们通过 RT-PCR 研究证实：与仍为 SR 的 MS 患者相比，伴有房颤的 MS 患者，其左房心肌 ACEmRNA 表达明显上调。因此房颤时左房心肌 ACEmRNA 表达上调及蛋白表达量增加，可能促使局部 Ang Ⅱ 生成增加，后者与局部 Ang Ⅱ 的 Ⅰ 型受体 AT_1R 相结合，激发成纤维细胞活性诱导 Ⅰ、Ⅲ 型胶原分泌和合成增加并最终导致心肌间质纤维化和心房结构重构。从而证实在房颤机制中确实存在一个美丽的圈，见图 13-6。

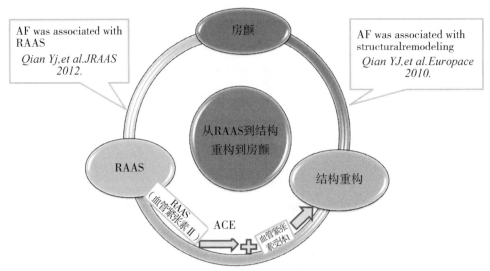

图 13-6　假设被证实从 RAAS 到结构重构，房颤中存在一个美丽的圈

总之，在伴有房颤的二尖瓣病变患者局部 AngⅡ 活性水平与心肌间质纤维化程度相关，与 SR 患者相比，房颤患者 AT_1R 的 mRNA 和 ACE 的 mRNA 表达明显上调，而 AT_2R 的 mRNA 表达却没有明显改变。在伴有房颤的二尖瓣病变患者局部 ACE 的表达控制着局部 AngⅡ 的生成，AngⅡ 和其受体 AT_1R 相结合将激活心肌间质纤维化、使左房组织发生结构重构及最终诱发房颤的发生和维持。在二尖瓣病变伴房颤患者中，从 RAAS 到结构重构，房颤中存在一个美丽的圈。

（钱永军）

参考文献

［1］Burstein B，Nattel S. Atrial fibrosis：mechanisms and clinical relevance in atrial fibrillation. *J Am Coll Cardiol* 2008；51：802-809.

［2］Zhang S. Atrial fibrillation in mainland China：epidemiology and current management. *Heart* 2009；95：1052-1055.

［3］Li Y，Jian Z，Yang ZY，et al. Increased expression of connective tissue growth factor and transforming growth factor - Beta - 1 in atrial myocardium of patients with chronic atrial fibrillation. *Cardiology* 2013；124（4）：233-240.

［4］de Oliveira IM，Oliveira BD，Scanavacca MI，et al. Fibrosis，myocardial crossings，disconnections，abrupt turns，and epicardial reflections：do they play an actual role in human permanent atrial fibrillation？A controlled necropsy study. *Cardiovasc Pathol* 2013；22（1）：65-69.

［5］Qian YJ，Meng J，Tang H，et al. Different structural remodelling in atrial fi brillation with different types of mitral valvular diseases. *Europace* 2010；12（3）：371-377.

［6］Qian YJ，Liu Y，Tang H，et al. Circulating and local renin-angiotensin-aldosterone system express differently in atrial fibrillation patients with different types of mitral valvular disease. *J Renin Angiotensin Aldosterone Syst* 2013；14：204-211.

［7］Qian YJ，Shao HZ，Luo TX，et al. Plasma Angiotensin Converting Enzyme Level and Permanent Atrial Fibrillation with Mitral Valvular Disease. *Lab Medicine* 2008；39（11）：674-677.

［8］Swartz MF，Fink GW，Sarwar MF，et al. Elevated pre-operative serum peptides for collagen I and III synthesis result in post-surgical atrial fibrillation. *J Am Coll Cardiol* 2012；60（18）：1799-1806.

［9］Nattel S，Burstein B，Dobrev D. Atrial Remodeling and Atrial Fibrillation：Mechanisms and Implications. *Circ Arrhythmia Electrophysiol* 2008；1：62-73

［10］Polyakova V，Miyagawa S，Szalay Z，Risteli J，Kostin S. Atrial extracellular matrix remodelling in patients with atrial fibrillation. *J Cell Mol Med* 2008；12：189-208.

［11］Thomas L，Mckay T，Byth k. Abnormalities of left function after cardioversion：an atrial strain rate study. *Heart* 2007；93：89-95.

［12］Marchesi C，Rehman A，Rautureau Y，et al. Protective role of vascular smooth muscle cell PPARgamma in angiotensin II-induced vascular disease. Cardiovasc Res 2013；97（3）：562-570.

［13］Singh JP，Kulik A，Levin R，et al. Renin-angiotensin-system modulators and the incidence of atrial fibrillation following hospitalization for coronary artery disease. *Europace* 2012; 14 (9): 1287 -1293.

[14] Disertori M, Barlera S, Staszewsky L, et al. Systematic review and meta-analysis: renin-Angiotensin system inhibitors in the prevention of atrial fibrillation recurrences: an unfulfilled hope. *Cardiovasc Drugs Ther* 2012; 26 (1): 47-54.

[15] Kiryu M, Niwano S, Niwano H, et al. Angiotensin II-mediated up-regulation of connective tissue growth factor promotes atrial tissue fibrosis in the canine atrial fibrillation model. *Europace* 2012; 14 (8): 1206-1214.

[16] Dai HL, Guo Y, Guang XF, et al. The Changes of Serum Angiotensin-Converting Enzyme 2 in Patients with Pulmonary Arterial Hypertension due to Congenital Heart Disease. *Cardiology* 2013; 124 (4): 208-212.

[17] Kang SJ, You A, Kwak MK. Suppression of Nrf2 signaling by angiotensin II in murine renal epithelial cells. *Arch Pharm Res* 2011; 34 (5): 829-836.

[18] Kaschina E, Grzesiak A, Li J, et al. Angiotensin II type 2 receptor stimulation: a novel option of therapeutic interference with the renin-angiotensin system in myocardial infarction? *Circulation* 2008; 118 (24): 2523-2532.

[19] Yang KC, Jay PY, McMullen JR, Nerbonne JM. Enhanced cardiac PI3Kalpha signalling mitigates arrhythmogenic electrical remodelling in pathological hypertrophy and heart failure. *Cardiovasc Res* 2012; 93 (2): 252-262.

[20] Qian YJ, Shao HZ, Zhou WX, et al. Histopathological characteristics and oxidative injury secondary to atrial fibrillation in the left atrial appendages of patients with different forms of mitral valve disease. *Cardiovasc Pathol* 2013; 22 (3): 211-218.

[21] Topal NP, Ozben B, Hancer VS, et al. Polymorphisms of the angiotensin-converting enzyme and angiotensinogen gene in patients with atrial fibrillation. *J Renin Angiotensin Aldosterone Syst* 2011; 12 (4): 549-556.

第十四章 赖氨酸氧化酶可能在房颤结构重构中起核心作用

The Key Role of Lysyl Oxidase in the Structural Remodeling of Atrial Fibrillation

---

房颤是临床上最常见的心律失常之一，约占心律失常患者总数的1/3。目前在发达国家房颤患病率约为1.5%，60岁以后房颤患病率显著增加。我国进行的房颤大规模流行病学调查显示房颤患病率为0.77%。房颤是目前患者住院的主要原因之一，可引起患者心悸不适、损害心功能、增加血栓形成及血栓栓塞的危险，有较高的致残率，严重影响患者的生活质量。由此可见，目前房颤患者数量较多且危害严重。越来越多的研究者关注房颤发生机制，尽管关于房颤的基础和临床研究有100多年，但由于没有完全了解房颤发生及维持机制且不知道如何有效预防及治疗。因此，房颤治疗成功率与患者及医生的期待差距仍较大，了解房颤的发生机制显得尤为重要。

房颤的触发及维持与心房重构密切相关，心房重构主要包括心房电重构及心房结构重构。我们研究也证实心肌纤维化是心房结构重构最具有代表性特征改变，心房纤维化程度与房颤持续时间相关，也与射频消融成功率相关。纤维化隔离心房电传导，使传导的各向异性增加，也使不应期的离散度增加，这种电-解剖结构增加房颤的可触发性。最近研究表明，持续性房颤在成功复律后，心房的电重构完全停止后仍有纤维化持续存在，而此时房颤仍易复发。可见，目前明确心肌纤维化和房颤发生和维持关系，心房纤维化的结构重构改变是房颤复发的物质基础，而非心房电重构。虽然，目前关于房颤与纤维化的"鸡和蛋"的先后关系并没有明确，但是以心房纤维化为特征改变的结构重构才是房颤复发的关键因素已经明确。

我们在研究心房纤维化和房颤发生和维持关系同时，也有研究对房颤和心肌纤维化之间的信号通路进行基础和临床研究。①房颤时肾素-血管紧张素-醛固酮系统（RAAS）与纤维化关系研究。RAAS中循环和心肌局部血管紧张素Ⅱ（AngⅡ）在血管紧张素转换酶（ACE）的作用下与AngⅡ受体1（AT1）结合影响Ⅰ型胶原和Ⅲ型胶原合成，因而影响房颤的发生和维持。②房颤时氧化应激致纤维化作用。氧化应激可能通过蛋白质酪氨酸硝基化引起细胞损伤及心肌纤维化，房颤持续时间越长，氧化应激程度越高，纤维化程度越重，房颤越容易触发。③我们完成房颤和心肌纤维化之间的信号通路基础研究后，曾认为对上述信号通路进行阻断后应能明显改善房颤的转复律。在门诊联合使用抗纤维化药物阻断RAAS及氧化应激这两条信号通路治疗房颤，与对照组仅6%患者自动恢复窦性心律相比，约13.5%患者恢复了窦性心律。该研究提示阻断致纤维化的上游信号通路治疗房颤效果并不理想。我们认为参与房颤纤维化的信号通路较多，如RAAS中AngⅡ-AT1通路、氧化应激通路、TGF-PI3K/Akt通路及JAK/STAT通路等，见图14-1。但目前临床中常用抗纤维化药物如ACEI、ARB或抗氧化应激等仅阻断房颤纤维化复杂繁多信号通路中的一条或几条，不能完全阻断纤维化进程，使房颤因治疗"逃逸"而成功率较低。因此，关注房颤心肌纤维化过程本身应该是房颤基础研究新的方向。

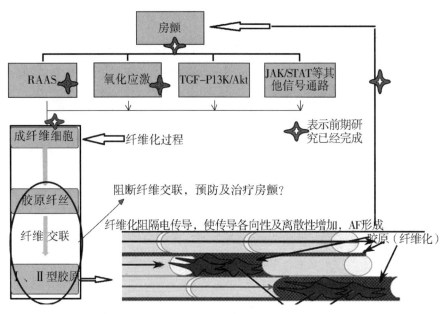

图 14-1 多条信号通路参与 AF 纤维化，单一阻断剂无法完全阻断纤维化，
使 AF 治疗"逃逸"。阻断纤维化形成关键步骤"纤维交联"是 AF 治疗新的希望

心肌纤维化过程是心肌细胞外间质过度沉积过程，细胞外间质主要成分是 I 型胶原和Ⅲ型胶原。胶原的前体都是原胶原，原胶原的 N 端和羧端前肽被特异的原胶原蛋白水解酶裂解成 3 个螺旋单体。通过这些蛋白水解反应，胶原分子迅速自发集结形成 I 、Ⅲ型胶原纤丝，它们在"纤维交联"作用下最终形成 I 、Ⅲ型胶原。因此，信号通路致纤维化过程都必须经过胶原纤丝"纤维交联"关键步骤。如果我们能把纤维化形成关键步骤"纤维交联"进行阻断，将阻断通过纤维化致 AF 的所有信号通路，理论上应该比目前 ACEI 及 ARB 等单一通路阻断剂治疗 AF 更有效。

目前证实纤维化过程是原胶原的 N 端和羧端前肽被特异的原胶原蛋白水解酶裂解成 3 个螺旋单体。通过这些蛋白水解反应，胶原分子迅速自发集结形成 I 、Ⅲ型胶原纤丝，它们在纤维交联最终形成 I 、Ⅲ型胶原。一旦 I 、Ⅲ型胶原形成，不可逆转。谁控制心肌纤维化过程的"纤维交联"？寻找到该因子是房颤治疗新的希望。

目前在肝纤维化和肺纤维化研究中发现：赖氨酸氧化酶（lysyl oxidase，LOX）负责胶原的相互交联并介导可溶性胶原分子转化为不可溶解纤维性组织。是包括 I、Ⅲ型原胶在内的细胞外间质形成的一个关键因子，促进胶原纤维的沉积，决定着细胞外间质的稳定。LOX 是一种铜依赖性胺氧化酶，由 50κD 前酶在内质网和高尔基体经过翻译和修饰后分泌到细胞外区域形成 30κD 的具有活性成熟酶。是胶原合成后三、四级结构分子内及分子间交联使胶原纤维成熟的关键酶，能使赖氨酸和羟赖氨酸脱氨生成醛赖氨酸与羟醛赖氨酸，后两者残基氧化后发生醛醇缩合及醛胺缩合，可导致邻近链交联形成稳定的胶原纤维。最近有研究也表明在 LOX 在人体心脏及哺乳动物心脏存在表达，在心衰过程中对纤维化起到调节作用。心肌纤维化程度是可溶性胶原和不可溶性胶原动态平衡，而 LOX 作用增加使不可溶性胶原增多，从而增加心肌纤维化程度，调控心肌纤维化进程。也有研究发现 LOX 可以通过调控心肌纤维化的质量而不是纤维数量达到改变心肌僵硬程度。这种改变也可能是 LOX 调控心肌纤维化另一种模式，这种模式是否与房颤的发生及维持有关，值得进一步研究。目前，关于房颤与纤维化的研究全部集中在纤维化数量的研究，如果确实存在纤维化的质量也影响房颤的发生和维持，这将开拓研究者视野，深入研究可能会有新的惊人的发现，给房颤的基础研究带来新的曙光。

总之，假设 LOX 在心肌纤维化中起核心作用，结合本研究小组以往关于房颤心肌纤维化基础和临床研究，推断 LOX 极有可能是房颤心肌纤维化过程中的关键因子，调控心肌纤维化进程，而心肌纤维化是房颤的发生和维持物质基础。临床上直接拮抗 LOX 表达，阻断纤维化过程纤维交联关键步骤，将有助于减少房颤的复发，为预防和治疗房颤的提供一个新的靶点和思路。目前我们小组已经完成部分基础研究，结果初步证实我们设想。

（钱永军）

参考文献

［1］ Roshanali F, Mandegar MH, Yousefnia MA, et al. Prevention of atrial fibrillation after coronary artery bypass grafting via atrial electromechanical interval and use of amiodarone prophylaxis. Interact CardioVasc Thorac Surg 2009；8：421-425.

［2］ Ma CS, Qi WH. Management of atrial fibrillation in Chinese patients. CVD Prevention and Control 2009；4：79-83.

［3］ Gillinov AM, Gelijns AC, Parides MK, et al. Surgical ablation of atrial fibrillation during mitral-valve surgery. N Engl J Med. 2015 Apr 9；372（15）：1399-409.

［4］ MicheleMiragoli, Alexey V, Glukhov. Atrial Fibrillation and Fibrosis：Beyondthe Cardiomyocyte Centric View. http：//dx. doi. org/10. 1155/2015/798768（2015）.

［5］ Allessie M, Ausma J, Schotten U. Electrical, contractile and structural remodeling during atrial fi brillation. Cardiovasc Res 2002；54：230-46.

［6］ Qian Yongjun, Meng J, Tang H, et al. Different structural remodelling in atrial fibrillation with different types of mitral valvular diseases. Europace 2010 Mar；12（3）：371-7.

［7］ Li, D., Fareh, S., Leung, T. K., et al. Promotion ofatrial fibrillation by heart failure in dogs：atrial remodeling of adifferent sort. Circulation 1999；100，87-95.

［8］ Roberts-Thomson, K. C., Stevenson, I., Kistler, P. M., et al. The role of chronic atrial stretch and atrial fibrillation on posteriorleft atrial wall conduction. Heart Rhythm 2009；6，1109-1117.

［9］ Allessie, M. A., de Groot, N. M. S., Houben, R. P. M., et al. Electropathological substrate of long-standing persistent atrial fibrillationin patients with structural heart disease：longitudinaldissociation. Circulation. Arrhythmia and Electrophysiology 2010；3，606-615.

［10］ Ausma J, Van der Velden HM, Lenders MH, et al. Reverse structural and gap-junctional remodeling after prolonged atrial fibrillation in the goat［J］. Circulation2003；107：2051.

［11］ Qian Yongjun, Y Liu, H Tang, WX Zhou, et al. Circulating and local renin-angiotensin-aldosterone system express differently in atrial fibrillation patients with different types of mitral valvular disease. J Renin Angiotensin Aldosterone Syst 2013；14：204-211.

[12] Qian Yongjun, HZ Shao, WX Zhou, T Tang, XJ Xiao. Histopathological characteristics and oxidative injury secondary to atrial fibrillation in the left atrial appendages of patients with different forms of mitral valve disease. Cardiovascular Pathology 2013; 22 (3): 211-218.

[13] Qian Yongjun, Xiao XJ, Yuan HS, et al. Combination pharmacological cardioversion of permanent atrial fibrillation in post-prosthetic mitral valve replacement outpatients: a novel approach for the treatment of atrial fibrillation. J Int Med Res 2008; 36 (3): 537-543.

[14] Bishop JE. Regulation of cardiovascular collagen deposition by mechanical forces. Mol Med Today 1998; 4: 69-75.

[15] Thomas L, Mckay T, Byth k. Abnormalities of left function after cardioversion: an atrial strain rate study. Heart 2007; 93: 89-95

[16] Prockop DJ, Kivirikko KI. Collagens: molecular biology, diseases, and potentials for therapy. Annu Rev Biochem 1995; 64: 403-34

[17] Reiser K, McCormick RJ, Rucker RB. Enzymatic and nonenzymatic cross-linking of collagen and elastin. FASEB J 1992; 6 (7): 2439-49

[18] Grau-Bové X, Ruiz-Trillo I, Rodriguez-Pascual F. Origin and evolution of lysyl oxidases. Sci. Rep. 5, 10568; doi: 10.1038/sep10568 (2015).

[19] Nave AH1, Mižíková I1, Niess G, et al. Lysyl oxidases play a causal role in vascular remodeling in clinical and experimental pulmonary arterial hypertension. Arterioscler Thromb Vasc Biol 2014; 34 (7): 1446-58.

[20] Ding Z, Liu S, Deng X, et al. Hemodynamic shear stress modulates endothelial cell autophagy: Role of LOX-1. Int J Cardiol. 2015 Apr 1; 184: 86-95.

[21] Engebretsen KV1, Lunde IG, Strand ME, Waehre A. et al. Lumican is increased in experimental and clinical heartfailure, and its production by cardiac fibroblasts isinduced by mechanical and proinflammatory stimuli. FEBS J. 2013; 280 (10): 2382-98.

[22] Magnani JW, Rienstra M, Lin H, et al. Atrial fibrillation: current knowledge andfuture directions in epidemiology and genomics. Circ Arrhythm Electrophysiol 2011; 124: 1982-1993.

[23] López B, Querejeta R, González A, et al. Collagen cross-linking but not collagen amount associates with elevated filling pressures in hypertensive patients with stage C heart failure: potential role of lysyl oxidase. Hypertension. 2012 Sep; 60 (3): 677-83.

[24] Eberson LS, Sanchez PA, Majeed BA, et al. Effect of lysyl oxidase inhibition on angiotensin II - induced arterial hypertension, remodeling, and stiffness. PLoS One. 2015 Apr 13; 10 (4): e0124013. doi: 10.1371/journal. pone. 0124013. eCollection 2015

[25] Qian Yongjun, Huanzhang S, Wenxia Z, et al. From changes in local RAAS to structural remodeling of the left atrium: A beautiful cycle in atrial fibrillation. Herz. 2015 May; 40 (3): 514-20.

第十五章　二尖瓣病变房颤与赖氨酸氧化酶

Atrial Fibrillation and Lysyl Oxidase in MVDs

房颤是临床最常见的心律失常之一，约占心律失常患者总数的1/3。房颤是目前患者住院的主要原因之一，可引起患者心悸不适、损害心功能、增加血栓形成及血栓栓塞的危险，有较高的致残率，严重影响患者的生活质量。但是，导致房颤形成和维持的机制仍然不清楚。有研究表明心房纤维化为特征改变的结构重构是房颤发生和维持的关键因素。本团队前期研究也证实心肌纤维化是心房结构重构最具有代表性特征改变，心房纤维化程度与房颤持续时间相关，也与射频消融成功率相关。控制纤维化过程的纤维交联（cross-linking）的信号通路很多，赖氨酸氧化酶（lysyl oxidase，LOX）是控制纤维交联重要酶。因此，我们认为LOX可能在房颤发生和维持重要意义。

房颤发生常伴有心脏结构性疾病，二尖瓣病变是较为常见的结构性心脏病之一，在二尖瓣病变患者中约40%～60%伴有持续性房颤。为此，我们选择继续在二尖瓣病变患者中探讨LOX水平与持续性房颤的关系。

研究将187例因单纯中重度二尖瓣狭窄或者反流需入院行外科手术治疗的患者纳入本研究。持续性房颤定义为房颤持续时间至少为3个月。排除标准：伴有其他瓣膜病变需要外科干预，房颤持续时间不足定义标准，细菌性心内膜炎，甲状腺功能异常，高血压，高脂血症，冠心病，糖尿病，术前两周内使用过抗生素、激素抗炎药物或LOX抑制剂。

根据心律情况将患者分为窦性心律组（SR组）和AF组。根据二尖瓣病变类型，将AF组进一步分组为二尖瓣狭窄伴AF组（MS+AF组）和二尖瓣反流伴AF组（MR+AF组）。

所有患者均行心脏超声及心电图检查。血标本从患者入院后第一次外周静脉抽血获得，所有患者都签署加入数据库并随访知情同意书。

所有患者术前进行心电图、胸部X线片、彩色超声心动图等检查并记录相关数据。

术前、清晨患者取仰卧位，用乙二胺四乙酸盐（EDTA）、抗凝真空采血管采集每例患者空腹时肘前静脉血4ml。在4℃下以3000转/分钟，离心5分钟，离心后的标本置于-20℃冰箱保存待测。LOX含量采用人赖氨酸氧化酶ELISA检测试剂盒测定。

本研究中计量资料采用均数±标准差（x̄±s）表示，患者在年龄、房颤持续时间、LOX水平及彩超心动图数据的比较采用t检验，患者性别、术前左房血栓例数的计数资料比较使用χ^2检验，心功能分级采用秩和检验，用多元logistic回归预测房颤的发生与LOX水平、年龄以及左房直径等的关系。用SPSS 16.0统计软件（SPSS16.0；SPSS Inc.，Chicago，IL，USA）进行统计处理，$P<0.05$表示差异有统计学意义。

结果显示在二尖瓣病变患者中有51.87%（97/187）伴有持续性房颤。患者的临床资料，见表1。AF组患者平均年龄高于窦性心律组4.81岁且易伴有左房血栓（15.46% vs. 4.44%，$P<0.05$）。二尖瓣狭窄较二尖瓣反流易伴有持续性房颤（60.31% vs. 34.43%，$P<0.05$）。两组患者在左房径（LAD）的差异具有统计学意义，同时，AF组的左室射血分数（LVEF）和左室

短轴缩短率（LVFS）较 SR 组明显降低，但是左室径（LVD）、右室径（RVD）及右房径（RAD）的差异无统计学意义。

表 15-1　AF 组和窦性心律组患者临床资料（例/$\bar{x} \pm s$）

临床资料	AF 组 （$n=97$）	SR 组 （$n=90$）	P 值
年龄（岁）	52.76±11.35	47.95±14.22	0.02
性别（男/女）	44/53	48/42	0.64
左心房血栓（例）	15	4	0.04
MS/MR	76/21	50/40	0.02
心功能分级（例）			
Ⅱ级	22	19	0.62
Ⅲ级	54	50	0.55
Ⅳ级	21	21	0.43
彩色超声心动图参数			
左心房内径（mm）	55.84±6.90	37.13±4.12	0.02
左心室内径（mm）	48.25±7.21	50.26±11.78	0.76
右心房内径（mm）	46.65±11.25	44.72±8.96	0.33
右心室内径（mm）	25.86±5.23	25.71±6.17	0.88
左心室射血分数（%）	54.65±12.56	60.25±9.16	0.01
左心室缩短分数（%）	32.54±9.11	36.42±8.21	0.02
LOX（IU/L）	73.78±25.42	51.05±18.96	0.04

注：MS 为 mitral stenosis，二尖瓣狭窄；MR 为 mitral regurgitation，二尖瓣反流

血浆 LOX 在持续性 AF 组和 SR 组表达有明显差异，AF 组血浆 LOX 水平高于窦性心律组（73.78±25.42IU/Lvs. 51.05±18.96 IU/L，$P<0.05$）。见图 15-1。

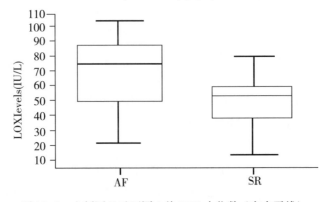

图 15-1　盒须图显示不同心律 LOX 中位数（实水平线），
盒子为第 25 和 75 百分位数，须为 95 的百分位数

以组别（SR组=0，AF组=1）为应变量，LOX、LA径为自变量，做多元logistic回归分析显示：AF与LOX水平（$r=0.124$，$P=0.036$）及左心房直径（$r=0.531$，$P=0.042$）有关，结果在上述变量中LOX、LA径差异有统计学意义（$P<0.05$），即LOX水平升高、LA径的增加与AF有关。见表15-2。

表15-2　多元Logistic回归分析结果

变量	B	S. E.	P 值	OR 值	95.0% C. I Lower	Upper
常量	−32.165	8.042	0.003	0.001		
LOX	0.124	0.056	0.036	1.104	1.004	1.291
LAD	0.531	0.219	0.042	1.613	1.102	2.371

根据二尖瓣病变类型，将AF组进一步分组为二尖瓣狭窄伴AF组（MS+AF组）和二尖瓣反流伴AF组（MR+AF组），其具体的临床资料以及LOX的水平见表15-3。在AF组，在二尖瓣狭窄的患者较易发生左房血栓（21.05% vs.9.52%，$P<0.05$），但是其他的临床特征差异无统计学意义。

表15-3　二尖瓣狭窄和二尖瓣反流AF患者临床资料（例/$\bar{x}\pm s$）

临床资料	MS+AF组（n=76）	MR+AF组（n=21）	P 值
年龄（岁）	53.53±14.25	49.21±18.28	0.88
性别（男/女）	33/43	11/10	0.81
左房血栓（例）	16	2	0.01
心功能分级			
Ⅱ级	13	3	0.71
Ⅲ级	47	10	0.30
Ⅳ级	16	8	0.61
彩色超声心动图参数			
左心房内径（mm）	57.21±8.32	52.41±9.14	0.54
左室径（mm）	49.31±6.53	47.65±10.31	0.75
右房径（mm）	48.35±14.23	45.35±13.65	0.65
右室径（mm）	27.31±6.12	23.57±5.64	0.87
左心室射血分数（%）	53.30±12.58	56.97±10.89	0.64
左心室缩短分数（%）	31.64±7.54	33.45±8.17	0.34
LOX（IU/L）	84.21±32.15	59.74±35.21	0.04

在 AF 组中，二尖瓣狭窄组的 LOX 水平显著高于二尖瓣反流组 [（84.21±32.15）IU/Lvs.（59.74±35.21）IU/L，$P<0.05$]，见图 15-2。回归分析显示，LOX 水平是一个独立的、有效地预测持续性房颤的因素（$P=0.004$）。

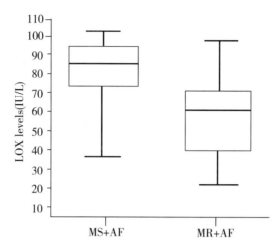

图 15-2　盒须图显示二尖瓣狭窄或者反流 AF 患者 LOX 中位数（实水平线），
盒子为第 25 和 75 百分位数，须为 95 的百分位数

　　尽管关于房颤的基础和临床研究有 100 多年，但我们并没有完全了解房颤发生及维持机制且不知道如何有效预防及治疗。目前房颤的治疗包括药物复律、电复律、导管消融和外科手术消融等治疗措施，但临床房颤转复后半年窦性心律维持仅在 50%～75%。但实际成功率应该更低，因为这种手术效果是在对患者严格筛选下进行，一些较大左心房、大量左心房血栓及病情复杂未行房颤治疗。房颤治疗成功率与患者及医生的期待差距仍较大，因此，了解房颤的发生机制显得尤为重要。

　　二尖瓣病变患者常伴随持续性房颤。文献报道在一般人群中房颤发生率约为 0.4%，但是高达 40%～60% 的二尖瓣病变患者伴有持续性房颤。本研究的二尖瓣病变患者中持续性房颤的发生率约为 51.87%，房颤组患者的左心室射血分数（LVEF）和左心室短轴缩短率（LVFS）较 SR 组患者明显降低。此外，在房颤组患者中，78.35% 为二尖瓣狭窄，而二尖瓣反流患者仅为 21.65%。不同类型的二尖瓣病变有着不同的房颤发生率，相对于二尖瓣反流，二尖瓣狭窄更易伴有持续性房颤。

　　众多研究已经明确心肌纤维化和房颤发生和维持关系密切，心房纤维化的结构重构改变是房颤复发的物质基础，而非心房电重构。纤维化隔离心房电传导，使传导的各向异性增加，也使不应期的离散度增加，这种电-解剖结构增加房颤的可触发性。纤维化过程是原胶原的 N 端和羧端前肽被特异的原胶原蛋白水解酶裂解成 3 个螺旋单体。它们在纤维交联（cross-linking）作用下最终形成 I、III 型胶原而不可逆转。心肌纤维化程度是可溶性胶原和不可溶性胶原动态平衡，而这种平衡受到纤维交联控制。

　　控制纤维化过程的纤维交联的信号通路很多，LOX 是控制纤维交联重要酶。LOX 是一种铜依赖性胺氧化酶，由 50κD 前酶在内质网和高尔基体经过翻译和修饰后分泌到细胞外区域形成 30κD 的具有活性成熟酶。是胶原合成后三、四级结构分子内及分子间交联使胶原纤维成熟的关键酶，能使赖氨酸和羟赖氨酸脱氨生成醛赖氨酸与羟醛赖氨酸，后两者残基氧化后发生醛醇缩合及醛胺缩合，可导致邻近链交联形成稳定的胶原纤维。

研究显示，房颤时的 LOX 水平表达明显高于窦性心律患者，且多元 Logistic 回归分析结果也提示 LOX 表达水平与房颤的发生相关。同为房颤时，二尖瓣狭窄患者 LOX 水平表达明显高于二尖瓣反流患者。LOX 水平的差异除了与持续性房颤有关系，还与不同类型二尖瓣病变相关。房颤时不同病变类型二尖瓣病 LOX 水平的明显差异应该与不同的二尖瓣病变血流动力学不同有关。和二尖瓣反流比较，二尖瓣狭窄中 LOX 水平作为一个预测持续性房颤因素更为强烈。本研究提示在二尖瓣病变中，以 LOX 为目标的持续性房颤治疗值得评估，二尖瓣狭窄的房颤患者可能从 LOX 治疗中获益更多。

本研究小组在另外一个关于"不同类型二尖瓣病变结构重构不同"研究中证实，房颤时患者心肌纤维化程度高于窦性心律且纤维化程度和房颤持续时间正相关；而二尖瓣狭窄伴房颤患者纤维化程度明显高于二尖瓣反流伴房颤患者。结合这两个研究，我们有理由相信房颤患者中存在 LOX 表达上调，LOX 使不可溶性胶原增多，从而增加心肌纤维化程度，调控心肌纤维化进程，从而最终影响房颤的发生和维持。当然，房颤的发生和维持与 LOX 表达关系也同样存在"鸡和蛋"的先后问题。对房颤的触发作用应该是通过纤维交联对纤维化控制。

总之，二尖瓣病变患者血浆 LOX 水平升高与房颤发生有关。在二尖瓣狭窄伴房颤的患者中 LOX 水平升高更为明显。本研究探讨 LOX 极有可能是房颤心肌纤维化过程中的关键因子，调控心肌纤维化进程，而心肌纤维化是诱发房颤的发生和维持物质基础。如能直接拮抗 LOX 表达，阻断纤维化过程纤维交联关键步骤，将有助于减少房颤复发，为预防和治疗房颤的提供一个新的靶点和思路。而对于二尖瓣病变患者，二尖瓣狭窄在直接拮抗 LOX 治疗中获益更大。

（钱永军）

┃ 参考文献 ┃

［1］Roshanali F，Mandegar MH，Yousefnia MA，et al. Prevention of atrial fibrillation after coronary artery bypass grafting via atrial electromechanical interval and use of amiodarone prophylaxis. Interact CardioVasc Thorac Surg，2009，8（4）：421-425.

［2］Gillinov AM，Gelijns AC，Parides MK，et al. Surgical ablation of atrial fibrillation during mitral-valve surgery. N Engl J Med，2015，372（15）：1399-1409.

［3］Ausma J，Van der Velden HM，Lenders MH，et al. Reverse structural and gap-junctional remodeling AFter prolonged atrial fibrillation in the goat. Circulation，2003，107（15）：2051-2058.

［4］Qian YJ，Meng J，Tang H，et al. Different structural remodelling in atrial fi brillation with different types of mitral valvular diseases. Europace，2010，12（3）：371-377.

［5］Engebretsen KV，Lunde IG，Strand ME，et al. Lumican is increased in experimental and clinical heart failure，and its production by cardiac fibroblasts is induced by mechanical and proinflammatory stimuli . FEBS J，2013，280（10）：2382-2398.

［6］Qian YJ，Huanzhang S，Wenxia Z，et al. From changes in local RAAS to structural remodeling of the left atrium：A beautiful cycle in atrial fibrillation. Herz，2015，40（3）：514-520.

［7］ Prystowsky EN，Padanilam BJ，Fogel RI. Treatment of Atrial Fibrillation. JAMA，2015，314（3）：278-288.

［8］ Kim BJ，Hwang SJ，Sung KC，et al. Assessment of factors AFfecting plasma BNP levels in patients with chronic atrial fibrillation and preserved left ventricular systolic function. Int J Cardiol，2007，118（2）：145-150.

［9］ Roy D，Paillard F，Cassidy D，et al. Atrial natriuretic factor during atrial fibrillation and supraventricular tachycardia. J Am Coll Cardiol，1987，9（3）：509-514.

［10］ Maksimowicz-McKinnon K，Bhatt DL，Calabrese LH. Recent advances in vascular inflammation：C-reactive protein and other inflammatory biomarkers. Curr Opin Rheumatol，2004，16（1）：18-24.

［11］ Michele Miragoli，Alexey V，Glukhov. Atrial fibrillation and fibrosis：beyond the Cardiomyocyte Centric View. 2015，2015：798768. doi：10.1155/2015/798768. Epub 2015 Jul 1.

［12］ Prockop DJ，Kivirikko KI. Collagens：molecular biology，diseases，and potentials for therapy. Annu Rev Biochem，1995，64：403-434

［13］ Reiser K，McCormick RJ，Rucker RB. Enzymatic and nonenzymatic cross-linking of collagen and elastin. FASEB J，1992，6（7）：2439-2449

［14］ Grau-Bové X，Ruiz-Trillo I，Rodriguez-Pascual F. Origin and evolution of lysyl oxidases. Sci Rep. 2015，5：10568. doi：10.1038/sep10568.

［15］ Nave AH1，Mižíková I1，Niess G，et al. Lysyl oxidases play a causal role in vascular remodeling in clinical and experimental pulmonary arterial hypertension. Arterioscler Thromb Vasc Biol，2014，34（7）：1446-1458.

［16］ Ding Z，Liu S，Deng X，et al. Hemodynamic shear stress modulates endothelial cell autophagy：Role of LOX-1. Int J Cardiol，2015，184：86-95.

第十六章　房颤的外科治疗

Sargical Treatment of Atrial Fibrillation

需行心脏外科手术患者中约10%伴有房颤，房颤同时是外科手术全因死亡率、缺血性卒中和心力衰竭的独立危险因素。外科房颤消融目前已经广泛应用，明显改善了窦性心律维持率，但也有研究显示该方法明显增加了永久起搏器植入（3倍）。外科消融的目标是阻止心房折返波的产生和传播，通过外科手术产生心房肌损伤阻止电传导以达到消除房颤和维持心房的收缩。根据外科损伤产生部位可分为三类：肺静脉隔离、左房隔离及双房隔离，在特殊手术如心脏再次手术左房风险较高时仅行右房隔离。外科损伤产生方法也可分为三类：射频消融、冷冻消融和"切和缝"的方法。但目前关于损伤部位和损伤产生方法究竟哪种好的对比研究较少。

房颤的外科治疗始于1980年，Williams在开胸直视下用"切和缝"的方法将左、右心房从电学上隔开，房颤患者的心室借助右房重新被窦房结控制恢复窦性心律，其实验性心肌消融线的产生是心房心律失常一种治疗方法，为外科消融房颤提供基础实验依据。接着Guiraudon等在1985年开展"长廊手术（Corridor procedure）治疗房颤，该手术行心房隔离术时，保留窦房结与房室结间狭长而完整的心肌连接，从而进一步减少了房颤维持，但上述手术均因为疗效有限而被废弃。

在经过大量的实验室和临床研究后，James Cox开创了房颤治疗领域的新纪元。1987年James Cox开始为房颤患者行迷宫I的外科消融房颤手术，到1991年报道完成了22例。被多条"切和缝"分隔的心房仍接受窦房结激动发挥收缩功能，但不再参与房颤波扩散和形成微折返，减少了心率不随生理需求增减和左心房功能减损过多等问题。经过两次改良，1992年COX MAZE Ⅲ在临床中被使用，房颤手术简化，对右房切口作了改良，取消了右房顶部切口从而防止对窦房结的损伤，远期窦房结功能恢复良好。同时，环绕4个肺静脉作一环状切口，保持了左房传输功能。与前期Cox Maze Ⅰ和Ⅱ相比，MAZE Ⅲ改善了远期的窦房结功能和心房传输功能，术后窦性心律恢复率高、房颤复发率低，且较少需要安置永久性起搏器。故COX MAZE Ⅲ被认为是可靠的治疗房颤的外科技术，应用于左心房内径<40 mm孤立性阵发房颤的即刻成功率高达99%，不依赖抗房颤药物的15年窦性心律维持率仍可达97%，脑卒中发生率降至0.7%，疗效远优于当时流行的药物和心内导管消融。COX MAZE Ⅲ成为迄今外科治疗房颤的金标准，同时也为心内导管术治疗房颤提供了重要的理论支撑。但COX手术需全麻、开胸、体外循环等，同时广泛的"切和缝"致使外科手术时间较长，失血较多且存在大出血的风险限制了该系列手术的推广。为改善COX手术的推广且能量消融的出现，在COX MAZE Ⅲ手术原理基础上进行心房线改良，Damiano和同事使用射频和冷冻代替"切和缝"径线，命名为迷宫Ⅳ。出现使用不同方法产生连续消融线代替外科手术切口。对于无结构性心脏病房颤患者，新科技的出现使得心外膜的外科消融房颤作为孤立手术或和导管消融杂交手术再现。在过去的10年，根据房颤电生理的原则，房颤的治疗技术在突飞猛进发展，例如在二尖瓣成形手

术同期行外科消融房颤率从 52% 发展到 61.5%，这个手术率还有可能进一步提高。

第一节 │ 房颤的外科消融

射频消融术是一种通过电极导管在心腔内某部位释放射频电流，利用电流的热效应使局部心内膜及心内膜下心肌发生凝固性坏死，从而破坏或隔离某些快速心律失常起源点达到治疗目的。目前，能够产生连续消融线的方法很多，如射频、微波和冷冻消融等。Gillinove 等对射频、微波和冷冻消融进行比较，发现只有射频消融可产生确切的透壁效果，故目前临床上使用最多的还是射频消融。射频消融的方式有单极消融和双极消融。与传统的 COX MAZE 手术相比，射频消融改良迷宫术的优点在于：手术创伤小、手术时间明显缩短、术后并发症少。因此，目前射频消融改良迷宫术已经取代传统的迷宫术而广泛地应用于心脏直视手术中。

单极射频消融已被广泛应用，心脏手术同期行冲洗式单极射频消融术会使主动脉阻断时间延长 6～14 分钟，但不会明显延长手术时间。单极射频消融操作灵活，治疗费用较低，但手术时间相对增加、能量穿透组织后向多方向发散，可能导致周围组织肺静脉、食管或冠状血管的损伤等。另一弊端是其消融透壁性不确定。1～2 年的窦性心律维持率大概在 62%～71%，5 年窦性心律维持率在 52% 左右。

双极射频消融也主要适用于在体外循环下心内直视手术时同期手术，双极射频消融系统由于消融在心内外膜同时进行，5～10 秒钟即可完成一条消融线，且不受心肌内血流及心腔内血液影响，可以在常温心脏不停跳下进行，同时射频系统有组织透壁报警提示，能够更稳定地形成透壁性消融，特别是在肺静脉隔离术中双极消融设备的夹钳能够轻易地放置在肺静脉周围，可以缩短主动脉阻断时间和消融时间，可直视连续性且智能评估透壁性。双极射频消融造成组织的挛缩狭窄的发生率较低，也减少了食管损伤，但偶有冠状动脉损伤报道。双极射频消融治疗风心病伴房颤的患者的一年窦性心律维持率约为 76% 左右。目前的研究认为双极射频消融的效果似乎好于单极消融，但需要更多的研究去进行比较。

第二节 │ 房颤的微创治疗

最早的微创房颤消融术是与其他手术微创心脏手术一起实施的，较早在 2003 年报道胸部小切口二尖瓣手术同时行心内膜单极左房房颤消融术。近 10 年来国内外小切口微创外科房颤治疗迅猛发展，高效、安全的新式术不断涌现，已成为孤立性房颤患者首选治疗手段之一。随着微创心脏外科技术的发展，除小切口行心脏手术同期行房颤射频消融外，房颤外科治疗正在突破原有适应证范围，向孤立性和阵发性房颤领域延伸。微创房颤消融手术可通过单侧或双侧胸壁小切口或电视辅助胸腔镜在不需要体外循环的情况下从心外膜进行消融。现代微创心脏外科手术的发展，突破了长期以来外科手术和导管介入消融治疗房颤之间的界限，有利于降低复发率、再消融率及相关并发症发生率，应用前景值得期盼。目前见诸报道的微创消融技术主要有有 Wolf Mini-maze 射频消融（干式射频）、BOX 手术、机器人辅助的冲洗式射频消融等。

1. Wolf Minimaze 射频消融 2003 年 Wolf 对一例持续 12 年房颤患者行电视胸腔镜辅助双侧肺静脉隔离加左心耳切除手术治疗房颤，又名 Wolf mini Maze 术。到目前为止，该名患者在没有服用可达龙（胺碘酮）等抗心律失常药物的情况下仍维持窦性心律 13 年。因 Wolf mini

Maze 术有良好的手术效果，该手术被视为目前微创消融治疗房颤的代表性技术之一。Wolf Minimaze 手术主要适应证为孤立性房颤和阵发性房颤。该术式有四项主要操作内容，包括双侧肺静脉广泛隔离、左房线性消融、心外膜部分去神经化以及左心耳的切除操作等，前三项操作针对房颤关键发病机制进行消融，保证了手术成功率，而左心耳切除从根本上消除了房颤带来的血栓形成和栓塞风险。该手术在不停跳、胸腔镜辅助直视下进行手术，在保证手术安全性同时大大提高了手术成功率。新近研究表明单次手术的 1 年随访成功率达 86%。程云阁教授改良该手术方式，左心房后入路只需左侧胸壁 3 个孔完成手术，与 miniMAZE 不同之处是患者取俯卧位，借助重力增大左心房后壁与食管前壁的间隙，暴露左心房，分别分离左右侧肺静脉前庭段，行左右肺静脉，环状消融。该术式操作更趋简化、创伤小、左心房暴露好、手术时间短、出血少、术后恢复快；缺点是右肺静脉分离难度大，有一定手术风险。

2. 全胸腔镜下 Box Lesion 双极射频消融治疗房颤手术 随着对房颤认识的深入及对射频消融术失败原因的探索，使"非肺静脉来源的异位起搏点"逐渐受到重视，有报道此类异位起搏点的 50% 位于左心房后壁，该发现分别被内、外科治疗实践证实。尝试在导管消融术中使用包含 4 个肺静脉开口的"Box"消融线（双侧肺静脉及左心房后壁隔离）替代传统消融线以避免肺静脉狭窄和食管损伤，该手术取得良好效果，单次手术成功率达 90%。也在外科手术中证实，通过"Box"消融分隔整个左心房后壁显著优于分别行左右肺静脉消融。为进一步提升微创手术成功率，采用全腔镜下双侧双极冲洗式射频钳"盒状"消融包括所有肺静脉开口的左心房后壁取得良好疗效。该术式与 Wolf mini-MAZE 不同之处在于：术前需排除永存左上腔静脉，需钝性分离心包横窦及斜窦，通过两根引导条将消融钳的两支分别导入心包斜窦和横窦，夹闭同侧肺静脉前庭区及部分左心房后壁，完成左右两侧消融后形成完整的"Box"消融线。

四川大学华西医院郭应强教授在亚洲地区率先开展 Box Lesion 双极射频消融治疗房颤手术，其使用 Medtronic Cardioblate Gemini S（Medtronic，Minneapolis，MN，USA）双极射频消融钳在胸腔镜下行 Box Lesion 双极射频房颤治疗术。至今 14 例全腔镜下"Box"消融线双极冲洗式射频消融非瓣膜性房颤，其中 4 例系心内导管消融失败或复发，手术平均耗时 123 分钟，术后胸腔引流量少于 100ml，未输血，平均 ICU 观察时间小于 <5 小时，10 例患者完成随访 1 年，其中 9 例维持窦性心律。Box Lesion 双极射频消融治疗房颤手术创伤小、术后恢复快，手术安全，初期疗效满意，值得进一步推广。然而，由于 Box Lesion 双极射频消融治疗房颤手术开展例数较少，开展时间较短，对于术后远期窦性心律的维持情况仍需进行更加深入的研究。

3. 机器人辅助房颤手术 目前机器人技术在微创外科学的研究成为一大热点，其可提供三维手术视野，操作灵活，达芬奇系统支持下微创机器人手术能够完成快速精准的双房完整线性消融，将使房颤治疗更加高效、安全，造福更多患者。传统胸腔镜下房颤消融必须经左侧胸腔将消融钳或电极精确放置到左心耳与肺静脉之间，确保左冠状动脉不受损伤，技术难度高。达芬奇系统机器人有别于传统腔镜治疗房颤手术，该系统则借助 1 个操作臂将主动脉及肺动脉向托起，充分显露横窦和斜窦，借助右侧胸腔镜观察消融引导器位置及距左心耳和冠状动脉的距离，显著增加房颤根治术的可操作性，尤其精确实施横窦、斜窦钝性分离，高效、安全完成消融引导器及钳式消融电极定位，确保消融线环绕 4 个肺静脉而不损伤周围结构，仅需右侧胸壁开孔就可完成手术，减少增加左侧胸壁开孔造成的创伤。距 2003 年 Loulmet 成功实施首例机器人辅助（达芬奇系统）微创外科微波消融根治房颤已 10 年有余，但设备昂贵，手术耗材成本较高，手术时间也较长，机器人手臂无法提供触觉反馈，不利在临床推广应用，国内外应用均尚少。因此，在房颤微创外科领域应用机器人技术仍有待进步和突破。

（钱永军）

｜参考文献｜

［1］Graham R McClure，Emilie P Belley-Cote，Rohit K Singal，et al. Surgical ablation of atrial fibrillation：a protocol for a systematic review and meta-analysis of randomised controlled trials.

a）BMJ Open. 2016；6（11）：e013273.

［2］Boersma LV，Castella M，van Boven W，et al. Atrial brillation catheter ablation versus surgical ablation treatment（FAST）：5. a 2-center randomized clinical trial. Circulation，2012，125（1）：23-30.

［3］Pison L，La Meir M，van Opstal J，et al. Hybrid thoracoscopic surgical and transvenous catheter ablation of atrial brillation. J Am Coll Cardiol，2012，60（1）：54-61.

［4］Muneretto C，Bisleri G，Bontempi L，et al. Durable staged hybrid ablation with thoracoscopic and percutaneous approach for treatment of long-standing atrial fibrillation：a 30-month assessment with continuous monitoring. J Thorac Cardiovasc Surg，2012，144（6）：1460-1465.

［5］Phan K，Phan S，Thiagalingam A，，et al. Thoracoscopic surgical ablation versus catheter ablation for atrial fibrillation. Eur J Cardiothorac Surg，2016，49：1044-51.

［6］郭秋哲，郭应强. 房颤外科治疗的历史与现状. 心血管病学进展，2013，34（3）：356-359.

［7］石峻，张本贵，等. 全胸腔镜下 Box Lesion 双极射频治疗房颤. 中国胸心血管外科临床杂志 2011；18（5）433-435.

［8］Camm AJ，Kirchhof P，Lip GY，et al. Developed with the special contribution of the European Heart Rhythm Association（EHRA），Endorsed by the European Association for Cardio-Thoracic Surgery（EACTS）. Guidelines for the manage-ment of atrial fibrillation［J］. Europace，2010，12：1360-1420.

［9］Poynter JA，Beckman DJ，Abarbanell AM. Surgical treatment of atrial fibrillation：the time is now［J］. Ann Thorac Surg，2010，90：2079-2086.

［10］Williams JM，Ungerleider RM，Lofland GK，et al. Left atrial isolation：a new technique for the treat of superventricular arrhythmias［J］. J Thorac Cardiovasc Surg，1980，80（3）：373-380.

［11］Cox JL，Schuessler RB，D'Agostino HJ Jr，et al. The surgical treatment of at-rial fibrillation［J］. J Thorac Cardiovasc Surg，1991，101（4）：569-592. ［7］Prasad S，Maniar H，Camillo C，et al. The Cox maze III procedure for atrial fibrillation：long-term efficacy in patients undergoing lone versus concomitant procedures［J］. J Thorac Cardiovasc Surg，2003，126（6）：1822-1828.

［12］Wolf RK，Schneeberger W，Osterday R，et al. Video-assisted bilateral pulmonary vein isolation and left atrial appendage exclusion for atrial fibrillation ［J］. J Thorac Cardiovasc Surg, 2005, 130：797-802.

［13］ BarnettSD, AdN. Surgical ablation as treatment for the elimination of atrial fibrillation：a meta-analysis ［J］. J Thorac Cardiovasc Surg, 2006, 131：1029-1035.

Kim JB, Bang JH, Jung SH. Left atrial ablation versus biatrial ablation in the surgical treatment of atrial fibrillation ［J］. Ann Thorac Surg, 2011, 92：1397-1405.

Yilmaz A, van Putte BP, van Boven WJ. Completely thoracoscopic bilateral pulmonary vein isolation and left atrial appendage exclusion for atrial fibrillation ［J］. J Thorac Cardiovasc Surg, 2008, 136 (2)：521-522.

［14］ 程云阁，肖明第，王改非，等. 完全胸腔镜下左房后入路射频迷宫四型手术治疗孤立性房颤 ［J］. 中国心血管病研究, 2010, 12：927-928.

［15］ Lin Z, Shan ZG, Liao CX, et al. The effect of microwave and bipolar radio-frequency ablation in the surgical treatment of permanent atrial fibrillation dur-ing valve surgery ［J］. J Thorac Cardiov Surg, 2011, 59：460-464.

［16］ Boersma LV, Castella M, van Boven W, et al. Atrial fibrillation catheter abla-tion versus surgical ablation treatment (FAST)：a 2-center randomized clinical trial ［J］. Circulation, 2012, 125：23-30.

［17］ Ad N, Henry L, Hunt S. The implementation of a comprehensive clinical pro-tocol improves long-term success after surgical treatment of atrial fibrillation ［J］. J Thorac Cardiovasc Surg, 2010, 139：1146-1152.

［18］ Loulmet DF, Patel NC, Patel NU, et al. First robotic endoscopic epicardial i-solation of the pulmonary veins with microwave energy in a patient in chronic atrial fibrillation ［J］. Ann Thorac Surg, 2004, 78：e24-e25.

［19］ Rahman NM, Chard RB, Thomas SP. Outcomes for surgical treatment of atrial fibrillation using cryoablation during concomitant cardiac procedures ［J］. Ann Thorac Surg, 2010, 90 (5)：1523-1527.

［20］ Muneretto C, Bisleri G, Bontempi L. Durable staged hybrid ablation with tho-racoscopic and percutaneous approach for treatment of long-standing atrial fi-brillation：a 30-month assessment with continuous monitoring ［J］. J Thorac Cardiovasc Surg, 2012, 144：1460-1465.

［21］ 肖锡俊，田子朴，刘斌，等. 改良迷宫手术治疗二尖瓣疾病伴慢性房颤. 中国胸心血管外科临床杂志, 1998, 5 (4) 215-217.

［22］ Gillinov AM, Blackstone EH, McCarthy PM. Atrial fibrillation：cur-rent surgical options and their assessment ［J］. Ann Thorac Surg, 2002, 74 (6)：2210-2217.

［23］ Nardi P, Mve Mvondo C, Scafuri A, et al. Left atrial radiofrequencyablation asociated with valve surgery：midterm outcomes ［J］. Thorac Cardiovasc Surg, 2013, 61 (5)：392-397.

［24］ Dunning J, Nagendran M, Alfieri OR,, et al. Guideline for the surgical treatment of atrial fibrillation. Eur J Cardiothorac Surg , 2013, 44：777-791.

［25］ Bum Kim J, Suk Moon J, Yun SC, et al. Long-term outcomes of mechanical valve replacement in patients with atrial fibrillation: impact of the maze procedure. Circulation, 2012, 125 (17): 2071-2080.

[26] Tiwari, Kaushal Kishore; Gasbarri, Tommaso; Bevilacqua, Stefano; et, al. Right-Sided Minithoracotomy as a Surgical Approach for the Concomitant Treatment of Atrial Fibrillation. Research in cardiovascular medicine, 2016, 5 (2): e31374

[27] Wolf RK, Schneeberger EW, Osterday R, et al. Video-assisted bilateral pulmonary vein i-solation and left atrial appendage exclusion for atrial fibrillation [J]. J Thorac Cardiovasc Surg, 2005, 130 (3): 797-802.

[28] Wolf R K. Minimally invasive surgical treatment of atrial fibrilla-tion [J]. Semin Thorac Cardiovasc Surg, 2008, 19 (4): 311. e1-311. e9.

[29] Loulmet DF, Patel NC, Patel NU, et al. First robotic endoscopic epicardial isolation of the pulmonary veins with microwave energy in a patient in chronic atrial brillation. Ann Thorac Surg, 2004, 78 (2): 24-25.

第十七章　二尖瓣置换时采用盐水冲洗的单极射频改良迷宫手术治疗房颤

Intraoperative Saline-irrigated Medifieal Radiofrequeucy Maze Procedllre for Atrial Fibrillation in MVDs

迷宫手术（Maze Procedure）同时解决了房颤所致的三方面影响，即不规则心律、血流动力学损害及血栓栓塞。但复杂的手术切口及传统的"切和缝"使其推广受到限制。寻求更为简单、但同样有效的方法成为近年关注的热点，其中盐水冲洗的射频是目前较多采用的一种。

2003年5月华西医院肖锡俊教授在中国西南地区开展术中盐水冲洗的射频改良迷宫手术，该手术处理双房但同时也根据自己的经验作了一定改进：①省略了射频线P（从左肺静脉环线与二尖瓣后瓣环连线的中点向足侧的垂直射频线），其原因是该线并不一定需要，此外也减少损伤冠脉旋支的机会；②采用左心耳结扎替代左心耳切除以减少术后出血的概率；③常规在右心耳切除处置入上腔静脉引流管而非在上腔静脉处置直角管，这样操作更为简便；④在需探查或处理三尖瓣的患者采用房间隔切口进入左房完成左房射频迷宫及瓣膜置换。

在排除房颤持续时间小于6个月、二尖瓣闭式分离术后、再次瓣膜置换或伴有心内膜炎的患者不考虑施行射频改良迷宫手术。共有83例二尖瓣置换手术患者接受了该手术，其中男性23例、女性60例，年龄23~65岁（46±12岁），二尖瓣狭窄49例、二尖瓣反流6例、二尖瓣双病变28例，NYHA心功能分级：Ⅳ级7例、Ⅲ级76例，房颤持续时间0.5~18年（5.4~4.0年）。

采用胸骨正中切口，升主动脉置供血管，切除右心耳后置上腔静脉管，右房下份置下腔静脉管，中度低温、冷晶体或血心停跳液顺灌，心外置冰屑。主要参照Sie介绍的方法，在主动脉阻断前先完成右房主要的消融及切口，停跳后进行左房分别环绕左右肺静脉口的消融及与之相连的消融线，在左房较大（左房前后径超过6.5cm）的患者尚需做左右肺静脉环连线中点至足侧消融线，继后处理瓣膜，结扎左心耳及关闭切口，复跳后向左上扩大右房斜切口至上腔静脉插管处，完成三尖瓣前隔交界至右心耳背侧的消融，缝合右房斜切口。

关胸前常规置右室临时心外膜起搏线，起搏器控制心率90~120次/分，静脉输注可达龙（胺碘酮），气管置管拔出后改为口服0.1~0.2g/d，但在使用过程中需注意心电图监测及剂量调整，个别患者甚至因心率偏慢而必须停用。考虑到逆转房颤所致的心房结构重构、采用相应的药物亦可能是有益的。

该手术体外循环时间70~160分（101±26分），主动脉阻断时间32~106分（61±22分），射频消融时间4~23分（11±6分）。同时施行的手术：主动脉瓣置换11例、三尖瓣成形24例、左房血栓清除10例。围术期死亡2例（机械瓣故障1例，多器官衰竭1例）。随访过程中猝死2例，失访2例。62例患者术后随访一年以上、其中53例恢复了窦性心律（85%，53/62）。

肖锡俊等同时处理双房，以提高房颤治愈率及防止术后心房扑动等房性心律失常的发生。也有作者主张采用更为简单的左房手术治疗瓣膜病房颤，其依据是多数患者的左房是电驱动腔、左房平均房颤周期长度较短。但临床对比研究显示：左房射频迷宫术后患者房颤复发率及术后房性心律失常发生率均明显高于双房射频迷宫手术患者。

完全透壁是采用射频技术治疗房颤所需关注的主要问题，它涉及射频能量和盐水冲洗速度的合理设置及采用适当的消融时间。虽然较高的射频能量可更快地消融，但也因其使组织加热过快而易导致组织裂口（Tissue popping）及心脏组织损伤。该方法应用的射频能量为 25～30w，盐水冲洗速度 180～240ml/h，而消融时间则随组织厚度及心腔尺寸而变化。消融时间变化于 4～23 分钟、平均 12 分钟。由于不同患者心房壁组织厚度不一样，同一患者不同部位心房壁组织厚度亦非均一，因此术中应根据具体情况调节。较长时间的持久性房颤、巨大左房及心电图低振幅颤动波均是迷宫术后房颤复发的危险因素。由于病例较少，研究尚未对患者的资料进行相应的分层分析，但在临床工作中观察到：①术前为二尖瓣反流的患者术后未观察到房颤复发；②术后切口感染及重度三尖瓣反流均影响窦性心律的转复。

尽管射频迷宫手术相对安全，但仍存在一定的危险。目前关注的主要有：①食管损伤及穿孔；②冠脉旋支损伤。为了避免食管损伤及穿孔应在射频时拔出食管内的食管彩超探头，此外做连接左右肺静脉环的消融线时应尽量靠近左房顶。而为了避免损伤冠脉旋支，在结扎左心耳时避免位置过低，在作消融线 O 时（连接左肺静脉环线和二尖瓣后瓣环的射频线）由右向左、在接近二尖瓣后瓣环时注意适当缩短消融时间。尽管文献报告该两种并发症的发生率低，但若出现则预后极差。对于射频过程中常发生的组织裂口一般不至于引起问题，但明显的组织裂口应采用带扣线修补。

射频迷宫手术后房颤的复发及房性心律失常的出现并非罕见，由于随术后时间推移多数患者的心律逐渐稳定，因此当出院时患者仍为房颤并不意味着手术失败。目前认为：采用射频技术施行迷宫手术后消融线的完全愈合约需 3～6 个月，因此当这些消融线完全瘢痕化后方能形成阻挡心房内异常电活动传导的屏障，从而消除房颤。另一方面持续的房颤使心房发生重构（Remodeling），重构致使房颤易于持续即房颤导致房颤。因此术后给予可达龙（胺腆酮）或索他洛尔是必要的。总之，对于持久性房颤的患者、在二尖瓣置换手术的同时施行盐水冲洗的射频改良迷宫手术是合理及有效的。

（肖锡俊，钱永军，邵换璋）

│参考文献│

［1］Wijffels M, Kirchhof C. Dorland R, et al. Atrial fibrillation begets atrial fibrillation, Circulation 1995, 92（7）：1954-1968

［2］Sueda T, Nagata H, Orihashi K et al. Efficacy of a simple left atrial procedure for chronical atrial fibrillation in mitral valve operations, Ann Thorac Surg 1997, 63（4）：1070-1075.

［3］肖锡俊、田子朴、唐红，等，改良迷宫手术治疗二尖瓣病变伴慢性心房颤动的疗效，中华胸心血管外科杂志，2001，17（2）：109-110.

［4］Cox JC, Sucdt TM, The surgical management of atrial fibrillation. Ann Rev Med 1997, 48（4）：511-523.

［5］Khargi K, Deneke T, Haardt H, et al. Saline-irrigated, cooled-tip radiofrquency ablation is an effective technique to perform the maze procedure. Ann Thorac Surg 2001, 72: S1090-1095.

［6］Guden M, Akpinar B, Sanisoglu I, et al. Intrapoerative saline-irrigated radiofrequency modified maze procedure for atrial fibrillation. Ann Thorac Surg 2002, 74: S1301-1306.

［7］Sie HT, Beukema WP, Elvan A, et al. Long-term results of irrigated radiofrequency modified maze procedure in 200 patients with concomitant cardiac surgery: six years experience. Ann Throac Surg 2004, 77: 512-517.

［8］Pasic M, Bergs P, Muller P, et al. Intraoperative radiofrequency maze ablation for atrial fibrillation: The berlin modification. Ann Thorac Surg 2001, 72: 1484-1491.

［9］Williams MR, Stewart JR, Bolling ST, et al. Surgical treatment of atrial fibrillation using radiofrequency energy. Ann Thorac Surg 2001, 71: 1939-1944.

［10］Sueda T, Nagata H, Shikata H, et al. Simple left atrial procedure for chronic atrial fibrillation associated with mitral valve disease. Ann Thorac Surg 1996, 62: 1796-1800.

［11］Harada A, Sasaki K, Fukushima T, et al. Atrial activation during chronic atrial fibrillation in patients with isolated mitral valve disease. Ann Thorac Surg 1996, 61: 104-112.

［12］Romano MA, Bach DS, Pagani FD, et al, Atrial reduction plasty Cox maze procedure: Extended indication for atrial fibrillation surgery. Ann Thorac Surg. 2004, 77 (4): 1282-1287.

［13］Gillinov AM, Black Stone FH, McCarthy PM, Atrialfibrillation: Current surgical options and their assessment. Ann Thorac Sug 2002, 74 (6): 2210-2217.

第十八章　微创外科与导管技术治疗房颤

Minimally Invasive Surgical Treatment and Catheter Technology in Atrial Fibrillation

对于房颤患者来说，微创外科消融和心内导管消融治疗孰优孰劣是决定潜在的可选择方式。由于单次手术成功率、可重复性、主要并发症类型及其发生率均存在较大差异，片面比较微创外科消融与心内导管消融的优劣难免偏颇，孰优孰劣的争论尚难得出一致结论，对微创外科与心内导管技术杂交消融主要关注点进行比较，见表18-1。

表 18-1　微创外科与心内导管技术杂交消融治疗房颤比较

	微创外科射频消融	心内导管消融
手术条件	全身麻醉、气管插管、胸壁开孔	无需
直视心房和消融线	可以	不可以
手术方式	可产生连续而透壁的消融线，射频范围较为广泛，可切除左心耳减少房颤复发和卒中发生，可实现心脏自主神经去神经化 心脏跳动下心外膜射频很难产生延伸到二尖瓣环和三尖瓣环的连续性消融线，留下形成折返环可能产生房扑	可实现左、右心房内多靶点消融，包括肺静脉开口、左右心房峡部、三尖瓣环至下腔静脉开口，还可消除心房碎裂电位，可经心内膜标测定位消融靶区并判断是否实现完全的双向阻滞
窦性心律维持率	相对较高	相对低
并发症	肺静脉狭窄、胸腔积液及肺炎	左心房食管瘘和肺静脉狭窄

第一节 │ 手术方式优缺点比较

微创外科借助双极钳夹式射频电极制作连续而透壁的消融线，射频范围较为广泛，可一并实现心脏自主神经去神经化，而去神经化是房颤治疗的关键步骤之一。同期切除或缝扎左心耳，不易损伤食管和肺静脉。缺点是左心房峡部及三尖瓣环等特殊部位消融困难。心内导管消融的优势在于可完成左、右心房内多靶点消融，包括肺静脉开口、左右心房峡部、三尖瓣环至下腔静脉开口，还可消除心房碎裂电位，可经心内膜标测定位消融靶区并判断是否实现完全的双向阻滞，无须全身麻醉插管、胸壁开孔、双肺塌陷，手术可重复性好。缺点是难确保消融线连续和透壁，初次手术成功率偏低、远期复发率偏高，存在左心房食管瘘和肺静脉狭窄风险。

第二节 │ 手术效果及并发症比较

两种手术方式在手术效果方面不同，由于上述手术方式本身的差异决定微创射频消融成功率较高。在术后未使用心律失常药物情况下，手术12个月窦性心律维持率外科微创射频消融明显高于导管射频消融（78.4% vs. 53%），使用心律失常药物情况下更为明显（82.6% vs. 45.7%）。同时，外科微创射频消融术后再射频的发生率较导管射频消融明显偏低（4.7% vs. 24.4%）。

并发症方面，外科微创射频消融主要并发症胸腔积液及肺炎发生率明显高于导管射频消融（28.2% vs. 7.8%）。可见，其高效的窦性心律维持率和较高的手术并发症相互抵消。外科微创射频消融也许主要用于难治性房颤或导管射频消融失败患者是一个更好的选择。当然，微创射频消融手术为新近开展手术，目前较多处于学习曲线上坡期，随着学习曲线的平稳，手术和术后管理的最优化选择，手术并发症会进一步降低而稳定。

第三节 │ 杂交的选择和临床应用

为使两种疗法优势互补、取长补短，微创外科与心内导管技术杂交射频消融治疗房颤势在必行。微创外科与心内导管消融的优势互补主要体现在以下方面：①心内外膜双向消融可获最佳的心房电隔离透壁性和连续性；②二者能够共同攻克技术难点。二尖瓣峡部、左心耳至肺静脉开口、下腔静脉至三尖瓣环等消融线经胸腔镜实施难度较大，经心内导管消融则相对简便易行；心内导管技术虽可封堵左心耳但技术难度较大，封堵器有脱落风险，微创外科借助切或和缝器却可轻松实现，还能切除 Marshall 韧带，实现充分的心脏自主神经去神经化；③减少副损伤和并发症。双极钳夹式射频消融的能量分布较局限，消融线位于肺静脉左房移行区而非肺静脉开口，损伤食管和肺静脉罕见。杂交手术可一次手术完成，也有分开两阶段完成，一次手术完成避免两次麻醉且缩短住院时间，两阶段手术之间通常间隔 1~3 个月，原手术径线已经愈合而具有稳定的传导特性。

很多研究已经显示，杂交手术处理房颤获益明显。Mahapatra 率先使用杂交手术处理房颤，其报道 15 例患者伴有持续性房颤，至少尝试过一次心内膜消融失败后，平均在心内膜消融 4 天后进行，经腔镜辅助在心脏不停跳下使用双极射频消融行心外膜消融。随访使用 7 天或 24 小时 holter，20 个月随访显示，和单独导管射频消融相比，杂交手术射频消融治疗房颤成功率明显提高（87% vs. 53%）。2012 年 Pison 先对 26 例房颤患者（持续性房颤占 42%）行全胸腔镜下双侧肺静脉消融及左心房后壁盒状消融，同期实施心内导管消融弥补外科消融线的缝隙和追加二尖瓣峡部消融，部分患者追加下腔静脉至三尖瓣峡部消融。术后随访（470±154）天，83% 患者单次手术成功，9% 患者再次心内导管消融，总治愈率 92%。由于疗效判定标准严格，强烈提示微创外科房颤根治术与心内导管标测和消融同期或分期杂交，可进一步提高房颤非药物治疗的单次成功率并减少并发症。Muneretto 报道 36 例孤立性长持续性房颤行微创腔镜外科 Box 射频消融，3 个月内行心内电生理检查后，61% 患者接受补救性心内导管消融。追踪 30 个月发现 91% 患者无房颤复发。上述研究提示无论是外科微创先行导管射频消融先行，杂交方法治疗房颤效果均高效、安全、可行。

然而，杂交射频消融仍有很多因素需要考虑。①针对于跳动心脏的心外膜消融工具已经有多款出现，每一款消融工具都具有优点和缺点；②要根据患者的基础疾病手术或解剖情况个体化选择手术方式；③杂交房颤消融需要改变当前工作模式，变为多学科共同讨论处理患者。甚至工作环境的改变，如杂交手术的地点是在杂交手术室还是分阶段的手术室或电生理实验室。多学科团队涉及心外膜和心内膜射频消融人员的手术团队，还有术后包括心脏外科组、电生理组或联合组在内的护理团队。④术前、术中及术后的交流及工作计划非常重要，这涉及适合患者选择适合的杂交手术方式甚至是单个的外科手术或内科消融、手术径线选择、抗心律失常药物治疗选择、抗凝药物的应用及术后出现任何并发症的处理等。

未来杂交手术发展随着新技术的出现将会有更多患者受益，但也还有很多的问题需要解决。目前，不同的消融设备都集中在肺静脉隔离和左房后壁的消融，是否还要增加特别的手术径线以进一步提高效果在未来的研究中需要评估。心内膜射频消融时机的选择，同期射频消融可以减少由单一心外膜消融引起的不稳定医源性心房扑动。当前的杂交手术研究包括了对单一心内膜手术是挑战的患者，巨大左房患者或者伴有其他结构性心脏病患者。为了真实地了解杂交手术射频效果，需要一个杂交和心内膜消融的随机对照研究。

在房颤根治手段中，与导管消融相比，微创外科90%的单次治愈率和较低的费用令人鼓舞，其高效、安全已成为某些顽固性房颤患者的首选。外科治疗房颤正突破原有适应证，向经导管消融的主要对象向孤立性和阵发性房颤扩展。随着对复杂的心律失常机制与解剖及电生理特点有更精确的了解，并不断改进射频消融技术，房颤射频消融治疗出现新的趋势，微创外科根治房颤在国内外均处起步阶段，无论治疗理念、适应证选择、手术团队训练、围术期监护和医患双方认同程度等，均有待在实践中推广和规范。从而提高疗效，减少并发症是今后努力的方向。

（钱永军）

参考文献

［1］Boersma LV, Castella M, van Boven W, et al. Atrial brillation catheter ablation versus surgical ablation treatment（FAST）：5. a 2-center randomized clinical trial. Circulation，2012，125（1）：23-30.

［2］Pison L, La Meir M, van Opstal J, et al. Hybrid thoracoscopic surgical and transvenous catheter ablation of atrial brillation. J Am Coll Cardiol，2012，60（1）：54-61.

［3］Muneretto C, Bisleri G, Bontempi L, et al. Durable staged hybrid ablation with thoracoscopic and percutaneous approach for treatment of long-standing atrial fibrillation：a 30-month assessment with continuous monitoring. J Thorac Cardiovasc Surg，2012，144（6）：1460-1465.

［4］Phan K, Phan S, Thiagalingam A,, et al. Thoracoscopic surgical ablation versus catheter ablation for atrial fibrillation. Eur J Cardiothorac Surg，2016，49：1044-51.

［5］郭秋哲，郭应强. 房颤外科治疗的历史与现状. 心血管病学进展，2013，34（3）：356-359.

［6］石峻，张本贵，白志轩，等. 全胸腔镜下 Box Lesion 双极射频治疗房颤. 中国胸心血管外科临床杂志 2011；18（5）433-435.

［7］Camm AJ, Kirchhof P, Lip GY, et al. Developed with the special contribution of the European Heart Rhythm Association（EHRA），Endorsed by the European Association for Cardio-Thoracic Surgery（EACTS）. Guidelines for the manage-ment of atrial fibrillation［J］. Europace，2010，12：1360-1420.

［8］Poynter JA, Beckman DJ, Abarbanell AM. Surgical treatment of atrial fibrillation：the time is now［J］. Ann Thorac Surg, 2010, 90: 2079-2086.

［9］ Kim JB, Bang JH, Jung SH. Left atrial ablation versus biatrial ablation in the surgical treatment of atrial fibrillation［J］. Ann Thorac Surg, 2011, 92: 1397-1405. Yilmaz A, van Putte BP, van Boven WJ. Completely thoracoscopic bilateral pulmonary vein isolation and left atrial appendage exclusion for atrial fibrillation［J］. J Thorac Cardiovasc Surg, 2008, 136（2）: 521-522.

［10］ 程云阁, 肖明第, 王改非, 等. 完全胸腔镜下左房后入路射频迷宫四型手术治疗孤立性房颤［J］. 中国心血管病研究, 2010, 12: 927-928.

［11］ Lin Z, Shan ZG, Liao CX, et al. The effect of microwave and bipolar radio-frequency ablation in the surgical treatment of permanent atrial fibrillation dur-ing valve surgery［J］. J Thorac Cardiov Surg, 2011, 59: 460-464.

［12］ Boersma LV, Castella M, van Boven W, et al. Atrial fibrillation catheter abla-tion versus surgical ablation treatment（FAST）: a 2-center randomized clinical trial［J］. Circulation, 2012, 125: 23-30.

［13］ Ad N, Henry L, Hunt S. The implementation of a comprehensive clinical pro-tocol improves long-term success after surgical treatment of atrial fibrillation［J］. J Thorac Cardiovasc Surg, 2010, 139: 1146-1152.

［14］ Loulmet DF, Patel NC, Patel NU, et al. First robotic endoscopic epicardial i-solation of the pulmonary veins with microwave energy in a patient in chronic atrial fibrillation［J］. Ann Thorac Surg, 2004, 78: e24-e25.

［15］ Rahman NM, Chard RB, Thomas SP. Outcomes for surgical treatment of atrial fibrillation using cryoablation during concomitant cardiac procedures［J］. Ann Thorac Surg, 2010, 90（5）: 1523-1527.

［16］ Muneretto C, Bisleri G, Bontempi L. Durable staged hybrid ablation with tho-racoscopic and percutaneous approach for treatment of long-standing atrial fi-brillation: a 30-month assessment with continuous monitoring［J］. J Thorac Cardiovasc Surg, 2012, 144: 1460-1465.

［17］ Dunning J, Nagendran M, Alfieri OR, et al. Guideline for the surgical treatment of atrial fibrillation. Eur J Cardiothorac Surg, 2013, 44: 777-791.

［18］ Tiwari, Kaushal Kishore; Gasbarri, et, al. Right-Sided Minithoracotomy as a Surgical Approach for the Concomitant Treatment of Atrial Fibrillation. Research in cardiovascular medicine, 2016, 5（2）: e31374

［19］ Wolf RK, Schneeberger EW, Osterday R, et al. Video-assisted bilateral pulmonary vein i-solation and left atrial appendage exclusion for atrial fibrillation［J］. J Thorac Cardiovasc Surg, 2005, 130（3）: 797-802.

［20］ Wolf R K. Minimally invasive surgical treatment of atrial fibrilla-tion［J］. Semin Thorac Cardiovasc Surg, 2008, 19（4）: 311. e1-311. e9.

［21］ Loulmet DF, Patel NC, Patel NU, et al. First robotic endoscopic epicardial isolation of the pulmonary veins with microwave energy in a patient in chronic atrial brillation. Ann Thorac Surg, 2004, 78（2）: 24-25.

第十九章　瓣膜病再次手术心房颤动的处理

The Treatment of Atrial Fibrillation in Reoperative Value Surgevy

随着外科手术技术不断提高，瓣膜病患者无论是瓣膜的置换还是成形手术，手术风险逐渐降低、生存率逐渐延长，这必然出现另外一个临床问题，越来越多的患者需要二次手术。这些需要二次手术患者常因瓣膜病本身原因如已植入人工瓣膜功能障碍、瓣周漏及血栓等，或第一次成形的瓣膜复发或加重，或原先心脏处理其他疾病如原先的先心病手术后继发瓣膜病，也有患者第一次未处理的瓣膜出现新的进展需要外科处理等。而再次手术患者中，伴发房颤发生的比例较高，有研究显示，二尖瓣再次手术患者中，房颤发生率明显高于第一次手术患者，约占52%～62%。这部分患者房颤处理在临床工作中无法回避，但是否处理及如何处理一直处于争议中。

在真实的临床工作中，瓣膜再次手术风险如并发症发生率和死亡率较第一次明显增加，手术费用相应增加。有报道心脏手术后有10%患者需要再次劈开胸骨行手术，8%的患者面临大出血风险。一方面患者对二次手术的惧怕或手术费用的担心，就医时间相对较晚，心功能较差时才就医；另一方面医生也为了降低手术风险及减少医疗费用，尽量减少手术方式、缩短手术时间以达到上述目的。其次，再次心脏手术患者中，房颤不是手术的主要目的但却是各种疾病的伴发疾病，患者及医生常无意或有意忽略房颤的治疗。因此，再次心脏手术患者中房颤处理常处于被动地位。

第一节 ｜ 再次手术房颤治疗的必要性探讨

和第一次心脏手术伴房颤的处理一样，由于房颤结构重构的持续存在，即使外科医生很完美地处理心脏疾病，较少一部分房颤能够自动转为窦性心律，外科手术仍然是干预房颤的重要手段，尤其是症状严重的年轻患者及不能或不愿接受药物治疗的患者。另外，存在抗凝禁忌或因各种原因不能及时监测抗凝强度的患者应考虑在再次瓣膜手术同时积极处理房颤。

对那些及时再次手术仍需要长期使用华法林终身抗凝的患者，其房颤似乎可以不积极手术，即使房颤治疗成功，患者仍需服用华法林抗凝。但是，没有治疗的房颤本身对患者仍有害处，这包括房颤增加血栓形成和血栓栓塞风险，心功能损伤及血流动力学影响。二次心脏手术患者心功能常处于边缘状态，血流动力学不稳定，积极处理房颤对这些患者的心功能及血流动力学的影响对尤为关键。

关于在再次瓣膜手术患者中以减少血栓事件的房颤治疗主要是针对于瓣膜成形或人工生物瓣膜的使用，前提条件应是没有增加手术死亡率及相关并发症。

众所周知，房颤是三尖瓣反流发生和加重的一个重要因素，而临床上因三尖瓣反流再次手术患者常就医较晚，一般情况较差，再次手术死亡率较高，手术并发症相应增加。三尖瓣反流可能是因为左心二尖瓣手术伴发，也可能是右心疾病伴发。再次手术恢复窦性心律应该能够阻止和改善三尖瓣反流进一步发展，但目前关于再次瓣膜手术同期行房颤手术的相关报道较少，

Kobayashi 等研究提示 42 例再次二尖瓣手术同期行 COX 手术在零死亡率情况下，67% 的患者恢复了窦性心律。从该研究来看，房颤治疗可以使患者受益且没有增加并发症。

第二节 | 手术方式的选择

再次手术患者常出现心包广泛粘连，组织质量较差、解剖界限不清、相对位置改变等影响房颤手术方式的选择。

经典切和缝的 COX 手术常用在再次瓣膜手术中很难实施，一方面该手术本身难度较大，出血风险较大，而大出血本身也是再手术风险；另外一方面，由于再次瓣膜手术心脏组织的质量较差，在这些组织上的切和缝可能带来致命性损害。因此，外科医生需尽量减少解剖范围并尽可能使用射频消融或冷冻消融替代切和缝。

文献显示完整的双房处理优于单独左房处理，而单独的左房处理优于未处理。但为了最低程度地分离粘连以减少出血，双房处理和左房处理都比较困难，而仅对右房处理则分离粘连相对较少。关于双房、左房还是右房的选择还应参考原发疾病，如果是左心瓣膜病变为主的再次手术患者仅行右房手术很难达到治疗目的，而如果原发瓣膜疾病主要发生在右心如三尖瓣下移畸形等可考虑仅行右心处理，当然这也应是在处理左房出现困难的情况下。无论选择什么样的手术方式，左房的隔离都比较重要，根据房颤发生和维持的常见机制及发生位点，隔离所有的折返通路的手术目的是一致的。

减少粘连分离的常见方法尽可能使用射频消融或冷冻消融替代 COX 的切和缝。在再次手术中，单极射频笔相对于双极射频笔显示出优势，在心内侧或较容易分离的心房游离壁操作射频消融不需要增加额外分离粘连且可以达到治疗房颤的目的。冷冻消融和射频消融情况类似。

使用射频消融或冷冻消融替代 COX 的切和缝尽管可以减少组织的分离而减少手术出血等风险，但也存在一些缺点，如损伤周围组织、不能保证完全透壁及消融线完整连接等，尽管这些缺点在第一次手术时也均存在，但在再次手术中这些缺点尤为显现，这主要还是因为再次手术患者心脏组织质量差，原先手术改变心肌厚薄程度以及长期病变存在导致心肌结构重构等。

Mayo 中心曾报道一个关于再次心脏手术患者行房颤射频消融的研究。该研究纳入 245 例至少经历一次心脏手术患者的房颤处理，中位数年龄为 45 岁，女性 14 人，间歇性房颤 161 人，持续性房颤 84 人。采用的手术方式最主要为：单独的右侧冷冻消融 84 例，单独的右侧切和缝 COX 术 39 例，双心房 COX52 例（其中切和缝、冷冻消融各 26 例），30 例仅行了右房峡部冷冻消融。最常见的原发疾病均为瓣膜疾病，其中三尖瓣手术 114 例（置换 73 例，成形 41 例），二尖瓣手术 73 例（置换 46 例，成形 27 例），肺动脉瓣手术 65 例（置换 64 例，成形 1 例）。随访 6 个月，24 例患者后期死亡，9 例患者需安装永久起搏器，最后有 78 例（34%）患者安置起搏器，窦性心律维持率为 88%。从该研究中可以看出，最常见的心房处理仍为单独右房处理（153 例），其次为双房处理（52 例）。瓣膜置换手术中大部分选择生物瓣膜（生物瓣 170 例，机械瓣 24 例），可见再次房颤手术的处理时首选还是右房单房处理、瓣膜的选择配合使用也是关注点之一。另外，该研究虽然窦性心律维持率较高，但是起搏器植入为 34%，这种再次手术同期治疗房颤是否增加起搏器植入率仍需要进一步研究。

综上可见，采用双房还是单房，采用能量消融还是经典的切和缝，应根据房颤治疗指征、再次手术过程不同阶段（术前症状严重程度、术中分离粘连困难程度）、以瓣膜疾病为再次手术目的疾病本身情况等综合判断，权和利弊后个体化处理。但可以肯定的是，再次瓣膜手术同期处理房颤手术较为安全，手术效果较好。

（钱永军）

│参考文献│

［1］John M. Stulak，Hartzell V. Schaff Surgical Management of Atrial Fibrillation in Redo Cardiac Operations（VenkatR. Machiraju·HartzellV. Schaff Lars G. Svensson Editors Redo Cardiac Surgery in Adults. Springer New York Dordrecht Heidelberg London Library of Congress Control Number：2011940808 ）109-119.

［2］Kobayashi J，Kosakai Y，Isobe F，et al. Rationale of the Cox-maze procedure for atrial fibrillation during redo mitral valve operations. J Thorac Cardiovasc Surg. 1996；112：1216-22.

第二十章　心脏手术围术期抗结构重构预防和治疗房颤

Prevention and Treatment of Atrial Fibrillation by Antistructral

Remodeling in Preoperative Period of Cardiac Surgery

心脏手术技术及围术期护理技术在过去的这些年得到了明显的改善，但心脏术后并发症仍经常出现，从而增加了死亡率、并发症及医疗费用。房颤在心脏手术围术期的发生率报道在10%～60%范围，相对于冠状动脉旁路移植术，瓣膜病手术更易发生房颤。实际上，非心脏手术术后如食管及肺手术亦易发生房颤。心脏术后房颤发生延长住院时间，影响血流动力学稳定。尽管抗心律失常药物、射频消融及卒中预防策略得到显著的发展，房颤仍是中老年患者致死致残的重要因素。

准确的心脏术后房颤发生及维持的病理生理学机制并不明确且多种理论共存。药物治疗目前仍然是房颤预防和治疗的一个主要的方式，而药物治疗中又以传统抗心律失常药物为主。传统抗心律失常药物治疗效果有限同时伴有发生并发症的危险。目前寻求安全且有效的途径预防和治疗房颤非常必要，基于对心房结构重构与房颤相关研究资料的积累，减弱或逆转结构重构成为预防和治疗的新方法。

第一节 | RAAS 抑制剂

RAAS 抑制剂主要包括血管紧张素转换酶抑制剂（angiotensinconverting enzyme inhibitor，ACEI）、血管紧张素受体阻断剂（angiotonin II receptorblocker，ARB）及醛固酮（aldosterone，Ald）受体阻断剂。阻断 RAAS 影响心房结构重构，改善房颤患者转律后窦性心律的维持。

回顾性的分析指出：ACEI 在预防和治疗房颤中有价值，特别是在高风险发生结构重构的患者中。ACEI 类药物并非传统意义上的抗心律失常药。一项包含4657例入选者的大型临床实验显示冠脉搭桥术（旁路移植术）后患者在术前或术后应用 ACEI 可以使患者术后房颤发生的危险减少38%，ACEI 类药物具有预防房颤的作用。

最初的基础实验表明 ARB 在阻止房颤相关的心房结构重构有潜在的价值，后来得到大量临床实验的有力支持。许多大规模的队列研究发现，ARB 治疗心力衰竭、高血压或心肌梗死的患者，其房颤的发生率明显减少。ARB 在改善房颤的易感性和结构重构方面，表现出和 ACEI 同样的效果。

有研究显示，应用 Ald 受体阻断剂可以起到抑制心房肌纤维化及减轻心房结构重构的作用。

第二节 | 维生素 C

氧化过程主要是介导 OH^- 和过氧亚硝酸盐形成硝基酪氨酸和羰基。这种氧化过程破坏了蛋白功能并导致炎症产生。维生素 C 是一种水溶性强力抗氧化剂，能有效清除 O_2^-、OH^-、过氧亚硝酸盐和氧化型低密度脂蛋白（OX-LDL）等。Carnes 等首次证实维生素 C 能有效阻止快速心房起搏犬心房肌过氧亚硝酸盐蓄积，防止心房有效不应期缩短，逆转心电重构和部分结构重构。该组研究者在实验中给予行心脏旁路移植术的患者口服维生素 C，术前一天给予负荷量维生素 C 2g，以后每天两次分别给予维生素 C 0.5g，观察术后房颤发生率。结果证实口服维生素 C 能够明显降低心脏旁路移植术房颤的发生率。这项研究通过这种抗氧化干预可使 CABG 术后房颤发生率降至 16.3%，未服用维生素 C 的对照组房颤发生率为 34.9%。应用抗氧化药物对非结构性心脏病伴房颤患者进行复律后窦性心律的维持，取得良好的效果。他们将 44 名持续性房颤患者心脏电复律后随机分为口服维生素 C 组和对照组。随访 7 天，口服维生素 C 组的房颤复发率为 4.5%，而对照组为 36.3%。维生素 C 组复律后的 CRP 比复律前的基线值低，而对照组无明显变化；且维生素 C 组第 7 天的 CRP 水平也比对照组低。在该实验中按剂量口服维生素 C 可降低除 CRP 外其他炎症指标如白细胞计数和纤维蛋白原等，改善炎症低水平状态，口服维生素 C 有明显的抗氧化保护且没有明显的副作用。在一个双盲安慰剂对照研究中，给予被动吸烟的患者使用维生素 C，结果维生素 C 能明显降低患者 CRP 的水平。上述研究充分说明通过维生素 C 的抗炎和抗氧化应激作用可以有效阻止心房结构重构，从而降低房颤发生率和防止房颤复发。

第三节 | 他汀类药物

他汀类药物主要有降脂作用，另外在保护内皮功能、抑制炎症反应、促进血管再生、抗凋亡等方面的有益作用已得到充分证明。他汀类药物能够逆转 AngⅡ介导的心房结构重构。心脏围术期他汀类治疗可以降低房颤发生率，同时减轻心肌受损程度从而保护了左室功能和肾功能，缩短了在 ICU 停留时间和整个住院时间。

应用随机对照研究证实他汀类可以降低冠脉搭桥并发房颤发生率，并能缩短住院时间。也有报道冠脉搭桥术后患者应用辛伐他汀能够降低房颤发生率。对冠脉搭桥患者术前他汀药物预防使用，能够降低患者术后并发房颤发生率，并能够缩短术后伴发房颤持续时间。这种术前预防用药降低冠脉搭桥伴发房颤发生率不依赖他汀药物类型、剂量甚至术前用药时间。基于这些证据，当前的实践指南推荐心脏术前使用他汀类药物预防心脏术后房颤及其他院内并发症。

有一个单独在大样本的女性人群中预防应用他汀类药物明显降低了房颤发生率。特别是在伴有冠心病的绝经后女性患者中，在调整复杂潜在混杂因素后，和对照组相比，房颤发生率降低 65%。因此，推荐他汀类药物是女性房颤患者较好的新的抗心律失常药物。目前，大多学者都认为他汀类药物都可以起到上述类似的抗心房结构重构、阻止心律失常发生。但也有研究者提出同是他汀类药物，但具体的药物不同，如阿伐他汀和辛伐他汀在临床效果也不同，阿伐他汀效果更好些。作者认为这种差别主要是由于阿伐他汀除了抗炎作用还有更明显的抗氧化应激的作用，使得其拥有更快更持久的逆转心房结构重构作用。

阜外医院的郑哲教授最近在新英格兰杂志发表了一篇瑞舒伐他汀在心脏手术围术期使用的文章。这是一个较大样本的随机、安慰剂对照研究，该研究的目标是提供明确证据证明心脏手术围术期使用他汀类药物对术后并发症有效。

虽然他汀类药物预防房颤的作用已经得到大多数临床医生的认可，但也研究者指出当前关于他汀类药物对房颤预防和控制的研究主要是回顾性和观察性研究，并没有足够的证据推荐他汀类在没有用药指征的房颤患者中预防使用。将其作为一线的抗心律失常药物，还需要前瞻性、多中心、随机的大规模临床研究，特别是在已经复律的或没有手术的房颤患者中。

总之，虽然我们已经知道他汀类药物抗心律失常的作用机制是多方面的，但是对于它的临床适应证、剂量和其他临床意义尚需要进一步的研究和观察。

第四节 | 联合药物应用

一、联合胺碘酮、维生素 C、ACEI 和他汀类药物

在综合考虑了房颤的心房结构重构、患者的安全及可能性等多因素的条件下，钱永军等在国内外率先使用小剂量联合药物在门诊对 49 名二尖瓣置换术后伴发房颤患者进行复律，该研究联合药物包括小剂量胺碘酮、维生素 C、ACEI（卡托普利）和辛伐他汀等。与传统转律治疗相比，该方法降低药物不良反应并取得了满意疗效，为治疗房颤提供一个新的安全有效的途径。但该研究仍需扩大样本量，需要更严格的设计。

二、联合 ACEI 和他汀类药物

联合 ACEI 和他汀类药物在阵发性房颤和持续性房颤中应用，发现该方法可以阻止心房结构重构，增加房颤电转律效果，同时还可以防止房颤的复发。特别的是观察到使用该药物没有产生严重并发症，并在日本强烈推荐联合用药去治疗房颤以提高药物效果，降低毒副作用。

第五节 | 展 望

大量证据表明房颤过程中存在心房结构重构，心房结构重构在房颤的发生和维持中起重要作用。针对作用于心房结构重构的一些药物治疗方法可能有利于控制房颤的发生和转复。除传统的抗心律失常药物治疗外，某些非传统抗心律失常药物如 ACEI 和 ARB 等应用，为临床更安全更有效地治疗房颤提供了新的途径。

（钱永军，李涛）

| 参考文献 |

［1］Zheng Z，Jayaram R，Jiang L，et al. Perioperative Rosuvastatin in Cardiac Surgery. N Engl J Med 2016；374：1744-53

［2］Qian YJ，Shao HZ，Luo TX，et al. Plasma angiotensin converting enzyme level and permanent atrial fibrillation with mitral valvular disease. Labmedicine 2008；39（11）：14-17.

［3］钱永军，肖锡俊，罗通行，等 . 伴有心房颤动的二尖瓣置换术患者术前外周血 ACE、CRP 水平 . 四川大学学报（医学版）2008；39（1）：122-125.

［4］钱永军，肖锡俊，罗通行，等 . 二尖瓣置换手术患者外周血炎症标志物水平与心房颤动关系的研究 . 华西医学 2007；22（3）：483-485.

［5］Qian YJ，Xiao XJ，Yuan HS，et al. Combination pharmacological cardioversion of permanent atrial fibrillation in post-prosthetic mitral valve replacement outpatients：a novel approach for the treatment of atrial fibrillation. J Int Med Res 2008; 36 (3): 537-543.

[6] 钱永军,肖锡俊,袁宏声,等. 瓣膜置换术后心房颤动患者门诊药物复律的初步观察. 临床心血管病杂志 2008; 24 (3): 176-179

[7] Girish M. Nair, Pablo B. Nery, Calum J. Redpath, et al. Electrophysiological abnormalities in subjects with lone atrial fibrillation-Too little, too late? Indian Pacing Electrophysiol J. 2016 Sep-Oct; 16 (5): 149-151.

[8] Van Gelder I. C., Hobbelt A. H., Marcos E. G., Schotten U., Cappato R., Lewalter T. Tailored treatment strategies: a new approach for modern management of atrial fibrillation. J Intern Med. 2016; 279 (5): 457-466.

[9] Lip G. Y., Potpara T., Boriani G., Blomstrom-Lundqvist C. A tailored treatment strategy: a modern approach for stroke prevention in patients with atrial fibrillation. J Intern Med. 2016; 279 (5): 467-476.

[10] Fabritz L., Guasch E., Antoniades C., Bardinet I., Benninger G., Betts T. R. Expert consensus document: defining the major health modifiers causing atrial fibrillation: a roadmap to underpin personalized prevention and treatment. Nat Rev Cardiol. 2016; 13 (4): 230-237.

第二十一章　二尖瓣瓣膜置换术伴房颤患者门诊药物转律

Pharmacological Cardioversion of Atrial Fibrillalion in Mitral Valve Replacement Outpatients

房颤是临床上最常见的心律失常，在华西医院需施行心脏瓣膜置换术的患者中约64%伴有房颤。瓣膜置换术后尽管患者血流动力学得以改善，症状多明显缓解，但绝大多数患者的房颤仍然持续存在，1年后仅约8%的患者可能恢复窦性心律。瓣膜置换术后房颤的持续存在对患者的康复及远期生存均有明显的不利影响，对于这些患者目前采用导管射频消融、微创迷宫术等非药物性复律的治疗措施可行性较差，而电复律、药物复律同样需要住院治疗。能否在门诊为这些患者提供安全有效的药物复律尚不清楚，在既往迷宫手术患者术后随访的基础上，钱永军，肖锡俊教授等进行了瓣膜置换术后房颤患者门诊药物复律的初步探讨。

研究将39例未施行迷宫术伴有持续性房颤的瓣膜置换手术患者作为治疗组。同期40例同样病情的患者因不能每月门诊随访而作为对照组。纳入标准：瓣膜置换术后至少6个月且伴有房颤；心脏超声心动图检查无瓣膜功能障碍、瓣周漏及三尖瓣中度及以上反流；血常规、肝功、肾功检查无异常。

治疗组药物复律时间至少6个月。若在此期间恢复了窦性心律继续治疗治疗3~6个月，若在此期间未能复律成功的患者终止治疗。根据患者心室率给予口服胺碘酮50~200mg，每日1次，保持患者静息时心室率在65~85次/分；卡托普利25mg，每日1次；维生素C 300mg，每日1次；辛伐他汀10~20mg（体重＊0.3mg），每晚1次。患者每月门诊随访1次，了解患者心率及心律情况，同时监测有无明显药物毒副作用，根据患者的心室率/心率调整胺碘酮剂量。复律治疗成功以心电图证实。完成复律治疗6个月后复查超声心动图。对照组患者常规应用地高辛或美托洛尔控制心室率，观察期也至少为6个月。

二组患者在病例数、年龄、性别、二尖瓣置换（MVR）例数、术后时间、房颤持续时间、左房径（LAD）、左室射血分数（LVEF）之间的差异不明显（$P>0.05$）。见表21-1。

表21-1　二组患者之间一般临床资料的比较（x̄±s）

	研究组	对照组	P
病例数	39	40	>0.05
年龄（岁）	43.30±12.42	45.39±13.97	>0.05
MVR（例）	25	27	>0.05
术后时间（月）	10.20±4.18	11.17±4.92	>0.05
AF 持续时间（月）	35.08±15.82	36.32±17.47	>0.05
LAD（mm）	52.08±8.14	53.08±7.80	>0.05
LVEF（%）	44.27±11.18	45.67±12.14	>0.05

治疗组38例患者连续2~6个月（5.4±3.2个月）门诊药物复律治疗，没有患者停用胺碘酮，6例患者因咳嗽而间断口服卡托普利，1例患者因皮肤瘙痒退出治疗。心电图证实共有14例患者恢复窦性心律，转复成功率36.84%（14/38）。对照组观察期间无患者恢复窦性心律，二组患者在转复窦性心律方面之间差异有显著性（P<0.05）。

治疗组中复律成功组（SR组）患者年龄、AF持续时间、复律前后左室射血分数改变（△LVEF）、手术前后左房径改变（△LAD1）与复律未成功组（AF组）差异有显著性（P<0.05）；复律治疗前后左房径改变（△LAD2）无统计学意义（P>0.05）。见表21-2。

表21-2 SR组及AF组间年龄、AF持续时间、△LVEF、△LAD1、△LAD2比较比较

	SR	AF	P
年龄（岁）	37.29±7.90	48.46±7.18	<0.05
AF持续时间（月）	27.50±10.73	35.08±28.15	<0.05
△LAD1（mm）	19.93±11.57	8.33±4.27	<0.05
△LAD2（mm）	5.21±4.17	4.08±3.68	>0.05
△LVEF（%）	8.5±6.98	4.03±3.54	<0.05

以组别（SR组=0，AF组=1）为应变量，患者年龄，AF持续时间、手术前后左房径改变（△LAD1）、复律治疗前后左房径改变（△LAD2）为自变量，做多元logistic回归分析。多元回归分析显示：瓣膜置换术后持续性房颤复律成功率与患者年龄，房颤持续时间，手术前后左房径改变（△LAD1）有关。见表21-3。

表21-3 多元Logistic回归分析结果

变量	偏回归系数	标准误	P值	OR	95.0% C.I下限	95.0% C.I上限
Variable	B	S.E.	Sig.	Exp（B）	Lower	Upper
常数	-7.233	2.507	0.004	0.001		
年龄	0.094	0.044	0.033	1.099	1.008	1.198
AF持续时间	0.154	0.066	0.020	1.166	1.024	1.328
△LAD1	0.138	0.064	0.030	1.148	1.013	1.301

房颤发生和维持与心房重构（remodeling）有关，心房重构的早期改变主要表现为电生理及离子通道特征发生变化这被称为电重构（electrical remodeling），而晚期则主要表现为心房肌纤维化、淀粉沉积、细胞凋亡等组织结构改变称为心房的结构重构（structural remodeling）。正是由于房颤时心房肌同时存在着电重构和结构重构，那么对于瓣膜置换术后伴有持续性房颤患者的复律应考虑采用针对电重构和结构重构的联合药物复律，而不应仅考虑逆转电重构。

既往研究表明电重构在房颤的发生和持续中起到重要的作用，针对房颤的电重构，有研究采用胺碘酮转复持续性房颤取得了明显效果，但这些研究中患者接受胺碘酮剂量较大，例如CHF STAT研究中患者需接受胺碘酮800mg负荷剂量2周，400mg剂量50周，以后每天治疗剂量300mg，随访45个月。根据既往瓣膜病迷宫手术后随访的经验上，我们对心脏瓣膜置换术后持续性房颤患者的门诊药物复律采用了小剂量胺碘酮，通常口服胺碘酮50～200mg（100±25mg），根据患者心室率调整胺碘酮剂量，通常控制患者静息状态下心室率/心率在65～85次/分。对于心室率/心率较快的患者，小剂量胺碘酮治疗不能时，我们常需加用美托洛尔或地尔硫草（合心爽）。

在门诊条件下对心脏瓣膜置换术后持续性房颤患者的复律治疗使用小剂量胺碘酮较为安全。因为：①国外文献报道的胺碘酮复律治疗剂量不一定适合国内情况。在过去瓣膜病迷宫手术后的随访中，我们注意到每日200mg对患者的心室率/心率影响已较为明显。若使用小剂量胺碘酮控制患者心室率/心率不满意时，加用美托洛尔或地尔硫草（合心爽）可能更为稳妥；②在门诊条件下不可能对患者及时地进行心电监测。由于转复房颤所需时间较长，长时间大剂量使用胺碘酮既有促心律失常的副作用亦有可能导致甲状腺、肝、肺等损伤。使用小剂量（每日≤200 mg）胺碘酮一般能安全地应用于门诊患有效地转复房颤，而且副作用较少。有研究中使用上述大剂量胺碘酮，在随访的16个月的时间里，18%的患者因不良反应停用胺碘酮。本研究中通过小剂量胺碘酮治疗过程中没有因为不良反应停用胺碘酮的病例。另外，对于这些需要终生华法林抗凝的患者，小剂量胺碘酮对其抗凝强度影响也较小。

近来较多的研究证实：肾素-血管紧张素-醛固酮系统（rennin-angiogenesis-aldosterone system，RAAS）参与了心房肌组织结构重构（structural remodeling），血管紧张素转换酶（Angiotensin converting enzyme，ACE）抑制剂使用可以减少心房纤维化，预防房颤的复发。与单纯采用胺碘酮复律比较，联合卡托普利和胺碘酮的治疗方案能显著降低房颤的复发率，我们在采用小剂量胺碘酮的同时加用了血管紧张素转换酶抑制剂卡托普利。最近的研究也表明炎症及氧化应激与心房结构重构关系密切。有临床报告：抗炎症及氧化应激药物如辛伐他汀和维生素C具有预防房颤复发，有利于改善房颤转复后窦性心律的维持。这些临床报道为我们使用辛伐他汀和维生素C转复持续性房颤提供了依据。

在门诊探索对瓣膜置换术后持续性房颤患者应用药物复律治疗具有重要的临床意义，因为其不需要住院治疗。除了"小剂量口服胺碘酮的研究"外，目前所有药物复律的治疗研究均需要患者住院。主要担心包括尖端扭转型室性心动过速在内的药物严重副作用。住院治疗有利于对患者的心电监测及药物的毒副作用的观察，但无疑增加治疗费用并影响患者的日常生活及工作。我们将导致房颤的电重构和结构重构因素同时考虑，联合应用药物复律以提高房颤转复的成功率，降低每种药物剂量增加安全性及可能性。"药丸装在口袋里"策略可以减少对患者生活质量的影响并降低治疗费用。开始胺碘酮治疗后，需停用或减量使用其他降低心室率/心率的药物，如果心室率/心率低于65次/分，则必须停用。胺碘酮可能会使血浆凝血酶原时间国际化比率（INR）升高，应当严密检测INR及时调整华法林剂量。应用卡托普利后的常见副作用是咳嗽和皮肤瘙痒，6例患者因咳嗽而需间断服药，1例患者因皮肤瘙痒退出治疗。其余患者没有出现其他明显与剂量相关的毒副作用。

我们研究表明：瓣膜置换术后持续性房颤患者门诊药物复律有效性主要与患者年龄，房颤持续时间及手术前后左房径改变（△LAD1）有关。患者年龄越小、房颤持续时间越短，△LAD1越大，越有利于房颤复律。虽然复律治疗未能明显改变左房大小（△LAD2），但复律成功患者的心功能得到明显改善。

总之，瓣膜置换术后持续性房颤患者的门诊药物复律是安全及有效的。

（钱永军）

参考文献

［1］肖锡俊，袁宏声，唐红，等．术中盐水冲洗的射频改良迷宫手术治疗二尖瓣病变伴心房颤动．中国胸心血管外科临床杂志，2005；12（2）：73-75.

［2］Horstkotte，D. Arrhythmias in the natural history of mitral stenosis ［J］. Acta Cardiologica. 47（2）：105-13，1992.

［3］肖锡俊，袁宏声，唐红，等．二尖瓣置换时采用盐水冲洗的射频改良迷宫手术治疗心房颤动．中华心律失常学杂志，2006；10（5）：342-344.

［4］W ijffelsMCEF，Kirchhof CJHJ，Dorland R，et al. A trial fibrillation begets atrialfibrillation. A study in awake chronically instrumented goats ［J］. Circulation，1995，92：1954-1968.

［5］Yue L，Feng J，Gadpo R，et al. Ionic remodeling underlying action potentialchanges in a canine model of atrial fibrillation ［J］. Circ Res，1997，81：515-525.

［6］Attuel P，Childers R，CauchemezB，et al. Failure in the rate adap tation of the atrial refractory period：Its relationship to vulnerability ［J］. Int J Cardiol，1982，2：179-197.

［7］FranzMR，Karasik PL，Li C，et al. Electrical remodelling of the human atrium：Similar effects in patients with chronic atrial fibrillation and atrial flutter ［J］. JAm Coll Cardiol，1997，30：1785-1792.

［8］Sanders P，Morton JB，Davidson NC，et al. Electrical remodeling of the atria incongestive heart failure：electrophysiological and electroanatomic mapping in humans ［J］. Circulation，2003，108（12）：1461-1468.

［9］LiD，Pang L，Leung TK，et al. Effects of angiotensinconverting enzyme inhibition on the development of the atrial fibrillation：substrate in dogswith ventriculartachypacinginduced congestive heart failure ［J］. Circulation，2001，104：2608-2614.

［10］Cha TJ，ehrilich JR，Zhang L，et al. Dissociation between ioic remodeling and ability to sustain atrial fibrillation during recovery from experimental congestiveheart failure ［J］. Circulation，2004，109：412-418.

［11］Roy D，Talajic M，Dorian P，et al. Amiodarone to prevent recurrence of in patientsatrial fibrillation. Canadian Trial of Atrial Fibrillation Investigators. N Engl J Med，2000；342：913-20.

［12］Singh SN，Fletcher RD，Fisher SG，et al. Amiodarone in patients with congestive heart failure and asymptomatic ventricular arrhythmia. Survival Trial of Antiarrhythmic Therapy in Congestive Heart Failure. N Engl J Med，1995；333：77-82.

［13］Kochiadakis，G E；Igoumenidis，N E；Marketou，M E；，et al. Low dose amiodarone and sotalol in the treatment of recurrent，symptomatic atrial fibrillation：a comparative，placebo controlled study. ［Miscellaneous Article.］Heart. 84（3）：251-257，September 1，2000.

［14］Li，Danshi MD，PhD；Shinagawa，Kaori MD；Pang，，et al. Effects of Angiotensin-Converting Enzyme Inhibition on the Development of the Atrial Fibrillation Substrate in Dogs With Ventricular Tachypacing-Induced Congestive Heart Failure. Circulation. 104（21）：2608-2614，November

20，2001.

［15］ Anne，W；Willems，R；Van der Merwe，N；，et al. Atrial fibrillation after radiofrequency ablation of atrial flutter：preventive effect of angiotensin converting enzyme inhibitors，angiotensin II receptor blockers，and diuretics. Heart. 90（9）：1025-1030，September 2004.

［16］ Siu CW，Lau CP，Tse HF，et al. Prevention of atrial fibrillation recurrence by statintherapy in patients with lone atrial fibrillation after successful cardioversion［J］. Am J Cardiol，2003，92：1343-1345.

［17］ Tieleman RG. Gosselink AT. Crijns HJ.，et al. Efficacy，safety，and determinants of conversion of atrial fibrillation and flutter with oral amiodarone. American Journal of Cardiology. 79（1）：53-7，1997 Jan 1.

［18］ Capucci，Alessandro MD；Villani，Giovanni Quinto MD；Piepoli，Massimo F. MD；et al. The role of oral IC antiarrhythmic drugs in terminating atrial fibrillation. Current Opinion in Cardiology. 14（1）：4，January 1999.

第二十二章　二尖瓣病变房颤精准化药物治疗

Precision Pharmacological Treatment of Atrial Fibrillation in MVDs

目前射频消融治疗瓣膜病房颤在临床中普遍开展，半年后窦性心律维持率约在 75% ～ 85%，近期有报道半年后窦性心律维持率仅为 62.3%。窦性心律维持率与医生和患者期待差别较大，能否进一步提高房颤转复率？

钱永军、肖锡俊研究小组通过房颤机制系列研究发现瓣膜病房颤存在结构重构且不同类型二尖瓣病变其结构重构程度不同；肾素-血管紧张素-醛固酮系统（renin-angiotensin-aldosteronesystem，RAAS）导致房颤结构重构机制并不相同。因此，设想：①瓣膜病房颤射频消融术后，序贯抗结构重构药物治疗可能进一步提高房颤转复率；②不同类型的二尖瓣病变伴房颤，射频消融术后使用不同种类的抗结构重构药物精准化治疗，房颤转复效果可能不同。

该研究患者来自自 2011 年 6 月至 2015 年 12 月的中国成人心脏外科数据库华西医院分库，共有 2668 例患者因二尖瓣病变伴房颤行二尖瓣瓣膜置换同期行双极射频消融术。

纳入标准：①需要行二尖瓣置换的二尖瓣狭窄（mitral valve stenosis，MS）或二尖瓣反流（mitral valve regurgitation，MR）同期行房颤射频消融的患者，主动脉瓣轻度以下或无狭窄或反流病变且术中不需要手术干预主动脉瓣；三尖瓣中度及以下反流行或未行三尖瓣成形；②按要求完成门诊 6 月随访或电话随访并坚持使用完抗结构重构相关药物；③随访期间没有发生抗凝、膜功能障碍、瓣周漏、三尖瓣中度及以上反流并发症及再行心脏相关手术。

排除标准：①术后存在二度及以上传导阻滞或安置永久起搏器；②伴有中度及以上或需手术处理的主动脉瓣病变；③伴有中度以上三尖瓣反流行或未行三尖瓣成形，需行三尖瓣置换的患者；④其他情况如术前存在感染性心内膜炎，甲状腺功能亢进，高血压心脏病，高脂血症，冠心病，糖尿病，术前房颤持续时间小于半年，抗凝并发症、随访期间再次入院等。

分组：首先根据瓣膜病变将患者分为 2 组（MS 组及 MR 组），每组再根据研究目的进一步根据患者使用抗结构重构药物分为：ACEI（angiotensin-converting enzyme inhibitors）组（使用血管紧张素转换酶抑制剂）、ARB（angiotensin Ⅱ-receptor blockers）组（使用血管紧张素阻滞剂）和对照组（未使用任何抗结构重构药物），共 6 组，具体分组情况见图 22-1。

临床资料采集方法：记录出院时及随访相关临床及相关实验室检查数据，主要包括性别、年龄、房颤持续时间、心电图及心脏彩超数据等。二尖瓣置换为常规胸骨正中切口体外循环植入机械瓣二尖瓣置换。术后华法林终生抗凝，强度 INR 维持在 1.5 ～ 2.0。房颤射频消融在机械瓣二尖瓣置换术期间同时使用 medtronic 双极射频消融钳按照标准 COX Ⅳ 手术经线进行操作。

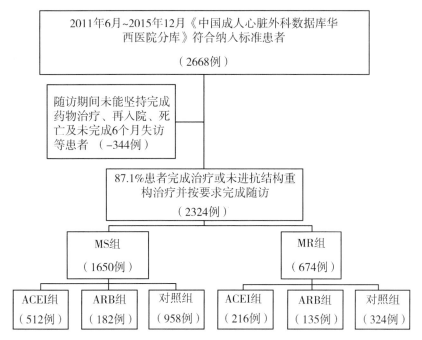

图 22-1 纳入患者分组示意图

所有患者出院时完成心脏超声检查并根据病情及医生意愿使用或不使用 ACEI 及 ARB 药物。ACEI 为卡托普利 12.5mg，每日 1 次；ARB 为 75mg，每日 1 次。其他不影响研究目的的调整心功能药物及心律药物常规使用。术后每月患者门诊就诊调整口服药物及凝血监测，了解患者心率及心律情况，根据患者的心室率/心率调整胺碘酮、美托洛尔等药物剂量。临床医生在门诊记录 ACEI 及 ARB 药物持续使用时间及观察药物副作用如咳嗽、皮肤瘙痒等，评估患者是否需要调整 ACEI 及 ARB 药物剂量或中止 ACEI 及 ARB 药物治疗等。

在相关房颤治疗研究中，窦性心律评估是重要环节，同时也是临床研究中较难执行的环节。在该研究中有条件患者建议行 24 小时 Holter，但根据现行临床工作情况及大样本数据采集等可行性，也采用每月 1 次心电图、心脏超声等综合评估患者 6 个月时心律情况，要求全部 12 导联心电图发生持续 10 秒钟的房颤心律诊断为房颤，综合评估由 3 名不同专业医师独立完成综合评估，3 名医师分别来自心脏彩超医师、心内科医师和心脏外科专业，只有 3 名医生都判定患者为窦性心律方评估患者为窦性心律。

在研究期间，中国成人心脏外科数据库华西医院分库共有 2668 例患者因二尖瓣病变伴房颤行二尖瓣瓣膜置换同期行射频消融术。随访 6 个月期间未能坚持完成药物治疗、肺部感染等再入院、再次行心脏手术或其他手术、6 月内行电复律、死亡及未完成 6 个月随访等共计 344 例，87% 的患者共 2324 例完成随访，其中 MS 组 1650 例，MR 组 674 例。每组患者再根据使用抗结构重构药物种类不同及未使用药物继续分为 3 组，每组分组及纳入例数情况见图 22-1。

一、MS 组患者出院时一般临床资料及使用不同抗结构重构药物 AF 转复律比较

MS 组内 3 组患者出院时一般临床资料比较　3 组患者在年龄、性别、AF 持续时间、LAD、LVD、RAD、RVD、LVEF、LVFS 之间的差异无统计学意义（$P>0.05$），见表 22-1。

表 22-1　MS 组内 3 组患者出院时一般临床资料比较（x̄±s）

	ACEI 组 （N=512）	ARB 组 （N=182）	对照组 （N=958）
年龄（岁）	51.3±11.2	50.9±13.2	52.1±12.6
男/女	211/301	83/99	383/575
AF 持续时间（月）	11.1±4.5	13.6±4.8	12.7±6.1
LAD（mm）	53.6±12.1	52.9±10.7	52.3±15.4
LVD（mm）	44.4±6.3	48.6±9.5	46.1±7.8
RAD（mm）	48.9±14.2	47.6±11.4	49.2±14.9
RVD（mm）	24.5±5.6	27.3±7.9	25.6±5.7
LVEF（%）	58.7±9.3	57.6±7.3	56.8±6.2
LVFS（%）	33.1±4.3	34.6±6.7	35.8±5.8

　　研究发现 MS 组内 3 组患者随访 6 个月时心脏彩超数据比较与对照组相比，使用 ACEI 与使用 ARB 组患者，LAD、LVD 均明显降低，差异有统计学意义（$P<0.05$），但 RAD、RVD、LVEF、LVFS 的差异均无统计学意义（$P>0.05$），见图 22-2。

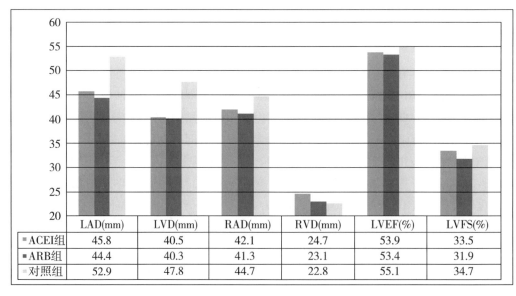

图 22-2　MS 组内 3 组患者随访 6 个月时心脏彩超数据比较（均数）

　　ACEI 与 ARB 均可明显减少 MS 患者的左房及左室大小，而对右房、右室、LVEF 及 LVFS 改善不明显。使用 ACEI 组与 ARB 组患者在改善左房、左室的方面等效。

　　MS 组使用不同抗结构重构药物 ACEI 与 ARB 对房颤转复率不同。不同的药物均能提高 MS 患者的房颤转复率，但提高程度不同。ACEI 与 ARB 均可将对照组 79.1% 的房颤转复率分别提高至 83.7% 和 82.8%（$P=0.03$ 和 0.04），差异有统计学意义；而 ACEI 与 ARB 两者之间的房颤转复率的比较为 83.7% vs. 82.8%，$P=0.21$ 差异无统计学意义，见图 22-3。可见在 MS 患者中，ACEI

和 ARB 均可以明显提高房颤转复率，同时两者之间效果无差别。

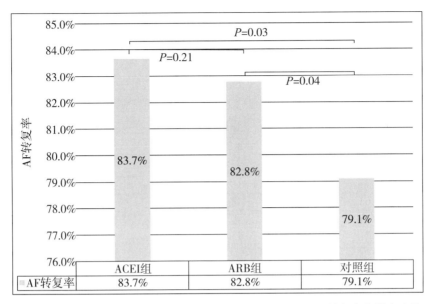

图 22-3　MS 组使用不同抗结构重构药物 ACEI 与 ARB 对 AF 转复率的影响比较

研究小组在完成 MS 相关研究后，采用相同的研究方法在 MR 组中进一步研究。MR 组内三组患者出院时在年龄、性别、AF 持续时间、LAD、LVD、RAD、RVD、LVEF、LVFS 之间的差异无统计学意义（$P>0.05$），见表 22-2。

表 22-2　MR 组内 3 组患者之间出院时一般资料比较（$\bar{x}\pm s$）

	ACEI 组 （N=216）	ARB 组 （N=135）	对照组 （N=324）
年龄（岁）	56.1±12.2	54.4±13.6	55.3±10.7
男／女	117/99	72/63	178/146
AF 持续时间（月）	10.9±6.8	12.6±5.7	11.2±9.2
LAD（mm）	55.9±14.2	54.7±9.8	55.3±10.7
LVD（mm）	42.5±9.1	46.3±10.5	44.4±8.4
RAD（mm）	47.1±9.7	44.7±14.5	46.5±12.6
RVD（mm）	25.6±6.7	28.5±9.1	23.6±8.8
LVEF（%）	55.5±10.3	53.6±8.4	54.8±9.7
LVFS（%）	31.1±5.5	32.5±4.9	34.2±6.7

MR 组内 3 组患者随访 6 个月时心脏彩超数据比较显示，与对照组相比，使用 ACEI 组患者与对照组相比，LAD、LVD、RAD、RVD、LVEF、LVFS 之间的差异均为无统计学意义（$P>$ 0.05）。而使用 ARB 组患者，LAD、LVD 明显降低，差异有统计学意义（$P<0.05$），但 RAD、RVD、LVEF、LVFS 之间的差异无统计学意义（$P>0.05$）。使用 ACEI 组与 ARB 组患者相比较，LAD、LVD 明显降低，差异有统计学意义（$P<0.05$），但 RAD、RVD、LVEF、LVFS 之间的差异无统计学意义（$P>0.05$），见图 22-4。

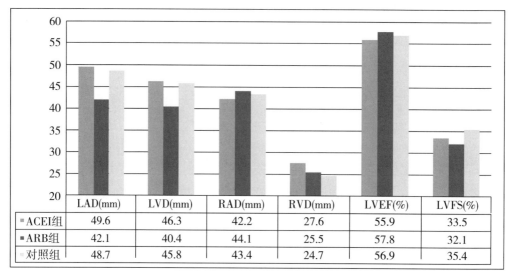

	LAD(mm)	LVD(mm)	RAD(mm)	RVD(mm)	LVEF(%)	LVFS(%)
■ACEI组	49.6	46.3	42.2	27.6	55.9	33.5
■ARB组	42.1	40.4	44.1	25.5	57.8	32.1
□对照组	48.7	45.8	43.4	24.7	56.9	35.4

图 22-4　MR 组内 3 组患者随访 6 个月时心脏彩超数据比较（均数）

可见，ACEI 的长期使用并未改善 MR 患者的左房、左室、右房、右室，对 LVEF 及 LVFS 也没有改善。ARB 明显改善了 MR 患者的左房及左室，而对右房、右室、LVEF 及 LVFS 改善不明显。在 MR 患者中使用 ARB 组患者左房、左室的改善优于 ACEI 组，但其他心脏彩超指标无明显差异。

在 MR 组使用不同抗结构重构药物 ACEI 与 ARB 对房颤转复率的影响不同。不同的药物均能提高 MR 患者的房颤转复率，但提高程度也不同。ACEI 虽可将对照组 76.1% 的房颤转复率提高至 77.2%，$P=0.62$，但差异无统计学意义；ARB 可将对照组 76.1% 的房颤转复率提高至 81.6%，$P=0.02$，差异有统计学意义；ACEI 组与 ARB 组之间的房颤转复率的比较为 81.6% vs. 77.2%，$P=0.03$ 差异有统计学意义，见图 22-5。可见，在 MR 患者中，ACEI 虽然也可以相对提高房颤转复率，但与对照组无统计学差异，而 ARB 可以明显提高房颤转复率。

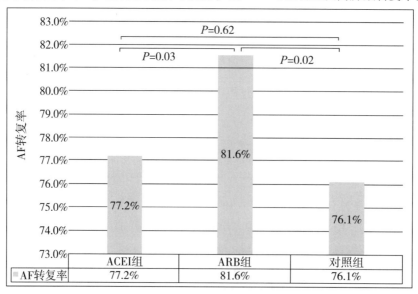

	ACEI组	ARB组	对照组
■AF转复率	77.2%	81.6%	76.1%

图 22-5　MR 组使用不同抗结构重构药物 ACEI 与 ARB 对 AF 转复率的影响比较

　　课题组在国内外率先进行不同类型瓣膜病伴房颤的发生和维持机制系列研究。由于临床观察到二尖瓣狭窄和二尖瓣反流伴发房颤的发生率不同，二尖瓣狭窄较易发生房颤，约64％患者伴房颤，而二尖瓣反流患者伴发房颤相对较少。通过系列研究，我们证实了瓣膜病伴房颤的发病机制中存在一个美丽的圈，见图22-6。该圈主要包括3个部分：①圈的左部分证明不同类型二尖瓣病变其房颤发病机制不同，在 MS 患者中房颤与血管紧张素转换酶（ACE）及血管紧张素（Ang Ⅱ）相关，而在 MR 患者中房颤仅与 Ang Ⅱ 相关。②圈的右部分证明了瓣膜病房颤时存在结构重构且不同类型二尖瓣病变患者其左房结构重构情况并不相同。与 MR 患者相比，MS 患者左房结构重构更为明显。③在上述两个研究基础上，2015 年研究小组完成这个圈的关键步骤就是证明了 Ang Ⅱ 及 ACE 连接了 RAAS 和结构重构，最终指出从 RAAS 到结构重构，瓣膜病伴房颤发病机制存在一个美丽的圈。系列发病机制研究提示阻止房颤的结构重构可能进一步提高房颤的转复率，不同类型的瓣膜病变需使用不同药物，这是本研究的理论基础。据我们所知，本研究是最大样本关于瓣膜病房颤射频消融术后针对发病机制是否应用结构重构药物治疗的回顾性研究。

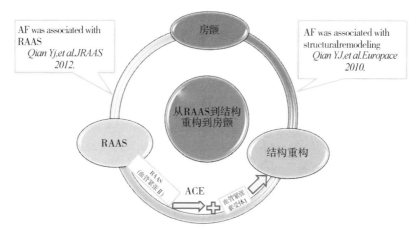

图 22-6　从 RAAS 到结构重构，瓣膜病伴房颤存在一个美丽的圈

　　前期的基础研究决定本研究的药物种类选择。研究发现不同类型二尖瓣病变其房颤发病机制不同，在 MS 患者中，房颤与 ACE 及 Ang Ⅱ 最相关，而在 MR 患者中房颤仅与 Ang Ⅱ。因此，本研究选择了 ACEI 或 ARB 药物干预房颤。该药物一直是心血管临床常用药物，使用安全，副作用较小，随访发现主要副作用是咳嗽及皮肤瘙痒等，常暂停 1 周可再恢复用药，少数患者需终止继续服药。另外，本研究使用 ACEI 或 ARB 剂量较小，对患者血压影响较小，没有出现因血压波动明显而停止用药。由于本研究药物的副作用危害较小，发生率较低且本研究是大样本量研究，故本研究排出间断服药或终止服药患者。

　　本研究发现在 MS 患者中，ACEI 和 ARB 均可以明显提高房颤转复率，同时两者之间效果无差别。在 MR 患者中，ARB 可以明显提高房颤转复率，而 ACEI 虽然也可以相对提高房颤转复率，但与对照组无统计学差异。该临床研究结果和先前的基础研究吻合，进一步证明 MS 患者中房颤与 ACE 及 Ang Ⅱ 相关，可使用 ACEI 或 ARB 可进一步提高房颤转复率，而在 MR 患者中房颤仅与 Ang Ⅱ，只有 ARB 可进一步提高房颤转复率，ACEI 使用效果不明显。

　　评价结构重构的指标选择来自于心脏彩超，主要由于前期研究发现心脏结构重构主要表现为心肌超微结构变化、心肌 I 型和 III 型纤维胶原变化、心脏大小变化。心肌超微结构变化及纤维胶原变化获取是有创，在临床随访中难以实现，不利于大样本量研究，故本研究选择由心脏彩超提供的心脏大小评估结构重构。通过心脏彩超数据提示在 MS 患者中无论是 ACEI 还是 ARB 干预都可以改善以左房、左室为代表的结构重构；而在 MR 患者中只有 ARB 干预才可以改善以左房、左室的结构重构，ACEI 干预不能改善其结构重构。不同药物治疗的结构重构改变和其对应的房颤转复率是一致的，充分证明系列基础房颤结构重构研究能够指导临床治疗房颤。

研究表明，持续性房颤在射频消融成功复律后，心房的电重构能够在短时间内完全停止，但心肌结构重构仍持续进行，而此时房颤仍易复发。可见，心脏的结构重构改变是房颤复发的物质基础，而非电重构。本研究小组在房颤发病研究基础上继续深入，开始思考瓣膜病房颤射频消融术电重构停止后是否需使用结构重构药物。虽然有研究表明 RAAS 阻滞剂 ACEI 可以降低 21% 新发房颤，而 ARB 可以降低 22% 新发房颤，但该研究研究对象过于笼统，基础疾病混杂且是针对未行房颤射频消融术患者，和本研究差别较大。本研究根据房颤发病机制研究仅选择 RAAS 阻滞剂中的 ACEI 和 ARB 进行精准靶向治疗，同时也将研究对象进行精细分组。从研究结果来看，结合房颤发生的不同基础疾病和不同的机制，房颤射频消融术后进一步应用精准药物序贯治疗是必要的而且有效的，这种根据精细的房颤机制研究采用个体化的"精准治疗"方案，在目前房颤射频消融基础上可进一步提高房颤转复率。

总之，瓣膜病伴房颤射频消融术后仍然存在结构重构，不同类型病变的瓣膜其房颤发病机制不同，使用药物不同且效果也不同。个体化、精准化的抗结构重构药物序贯治疗能够进一步提高射频消融术后房颤的转复率。目前房颤患者越来越多，治疗房颤的目标是改善生存质量、阻止并发症和死亡。房颤治疗策略包括心率控制和心律控制，前者可以改善患者的生存质量，但不能够改善有效阻止并发症和死亡，而心律控制是房颤治疗的高级目标。目前，心脏手术同时行房颤射频消融是房颤心律控制治疗最主要方法之一，但临床结果并不满意，进一步提高房颤转复率是房颤治疗瓶颈。突破肺静脉隔离同期使用 IC 类药物现状，针对房颤发生和维持机制个体化治疗是未来 20 年房颤治疗方向。

（钱永军）

参考文献

［1］ Camm AJ, Savelieva I, Potpara T, et al. The changing circumstance of atrial fibrillation-progress towards precision medicine. J Intern Med, 2016, 279（5）：412-27.

［2］ Zhu X, Li Q, Li Y, et al. Analysis of Bipolar Radiofrequency Ablation in Treatment of Atrial Fibrillation Associated with Rheumatic Heart Disease. PLoS One, 2016, 11（3）：e0151248. doi：10.1371/journal.pone.0151248. eCollection 2016.

［3］ Gillinov AM, Gelijns AC, Parides MK, et al. Surgical ablation of atrial fibrillation during mitral-valve surgery. N Engl J Med, 2015, 372（15）：1399-409.

［4］ Schaff HV. Surgical ablation of atrial fibrillation——when, why, and how? N Engl J Med, 2015, 372（15）：1465-7.

[5] Pitt B, Remme W, Zannad F, et al. Eplerenone Post-Acute Myocardial Infarction Heart Failure Efficacy and Survival Study Investigators. Eplerenone, a selective al-dosterone blocker, in patients with left ventricular dysfunction after myocardial infarction. N Engl J Med 2003, 348 (14): 1309-1321

[6] Chen L, Xiao Y, Ma R, et al. Bipolar radiofrequency ablation is useful for treating atrial fibrillation combined with heart valve diseases. BMC Surg, 2014 22; 14: 32.

[7] Qian YJ (钱永军), Meng J, Tang H, et al. Different structural remodelling in atrial fibrillation with different types of mitral valvular diseases. Europace, 2010, 12 (3): 371-377.

[8] Qian YJ (钱永军), Shao HZ, Luo TX, et al. Plasma Angiotensin Converting Enzyme Level and Permanent Atrial Fibrillation with Mitral Valvular Disease. Labmedicine, 2008, 39: 14-17.

[9] Qian YJ (钱永军), Liu Y, Tang H, et al. Circulating and local renin-angiotensin-aldosterone system express differently in atrial fibrillation patients with different types of mitral valvular disease. J Renin Angiotensin Aldosterone Syst. 2013, 14 (3): 204-11.

[10] Qian YJ (钱永军), Shao HZ, Zhou WX, et al. From changes in local RAAS to structural remodeling of the left atrium: A beautiful cycle in atrial fibrillation. Herz, 2015, 40 (3): 514-20.

[11] Gillis AM, Verma A, Talajic M, et al. CCS Atrial Fibrillation Guidelines Committee. Canadian Cardiovascular Society atrial fibrillation guidelines 2010: rate and rhythm management. Can J Cardiol, 2011, 27: 47-59.

[12] Gillis AM, Krahn AD, Skanes AC, et al. Management of atrial fibrillation in the year 2033: new concepts, tools, and applications leading to personalized medicine. Can J Cardiol, 2013, 29 (10): 1141-1146.

[13] Khatib R, Joseph P, Briel M, et al. Blockade of the renin-angiotensin-aldosterone system (RAAS) for primary prevention of non-valvular atrial fibrillation: a systematic review and meta-analysis of randomized controlled trials. Int J Cardiol, 2013, 30; 165 (1): 17-24.

[14] Shenasa M, Soleimanieh M, Shenasa F. Individualized therapy in patients with atrial fibrillation: new look at atrial fibrillation. Europace, 2012, 14: v121-v124.

第二十三章　房颤影响二尖瓣置换术的结构重构

Atrial Fibrillation Effects Stuactral Remodeling in MVR

二尖瓣置换术（mitral valve replacement，MVR）能够有效地减轻患者术前存在的血流动力学紊乱，从而极大地改善患者心功能及提高患者术后生活质量。虽然多数患者术后随访可见其左房较术前明显缩小，但也有部分患者术后左房缩小不明显或甚至继续扩大，因此二尖瓣置换手术并不能完全消除导致左房重构的危险因素。目前有关二尖瓣置换术后患者左房重构逆转的研究很少，影响术后左房重构逆转的因素尚不十分清楚。蒙俊、肖锡俊教授以心脏瓣膜病二尖瓣病变患者为研究对象，观察不同心律、不同类型二尖瓣病变患者手术前、后左房几何形态的改变，以了解这些患者术后左房重构逆转的情况，并进一步探索影响左房重构逆转的重要因素。

该研究将258例二尖瓣置换手术患者纳入研究，且这些患者术后随访至少达到2年。研究排除标准包括：再次瓣膜手术，采用生物瓣膜置换或同时接受迷宫手术的患者；感染性心内膜炎的患者；有大量左房血栓的患者；合并中度及中度以上主动脉瓣病变的患者；术后随访期间心律发生改变（房颤转为窦性；或窦性转为房颤）、血栓栓塞、死亡或失访的患者。

根据手术前二尖瓣病变类型和心律将患者分为4组：

1 组：二尖瓣狭窄仍为窦性心律（Mitral stenosis-Sinus rhythm，MS-SR）。

2 组：二尖瓣狭窄伴房颤（Mitral stenosis-Atrial fibrillation，MS-AF）。

3 组：二尖瓣反流仍为窦性心律（Mitral regurgitation-Sinus rhythm，MR-SR）。

4 组：二尖瓣反流伴房颤（Mitral regurgitation-Atrial fibrillation，MR-AF）。

各组患者分别于手术前一周内及术后2年进行常规及左房的相关的超声心动图检查。受检对象取左侧卧位，连接同步心电图，采用相应超声切面测定：左心室舒张末径（end-diastolic diameter，EDD）、左心室收缩末径（end-systolic diameter，ESD）、左室射血分数（ejection fraction，EF）、左室短轴缩短率（fractional shortening，FS），连续测定3~5个心动周期，决定各个指标的平均值。采用心尖四腔心切面，在左室收缩末期测量左房前后径（left atrial anteroposterior diameter，LAD）左房面积（left atrial area，LAA）和左房容积（left atrial volume，LAV），根据体表面积计算出左房容积指数（left atrial volume index，LAVi）

研究结果提示二尖瓣狭窄患者 LAVi 小于二尖瓣反流患者（$P<0.05$），伴窦性心律的二尖瓣病变患者其LAVi 则低于伴房颤的二尖瓣病变患者（$P<0.05$）；二尖瓣机械瓣置换术后2年，二尖瓣反流患者左心房重构的逆转程度高于二尖瓣狭窄患者（$P<0.05$），窦性心律患者左心房重构的逆转程度高于房颤患者（$P<0.05$）。以 LAVi 为应变量，以术前各因素（性别、年龄、心律、二尖瓣病变类型、LVEDD、LVESD、LAD、LAA、LAV）为自变量，进行多元逐步回归分析，结果提示 年龄、MR、AF、LAV、LVEDD 与左心房重构逆转有关。

表 23-1 左房重构逆转的多元逐步回归分析结果

Model	Unstandardized Coefficients（偏回归系数）		Standardized Coefficients（标准化偏回归系数）	t	Sig.
	B	Std. Error	Beta	B	Std. Error
（Constant）	78.570	19.821		3.964	.000
LAV	.344	.018	.861	19.080	.000
EDD	-.890	.277	-.137	-3.212	.001
Age	-.641	.230	-.114	-2.790	.006
AF	.340	.018	.851	18.673	.000
MR	.324	.017	.810	18.599	.000

　　蒙俊、肖锡俊教授研究发现术前同为窦性心律但二尖瓣病变类型不同的患者其左房重构程度明显不同，MR 患者其左房重构程度明显高于 MS 患者，其表现在：MR 患者术前 LA、LAA、LAV、LAVi 均明显高于 MS 患者。术前同为房颤但二尖瓣病变类型不同的患者其左房重构程度也明显不同，MR 的患者其左房重构程度高于 MS 患者，表现在：MR 患者术前的 LA、LAA、LAV、LAVi 均明显高于 MS 患者。我们的结果表明：MR 患者左房重构程度明显高于 MS 患者。MR 患者术后左房重构的逆转程度也明显高于 MS 患者。多元回归分析亦显示：MR 是影响二尖瓣置换术后患者左房重构逆转的重要因素。导致不同二尖瓣病变患者左房重构及左房重构逆转程度不同的可能原因是：MS 患者和 MR 患者的二尖瓣 A 波速率是不一样的，当 MS 时其 A 波速率增加，而 MR 时其 A 波速率并无明显改变，因为左房做功（动能）＝A 波速率的平方×1/2×左房每搏量×1.06。因此 MS 时左房做功（动能）要明显大于 MR。在 MS 患者其左房做功会随着病程的持续而增加，因此最终可能出现左房功能不全，甚至衰竭，这影响了左房重构的逆转。此外，二尖瓣置换术后尽管患者左房容积减少，但其左房的做功（动能）反而增加，这提示患者在术前就已经存在左房功能不全。压力负荷过重时左房心肌细胞舒张异常，而容量负荷过重时左房心肌细胞舒张正常。此外，采用扫描电镜研究 Goldsmith 等证实 MS 患者其左房内皮细胞的损伤要重于 MR 患者，内皮细胞损伤同样妨碍了左房重构的逆转。

　　MS 患者左房心肌细胞肥大程度明显高于 MR 患者，而 MR 患者左房心肌间质纤维化程度明显高于 MS 患者。MS 患者左房心肌细胞氧化损伤程度明显高于 MR 患者。正是这些差异可能导致 MS 和 MR 患者术后左房重构的逆转明显不同。

　　伴有房颤的二尖瓣病变患者其左房重构程度明显高于仍为窦性心律的二尖瓣病变患者，其表现在：伴有房颤的二尖瓣病变患者术前 LA、LAA、LAV 及 LAVi 均明显高于仍为窦性心律的二尖瓣病变患者。术后窦性心律患者 LAVi 减少程度明显高于房颤患者。多元回归分析也显示：房颤是影响二尖瓣置换手术患者术后左房重构逆转的重要因素。房颤是二尖瓣病变患者最常见的心律失常，而且随年龄的增加其发病率亦相应升高。永久性房颤一旦形成，即使手术纠正了原有的心脏瓣膜病变，术后大多数患者的房颤仍持续存在。房颤不但损害心功能，还增加血栓形成及栓塞的危险，这无疑对患者的长期预后不利。房颤时左房存在电重构和结构重构。房颤时左房心肌出现明显的超微结构改变即：左房心肌纤维丧失、左房心肌肌节退行性变和纤维化、肌质网结构的破坏、核染色体聚集、大量次级溶酶体出现。我们既往的研究也表明不同心律状态下患者的左房心肌组织病理改变程度是不同的，伴房颤的二尖瓣病变患者左房心肌细胞肥大程度明显高于仍为窦性心律的二尖瓣病变患者，伴房颤的二尖瓣病变患者左房心肌细胞氧化损伤程度明显高于仍为窦性心律的二尖瓣病变患者。可能正是由于这些超微结构的改变，二尖瓣置换术后房颤和窦性心律患者其左房重构的逆转程度并不相同。

蒙俊、肖锡俊教授的研究显示：年龄、二尖瓣反流、房颤、术前左房容积及左室舒张末径与二尖瓣置换手术患者术后左房重构的逆转有关，该结果与 Jong-Won Ha 等的报道基本吻合，与其不同的是该研究结果发现左室舒张末径亦是影响二尖瓣置换手术患者术后左房重构逆转的重要因素，此外该研究的病例较少，术后研究时间较短（术后 1 周）。

总之，伴有房颤的二尖瓣病变患者左房容积指数明显高于仍为窦性心律的二尖瓣病变患者；在二尖瓣置换术后 2 年，二尖瓣反流患者左房重构的逆转程度明显高于二尖瓣狭窄患者，窦性心律患者左房重构的逆转程度明显高于房颤患者；年龄、房颤、术前左房容积、二尖瓣反流、左室舒张末径是影响二尖瓣置换手术患者术后左房重构逆转的重要因素。

（蒙俊，钱永军，魏东明）

参考文献

［1］ Tsang TS, Barnes ME, Gersh BJ, et al. Left atrial volume as a morphophysiologic expression of left ventricular diastolic dysfunction and relation to cardiovascular risk burden. Am J Cardiol 2002；90：1284-1289.

［2］ Simek CL, Feldman MD, Haber HL, et al. Relationship between left ventricular wall thickness and left atrial size：comparison with other measures of diastolic function. J Am Soc Echocardiogr 1995；8：37-47.

［3］ Kizer JR, Bella JN, Palmieri V, et al. Left atrial diameter as an independent predictor of first clinical cardiovascular events in middle-aged and elderly adults：the strong heart study. Am Heart J 2006；151：412-418.

［4］ Tsang TS, Barnes ME, Bailey KR, et al. Left atrial volume：important risk marker of incident atrial fibrillation in 1655 older men and women. Mayo Clin Proc 2001；76：467-475.

［5］ Barnes ME, Miyasaka Y, Seward JB, Gersh BJ, Rosales AG, Bailey KR, Petty GW, Wiebers DO, Tsang TS. Left atrial volume in the prediction of first ischemic stroke in an elderly cohort without atrial fibrillation. Mayo Clin Proc 2004；79：1008-1014.

［6］ Boldt A, Wetzel U, Lauschke J, et al. Fibrosis in left atrial tissue of patients with atrial fibrillation with and without underlying mitral valve disease. Heart 2004；90：400-405.

［7］ Goette A, Juenemann G, Peters B, et al. Determinants and consequences of atrial fibrosis in patients undergoing open heart surgery. Cardiovasc Res 2002；54：390-396.

［8］ Kistler PM, Sanders P, Fynn SP, et al. Electrophysiologic and electroanatomic changes in the human atrium associated with age. J Am Coll Cardiol 2004；44：109-116.

［9］ Abhayaratna WP, Seward JB, Appleton CP, et al. Left atrial size：physiologic determinants and clinical applications. J Am Coll Cardiol. 2006；47：2357-2363.

[10] Helms AS, West JJ, Patel A, et al. Relation of left atrial volume from three-dimensional computed tomography to atrial fibrillation recurrence following ablation. Am J Cardiol 2009；103：989-993.

[11] Badhwar V, Rovin JD, Davenport G, et al. Left Atrial Reduction Enhances Outcomes of Modified Maze Procedure for Permanent Atrial Fibrillation During Concomitant Mitral Surgery. Ann Thorac Surg 2006；82：1758-1764.

[12] Lemire F, Tajik AJ, Hagler DJ. Asymmetric left atrial enlargement；an echocardiographic observation. Chest 1976；69：779-781.

[13] Pearlman JD, Triulzi MO, King ME, et al. Left atrial dimensions in growth and development：normal limits for two-dimensional echocardiography. J Am Coll Cardiol 1990；16：1168-1174.

[14] Tsang TS, Barnes ME, Bailey KR, et al. Left atrial volume：important risk marker of incident atrial fi brillation in 1, 655 older men and women. Mayo Clin Proc 2001；76：467-475.

[15] Tsang TS, Abhayaratna WP, Barnes ME, et al. Prediction of cardiovascular outcomes with left atrial size：is volume superior to area or diameter? J Am Coll Cardiol 2006；47：1018-1023.

[16] Boudoulas H, Boudoulas D, Sparks EA, et al. Left atrial performance indices in chronic mitral valve disease. J Heart Valve Dis 1995；4：242-247.

[17] Abhayaratna WP, Seward JB, Appleton CP, et al. Left atrial size：physiologic determinants and clinical applications. J Am Coll Cardiol 2006；47：2357-2363.

[18] Petros S. Left atrial volumes, function and work before and after mitral valve repair in chronic mitral regurgitation. J heart valve disease 2004；13：27-32.

[19] Goldsmith I, Kumar P, Carter P, et al. Atrial endocardial changes in mitral valve disease：a scanning electron microscopy study. Am Heart J 2000；140：777-784.

[20] 邵换璋，肖锡俊. 不同类型二尖瓣病变患者心房肌组织病理和氧化损伤特点及其与心房颤动关系的研究.

[21] Schoonderwoerd BA, Van Gelder IC, Van Veldhuisen DJ, Van den Berg MP, Crijns HJ. Electrical and structural remodeling：role in the genesis and maintenance of atrial fi brillation. Prog Cardiovasc Dis 2005；48：153-168.

[22] Hirata T, Wolfe SB, Popp RL, et al. Estimation of left atrial size using ultrasound. Am Heart J 1969；78：43-52.

[23] Tsang TS, Barnes ME, Gersh BJ, et al. Left atrial volume as a morphophysiologic expression of left ventricular diastolic dysfunction and relation to cardiovascular risk burden. Am J Cardiol 2002；90：1284-1289.

[24] Pritchett AM, Mahoney DW, Jacobsen SJ, et al, Red fi eld MM. Diastolic d ysfunction and left atrial volume：a population-based study. J Am Coll Cardiol 2005；45：87-92.

[25] Simek CL, Feldman MD, Haber HL, et al, Jayaweera AR, Kaul S. Relationship between left ventricular wall thickness and left atrial size：comparison with other measures of diastolic function. J

Am Soc Echocardiogr 1995；8：37-47.

［26］Douglas PS. The left atrium：a biomarker of chronic diastolic dysfunction and cardiovascular disease risk. J Am Coll Cardiol 2003；42：1206-1207.

［27］Deok-Kyu Cho，Jong-Won Ha，Byung-Chul Chang，et al. Factors Determining Early Left Atrial Reverse Remodeling After Mitral Valve Surgery. Am J Cardiol 2008；101：374-377.

第二十四章　房颤与三尖瓣峡部

Atrial Fibrillation and Cavotricuspial Isthmus

房颤常可以伴有典型心房扑动，但目前房颤和典型心房扑动共存的机制并不清楚。目前认为典型心房扑动是围绕三尖瓣瓣环及下腔静脉呈逆时针向或顺时针向的大折返，三尖瓣峡部（Cavotricuspid isthmus，CTI）消融可以用于治疗典型心房扑动。房颤的射频消融靶点主要在左心房，包括肺静脉开口电隔离和环左心耳消融，也包括右心房消融及三尖瓣峡部消融，但对于典型房颤未伴有心房扑动患者，射频消融术中行三尖瓣峡部消融是否可以减少术后房颤或心房扑动的发生，目前国内外尚未确定。本文将对三尖瓣峡部和房颤有关解剖、电生理和射频消融术的关系进行论述。

第一节 ｜ 三尖瓣峡部的解剖

三尖瓣峡部是指位于三尖瓣与下腔静脉之间的右心房组织。三尖瓣峡部是由 Cosio 等在 1993 年提出一个相对较新的解剖学概念，主要是因为该位置在心房扑动电生理学研究中扮演相对重要作用进而对其进行深入研究，通常被电生理学者称为后峡部。事实上，从解剖学角度来说三尖瓣峡部是位于右心房下部一块四边形区域，该区域由下腔静脉瓣、冠状窦瓣、三尖瓣、三尖瓣与下腔静脉连线构成。大部分三尖瓣峡部靠近下腔静脉区域，通常称为后部，主要由纤维组织和脂肪组织构成，少量肌肉组织横贯其中，因此在射频消融术中所需能量最少。而三尖瓣峡部的中部主要由肌小梁组织和起到分隔作用的膜组织构成。界嵴肌纤维的延续和冠状窦来源的肌肉组织构成此部分的肌小梁。三尖瓣峡部的第三段靠近三尖瓣，而该部分的肌小梁与其他部位无任何关联。组织切片证实该部分厚厚的心房壁均由单纯心肌细胞组成。三尖瓣峡部的肌小梁 1/3 是由界嵴延续而来，相互呈平行排列关系无明显交叉，其余 2/3 的肌小梁呈纵横交错，部分甚至深入靠近冠状静脉窦下部。在这一区域，肌小梁可沿着冠状静脉窦下缘向左、右延伸而形成交通。因此，根据其解剖学特点，可以推测在该区域可能出现电信号不同方向传导和/或伴有传导阻滞。

Seremi 等通过 64 排螺旋 CT 检查发现，三尖瓣峡部近尖端区域明显小于中段，而中段小于外侧。心脏舒张中期，三尖瓣峡部可以呈现 3 种状态：囊袋样（45%）、凹陷状（47%）或保持平坦（8%）。该区域在心房收缩期较心室舒张中期明显增厚。冠状窦凹陷深度超过 5mm 约占 45%，下腔静脉嵴厚度超过 4mm 约占 24%。射频消融的患者术前接受磁共振检查发现三尖瓣峡部平均长度为 38.6±7.8mm，大部分患者三尖瓣峡部呈现凹陷状。同时通过术中三维超声心动图检查可以发现，三尖瓣峡部在心脏运动过程中主要呈现两种状态，一种为三尖瓣峡部呈不规律收缩但保持与三尖瓣平行，来自右心房下部界嵴的梳状肌收缩引起此种运动。在这种类型的三尖瓣峡部，下腔静脉嵴发育较小并位于下腔静脉与冠状静脉窦之间，常保持垂直朝向房间隔的状态。另外一种形态表现为三尖瓣峡部在心脏运动过程中往往呈现类似囊袋状或峡谷样，主要是因为下腔静脉瓣在朝向三尖瓣方向呈现膜状。持续性心房扑动患者接受消融过程中，往往存在一条传导通路从下腔静脉瓣边缘横跨三尖瓣峡部。在行心房扑动射频消融过程中发现，囊袋状型三尖瓣峡部长于平展型、厚度深于凹陷型。这种类型三尖瓣峡部在射频消融术中需要更长消融时间和能量。

第二节 | 电生理学

在右心房右下部分及冠状静脉窦区域尤其是在朝向 Koch 三角尖端的三尖瓣峡部中段及三角段，能够产生异位电刺激从而引起右心房峡部下部区域节律依赖性的传导延迟。而且，这种在三尖瓣峡部出现的毫无方向逐渐增强地传导延迟往往诱发顺时针向和/或逆时针向的心房扑动。典型的心房扑动患者往往表现为电信号在三尖瓣峡部传导较为缓慢且在右心房的有效不应期相对缩短，这表明心房扑动的发生与电信号在三尖瓣峡部的减速传导相关。Feld 等也发现三尖瓣峡部的传导速度慢于右心房及房间隔，典型 1 类心房扑动患者三尖瓣峡部传导速度明显慢于正常人群。Olgin 等证实了右心房游离壁异常电信号常引起顺时针向心房扑动，而来源于右心房小梁部位异常冲动诱导逆时针向心房扑动，由于三尖瓣峡部的传导阻滞引起心房扑动常呈双向性。

第三节 | 射频消融术形成峡部阻滞的临床效果判断

所有的电生理学家均认为对于三尖瓣峡部进行消融的目标是形成峡部阻滞。Poty 等首次提出消融术后形成峡部传导阻滞的判断标准，如果峡部阻滞已经形成，那么冠状窦附近的异位起搏将表现为完全右心房底部向下的电活动，而右心房下部异位起搏则表现为间隔部位的向下的电活动。Tada 等提出了峡部消融标准的两条潜在消融线，在完全阻滞的情况下，峡部两条消融线之间的传导时间为 130±30ms，一般而言，传导时间超过 110ms 表明存在局部阻滞。对于起搏位点的消融引起传导阻滞在心电图表现为电信号沿着消融线双向传导。当电信号通过该区域时，未经过滤的单极心电图表现为 RS 波形；而当消融成功时则演变成单一的 R 波，即异常激动起搏点进入一个死胡同。通过沿着消融线移动起搏点引起的心电图变化可以进一步证实消融成功引起传导阻滞。如果心电图上两个构成代表消融线之间某些不确定起搏点地缓慢传导，则位于高位房间隔及右心房游离壁的起搏点将增加此种缓慢传导的时间。往往消融术达到完全的峡部阻滞非常困难，主要是因为冠状窦周围的异常起搏常表现为右心房前下部位顺时针向、逆时针向折返环的碰撞，如果在此时，我们在右心房的后下部起搏，将可以看到一个顺时针向和逆时针向折返波的碰撞；然而，假如我们在消融线的下部边缘起搏，将在右心房前下部分出现一个完全向下的激动，这种现象即表明完全的峡部阻滞已经形成。

第四节 | 三尖瓣峡部的消融术模式

三尖瓣峡部消融可以采用多种模式，包括传统 4mm 射频消融头、8mm 射频消融头、冷端射频消融和冷凝消融。对于三尖瓣峡部进行峡部消融对于治疗典型心房扑动是非常有效的，可以使心房扑动的复发率从 12.9% 下降到 5%。目前已经有两项研究证明采用 8mm 射频消融头进行消融效果的优于传统的 4mm 尖端。Feld 等通过采用 8mm 射频消融头对 169 例典型 1 型心房扑动患者进行消融，总体成功率为93%～97%，无复发病例。并且，一项综合分析结果提示心房扑动采用8mm消融尖端和冷凝消融尖端，均可以取得较为满意的临床效果。相对于射频消融，冷凝消融对患者产生的疼痛刺激更小，患者更加舒适。Feld等在160例心房扑动患者采用冷凝进行峡部消融，导管室内成功率达到87.5%，术后未出现复发的患者达到90.2%。

第五节 | 三尖瓣峡部消融术后出现的房颤

心房扑动患者进行消融治疗后出现房颤的现象是非常普遍的，发生率约为8%～82%。该种现象出现的机制可能是心房扑动引起心房电重构本身就可诱导出现房颤。Morton等采用电刺激本身为窦性心律的绵羊从而诱导成为心房扑动的动物模型，再经过28天电刺激后实验动物可以表现为持续的房颤，因此，他们认为心房扑动引起电重构也可能成为出现持续房颤的诱因。Sparks等证实阵发性心房扑动患者，心房扑动每发作持续5～10分钟将缩短心房不应期，但在大多数患者，这种电重构将在5分钟内恢复成窦性心律。虽然阵发性心房扑动患者在终止心房扑动后很快即可恢复心房不应期，但是慢性心房扑动患者将出现心房不应期明显缩短的时间超过30分钟。这表明心房扑动发作时间延长导致心房电重构更加缓慢，当然也可能并存不同机制。该研究也表明发作时间超过10分钟的阵发性心房扑动或发作时间超过30分钟的慢性心房扑动均可能通过电重构而诱发房颤。心房扑动消融术后出现房颤也可能是因为房颤是首先开始的心律失常，房颤引起下腔静脉边缘功能性线性阻滞的发生从而引起单纯三尖瓣峡部诱发的心房扑动，后发作的心房扑动掩盖了初始的房颤。因此，在心房扑动消融术后即出现房颤。

（朱鹏、肖泽周）

| 参考文献 |

［1］Lewis T，Drury AN，Iliesc TT. A demonstration of circus movement in clinical flutter of the auricles. *Heart* 1921；8：341.

［2］Puech P，Latour H，Grolleau R. Le flutter et ses limits. *Arch Mal Coeur* 1970；61：116.

［3］Olshansky B，Okumura K，Hess PG，Waldo AL. Demonstration of an area of slow conduction in human atrial flutter. *J Am Coll Cardiol* 1990；16：1639-1648.

［4］Cabrera JA，Sanchez-quintana D，Farre J，Rubio JM，Ho SY. The inferior right atrial isthmus：Further architectural insights for current and coming ablation technologies. *J Cardiovasc Electrophysiol* 2005；16：402-408.

［5］Waki K，Saito T，Becker AE. Right atrial flutter isthmus revisited：Normal anatomy favors nonuniform anisotropic conduction. *J Cardiovasc Electrophysiol* 2000；11：90-94.

［6］Saremi F，Pourzand L，Krishnan S，Ashikyan O，Gurudevan SV，Narula J，Kaushal K，*et al*. Right atrial cavotricuspid isthmus：Anatomic characterization with multi-detector row CT. *Radiology* 2008；247：658-668

［7］Lim KT，Murray C，Liu H，Weerasooriya R. Preablation magnetic resonance imaging of the cavotricuspid isthmus. *Europace* 2007；9：149-153.

［8］Scaglione M，Caponi D，Di Donna P，Riccardi R，Bocchiardo M，Azzaro G，Leuzzi S， *et al.* Typical atrial flutter ablation outcome: Correlation with isthmus anatomy using intracardiac echo 3D reconstruction. *Europace* 2004; 6: 407-417.

[9] Chang SL, Tai CT, Lin YJ, Ong MG, Wongcharoen W, Lo LW, Chang SH, *et al.* The electroanatomic characteristics of the cavotricuspid isthmus: Implications for the catheter ablation of atrial flutter. *J Cardiovasc Electrophysiol* 2007; 18: 18-22.

[10] Tai CT, Chen SA, Chiang CE, Lee SH, Ueng KC, Wen ZC, Huang JL, *et al.* Characterization of low right atrial isthmus as the slow conduction zone and pharmacological target in typical atrial flutter. *Circulation* 1997; 96: 2601-2611.

[11] Feld GK, Mollerus M, Birgersdotter-Green U, Fujimura O, Bahnson TD, Boyce K, Rahme M. Conduction velocity in the tricuspid valve-inferior vena cava isthmus is slower in patients with type I atrial flutter compared to those without a history of atrial flutter. *J Cardiovasc Electrophysiol* 1997; 8: 1338-1348.

[12] Olgin JE, Kalman JM, Saxon LA, Lee RJ, Lesh MD. Mechanism of initiation of atrial flutter in humans: Site of unidirectional block and direction of rotation. *J Am Coll Cardiol* 1997; 29: 376-384.

[13] Poty H, Saoudi N, Abdel Aziz A, Nair M, Letac B. Radiofrequency catheter ablation of type I atrial flutter: Prediction of late success by electrophysiological criteria. *Circulation* 1995; 92: 1389-1392.

[14] Tada H, Oral H, Sticherling C, Chough SP, Baker RL, Wasmer K, Pelosi F Jr, *et al.* Double potentials along the ablation line as a guide to radiofrequency ablation of typical atrial flutter. *J Am Coll Cardiol* 2001; 38: 750-755.

[15] Lin YJ, Tai CT, Huang JL, Liu TY, Lee PC, Ting CT, Chen SA. Characteristics of virtual unipolar electrograms fro detecting isthmus block during Radiofrequency ablation of typical atrial flutter. *J Am Coll Cardiol* 2004; 43: 2300-2304.

[16] Shah D, Haissaguerre M, Takahashi A, Hocini M, Peng JT, Clementy J, Haïssaguerre M. Differential pacing for distinguishing block from persistent conduction through an ablation line. *Circulation* 2000; 102: 1517-1522.

[17] Saoudi N, Ricard P, Rinaldi JP, Yaïci K, Darmon JP, Anselme F. Methods to determine bi-directional block of the cavotricuspid isthmus in radiofrequency ablation of typical atrial flutter. *J Cardiovasc Electrophysiol* 2005; 16: 801-803.

[18] Feld G, Wharton M, Plumb V, Daoud E, Friehling T, Epstein L; EPT-1000 XP Cardiac Ablation System Investigators. Radiofrequency catheter ablation of type 1 atrial flutter using large-tip 8 or 10 mm electrode catheter and high-output radiofrequency energy generator: Results of a multicenter safety and efficacy study. *J Am Coll Cardiol* 2004; 43: 1466-1472.

[19] Costa AD, Cucherat M, Pichon N, Messier M, Laporte S, Romeyer-Bouchard C, Mismetti P. Comparison of the efficacy of cooled tip and 8 mm-tip catheters for radiofrequency catheter ablation of the cavotricuspid isthmus: A metaanalysis. *Pacing Clin Electrophysiol* 2005; 28: 1081-1087.

[20] Feld Gk, Daubert JP, Weiss R, Miles WM, Pelkey W; Cryoablation Atrial Flutter

Efficacy Trial Investigators. Acute and long – term efficacy and safety of catheter cryoablation of the cavotricuspid isthmus fro treatment of type 1 atrial flutter. *Heart Rhythm* 2008; 5: 1009–1014.

[21] Tai CT, Chen SA, Chiang CE, Lee SH, Wen ZC, Huang JL, Chen YJ, *et al.* Long – term outcome of radiofrequency catheter ablation for typical atrial flutter: Risk prediction of recurrent arrhythmias. *J Cardiovasc Electrophysiol* 1998; 9: 115–121.

[22] Paydak H, Kall JG, Burke MC, Rubenstein D, Kopp DE, Verdino RJ, Wilber DJ. Atrial fibrillation after radiofrequency ablation of type I atrial flutter: Time to onset, determinants, and clinical course. *Circulation* 1998; 98: 315–322.

[23] Calkins H, Canby R, Weiss R, Taylor G, Wells P, Chinitz L, Milstein S, *et al.* Results of catheter ablation of typical atrial flutter. *Am J Cardiol* 2004; 94: 437–442.

[24] Ellis K, Wazni O, Marrouche N, Martin D, Gillinov M, McCarthy P, Saad EB, *et al.* Incidence of atrial fibrillation post – cavotricuspid isthmus ablation in patients with typical atrial flutter: Left atrial size as an independent predictor of atrial fibrillation recurrence. *J Cardiovasc Electrophysiol* 2007; 18: 799–802.

[25] Chinitz JS, Gerstenfeld EP, Marchlinski FE, Callans DJ. Atrial fibrillation is common after ablation of isolated atrial flutter during long–term follow–up. *Heart Rhythm* 2007; 4: 1029–1033.

[26] Morton JB, Byrne MJ, Power JM. Electrical remodeling of the atrium in an anatomic model of atrial flutter: Relationship between substrate and triggers for conversion to atrial fibrillation. *Circulation* 2002; 105: 258–264.

[27] Sparks PB, Jayaprakash S, Vohra JK, Kalman JM. Electrical remodeling of the atria associated with paroxysmal and chronic atrial flutter. *Circulation* 2000; 102: 1087–13.

第二十五章　2017 STS 房颤外科治疗临床实践指南解读

Interpretation of the STS 2017 Clinical Practice Guidelines

for the Surgical Treatment of Atrial Fibrillation

指南纲要

　　房颤的外科消融可在不额外增加手术死亡率或主要并发症发生率情况下完成。因此，推荐在二尖瓣手术同期行房颤外科消融以恢复窦性心律（Ⅰ级推荐，A 级证据）。

　　房颤的外科消融并不额外增加手术死亡率或主要并发症发生率，建议在单纯主动脉瓣置换手术、冠脉旁路移植术或主动脉瓣置换手术加冠脉旁路移植术同期施行房颤外科消融以恢复窦性心律（Ⅰ级推荐，B 级非随机证据）

　　对无结构性心脏病但 Ⅰ/Ⅲ 抗心律失常药物或导管消融，或二者均无效的有症状的房颤作为唯一一种主要手段行房颤外科消融是合理的（ⅡA 级推荐，B 级随机证据）。

　　对无结构性心脏病但有症状的持续性或永久性房颤，与肺静脉隔离相比，迷宫Ⅲ/Ⅳ作为唯一的外科消融手术是合理的（ⅡA 级推荐，B 级非随机证据）。

　　对于左房扩大（大于 4.5 cm）或中度以上的二尖瓣反流有症状的房颤，不建议施行单纯的肺静脉隔离（Ⅲ级推荐无受益，C 级专家共识）。

　　房颤外科消融的同期行左心耳切除或隔离为预防长期血栓栓塞并发症是合理的（ⅡA 级推荐，C 级有限证据）。

　　为预防长期血栓栓塞并发症，房颤患者心脏手术时同期外科处理左心耳是合理的（ⅡA 级推荐，C 级专家共识）。

　　对于房颤的治疗，多学科心脏团队评估、制定治疗计划和长期随访对于优化患者的结果是有用和有益的（Ⅰ级推荐，C 级专家共识）。

　　房颤是临床上最常见的心律失常，房颤外科治疗的技术评估在成人心脏外科手术非常重要，其常在瓣膜手术或再血管化手术时同期施行，但有时也作为单纯手术在临床中应用。2015年美国胸外科医师学会（STS）着手强调房颤外科消融工作，指南书写委员会根据同期房颤外科消融的基础手术类型，复习文献和评估证据质量。STS 周期性总结科学证据制定临床实践指南以改善房颤治疗效果。2017 年 1 月，STS 在《胸外科年鉴》杂志（*Annals of Thoracic Surgery*）上发布了 2017 STS 房颤外科治疗临床实践指南，指南撰写收集了自 2004 年 1 月至今的超过1500 篇文献，剔除个案等情况，共有 156 篇相关文献纳入研究。指南提出了关键性评价即推荐的类别是疗效大小，风险与益处权衡及这种治疗是否有用、有效的设计，而证据水平则是疗效精确性或肯定性的设计。明确了房颤定义和房颤消融后房颤复发的定义，其将房颤外科消融的基础手术分为心房开放手术（二尖瓣修复或置换）、心房闭合手术（主动脉瓣置换、冠状动脉旁路移植术和主动脉瓣置换联合冠状动脉旁路移植术）和单纯的房颤手术 3 类，并分别对不同情况下的房颤外科消融进行了安全性、有效性分析及推荐，已达到对当前房颤外科消融知识的重新整理、为临床实践提供证据支持、改善和优化房颤外科消融的治疗效果的 3 点指南目标。

第一节 │ 房颤外科消融结果相关变量的定义

指南定义了房颤外科消融结果的评价指标，其主要包括：房颤转复率、全因手术或晚期死亡率、术后或长期并发症。主要并发症包括延长呼吸机带机、纵隔感染、永久性卒中、肾衰和再次手术。房颤转复率是指在不使用Ⅰ类或Ⅲ类抗心律失常药物情况下，在术后 3 个月、6 个月、9 个月、12 个月和 24 个月没有房性心动过速。而房颤复发是指在外科消融术后 6 个月，24 小时动态心电图发现任何一次持续超过 30 秒的房性心动过速。指南也指出在回顾性研究中获取晚期非致命性事件困难，而长期并发症往往被低估。

第二节 │ 二尖瓣手术同期的房颤外科消融

该类手术切开心房如二尖瓣置换或成形（伴或不伴三尖瓣手术）、房间隔缺损或卵圆孔未闭修补术等，这类手术很容易完成外科消融手术径线，为同期行房颤外科消融提供了机会。由于二尖瓣患者存在比较高的房颤发生率，因此，目前较高质量房颤外科消融的随机临床试验、系统评价等研究主要来自于二尖瓣病变伴房颤患者。

一、二尖瓣患者同期行房颤外科消融的手术安全性

随着手术技术的改进、手术能源应用，二尖瓣患者同期行房颤外科消融的手术安全性非常高。华盛顿大学 Barnes 医院 Saint 和 Damiano 等研究团队认为：二尖瓣手术同期行房颤外科消融手术并没有增加手术死亡率和包括起搏器植入在内的并发症发生率。由 52% 二尖瓣手术病例构成的美国 STS 注册数据库也得出相类似的结果。美国克利夫兰医院 Gillinov 在新英格兰杂志报告了随机临床试验发现房颤外科消融没有增加主要的手术风险，但永久起搏器植入风险比未行房颤外科消融的二尖瓣手术患者增加 2 ~ 3 倍。当然这些非致死性并发症的结果存在差异，但二尖瓣手术同期行房颤外科消融并没有明显增加死亡和主要并发症风险。与仍为窦性心律的二尖瓣病变患者相比，二尖瓣病变伴房颤的患者年龄较大且基础情况较差。在手术组患者中，未行房颤外科消融的患者往往年龄较大且基础情况较差。高手术风险和再手术是考虑是否行房颤外科消融的重要因素。

二、二尖瓣患者同期行房颤外科消融的有效性

二尖瓣患者同期行房颤外科消融的有效性报道差异比较大，大量的临床研究显示，二尖瓣手术同期行外科消融手术，其 6 个月至一年的房颤转复率在 75% ~85% 左右，尽管不同手术有不同房颤转复率，但是房颤外科消融的益处是明显的。但本指南的主要撰写者，Gillinov 教授在新英格兰杂志了指出房颤外科消融虽没有增加主要的手术风险，但在术后 6 ~ 12 个月随访患者的房颤转复率仅为 63.2%，而未行房颤外科消融组患者房颤转复率为 29.4%。该研究结果发表后引起广泛讨论，该手术径线设计者 COX 教授指出：如此低的双房消融房颤转复率不可接受，其原因可能是外科医生手术方式不正确或者消融不够，如果迷宫手术方式正确，一年的房颤转复率应该在 80% 以上。房颤外科消融在风湿性二尖瓣病变患者的效果比其他病因的二尖瓣病变患者效果更好，左房大小、房颤持续时间和患者年龄均影响房颤外科消融的效果。当

然，外科消融技术本身也存在学习曲线，外科医生经验越丰富，其手术效果可能越好，因此，外科医生在开始应用外科消融前应从经验丰富的专家那里获得恰当训练以积累经验。

三、二尖瓣患者同期行房颤外科消融的远期生存率

二尖瓣患者同期行房颤外科消融好的生存率可能与窦性心律的维持相关，外科消融手术改善窦性心律维持率将可能是提高患者术后远期生存率的潜在因素，但准确获得二尖瓣患者行房颤外科消融所改善的生存率很困难。美国芝加哥西北大学 McCarthy 团队研究显示房颤外科消融术后明显改善了生存率和窦性心律维持率，当然这个结果也在阵发性房颤等其他房颤患者中出现。也有一些研究提示房颤外科消融有利于左室功能改善及左房缩小。尽管二尖瓣手术后患者卒中发生风险降低，但房颤外科消融与未行外科消融手术患者比较，外科消融手术患者可获得更好的长期卒中免除率。大多数研究都提到房颤外科消融有利于维持窦性心律、改善症状、提高生存质量，这对于二尖瓣手术患者来说是重要的益处。因此，在切开心房的外科手术同时行房颤外科消融是安全且有益的。

四、二尖瓣患者同期行外科消融的手术径线

COX 教授明确指出，外科消融手术径线质量是房颤转复率的决定因素并强调迷宫Ⅲ或Ⅳ的外科消融手术联合冠状窦冷冻和彻底的左心耳处理可以获得好的结果。由于二尖瓣手术需进入左房这为直接完成双房的消融、二尖瓣峡部和左心耳的消融及处理提供了便利。大多数研究包括比较大型的国际注册研究均显示，不论心脏基础手术是什么类型，房颤双房消融效果均好于左房消融，同时肺静脉盒状消融处理优于左、右肺静脉单独环状消融及再连接。然而也有研究显示左房盒状消融联合二尖瓣峡部消融和双房消融效果一样好。克利夫兰 Gillinov 教授认为，对于二尖瓣手术患者采用双房和左房消融房颤其效果并无差异。

五、推荐

房颤的外科消融可在不额外增加手术死亡率风险或主要并发症发生率情况下完成，因此，推荐在二尖瓣手术同期行房颤外科消融以恢复窦性心律（Ⅰ级推荐，A 级证据）。

第三节 | 主动脉瓣或（和）冠状动脉旁路移植术同期房颤外科消融

房颤是主动脉瓣或（和）冠状动脉旁路移植术患者的高风险因素，其增加了早期或晚期死亡率和并发症的风险。主动脉瓣置换或（和）冠状动脉旁路移植术患者这类没有心内结构性病变患者，外科手术时不需要切开心房，因此，如果增加房颤外科消融手术需要额外增加心脏切口。如果增加一个像二尖瓣手术那样的左右房切口即可行双房房颤外科消融，但是很多外科医生更愿意减少手术创伤去完成外科消融手术，如通过心外膜消融，而不考虑房颤的病理生理机制。可见，减少左右房的切口施行心外膜消融还是增加切口完成完整的双房消融需外科医生决定，但这种决定将影响房颤外科消融的转复率。

一、主动脉瓣或（和）冠状动脉旁路移植术患者同期行房颤外科消融的手术安全性

最近一个单中心配对队列研究分析了 124 例主动脉瓣置换行同期房颤外科消融及未行房颤外科消融手术患者，结果显示两组患者在死亡率和并发症方面并没有差异。也有报道单独行冠状动脉旁路移植术、冠状动脉旁路移植术同期行迷宫手术和冠状动脉旁路移植术同期行肺静脉

隔离 3 组患者均无院内死亡。可见，主动脉瓣或（和）冠状动脉旁路移植术同期房颤外科消融手术安全性较高。

二、主动脉瓣或（和）冠状动脉旁路移植术同期房颤外科消融手术有效性

早期研究报道冠状动脉旁路移植术同期行房颤迷宫手术其 5 年的窦性心律维持率在 98%。继而，为了简化手术技术而提出了冷冻、激光及射频等改良方法。目前仅有一个关于冠状动脉旁路移植术行和未行外科肺静脉隔离的随机对照研究，该研究纳入了 35 例患者，随访术后 18 个月显示：在肺静脉隔离组患者窦性心律维持率为 89%，未行肺静脉隔离组窦性心律维持率仅为 47%。在另一个纳入 16 个随机对照研究系统评价发现主动脉瓣置换和冠状动脉旁路移植术同期房颤外科消融手术一年随访其窦性心律维持率明显高于未行房颤外科消融患者，且两组患者在死亡率、起搏器植入率及神经系统并发症方面没有差异。主动脉瓣置换术同期行房颤外科消融是安全和有效的，但房颤外科消融手术需增加一点手术时间，与单纯主动脉瓣置换术患者相比，这些患者的住院时间无明显延长。理论上说，由于主动脉瓣手术或冠状动脉旁路移植术患者存在左房扩大比较少，所以房颤外科消融手术效果应比起二尖瓣病病变同期行房颤外科消融的患者更好，但在纳入 9 个研究的一个系统评价研究并未发现主动脉瓣或（和）冠状动脉旁路移植术同期房颤外科消融效果和二尖瓣手术同期房颤外科消融效果存在差别。目前认为左房大小、房颤持续时间，房颤类型（阵发性或持续性）仍是影响主动脉瓣置换术同期行房颤外科消融疗效的重要因素。

三、推荐

房颤的外科消融并不额外增加手术死亡率和主要并发症发生率，建议在单纯主动脉瓣置换手术、冠脉旁路移植术或主动脉瓣置换手术加冠脉旁路移植术同期施行房颤外科消融以恢复窦性心律（Ⅰ级推荐，B 级非随机证据）

第四节 | 单纯的房颤外科消融

单纯的房颤外科消融适用于有症状的房颤患者但 Ⅰ 或 Ⅲ 类抗心律失常药物对其无效，但目前的临床工作中，大多数患者在行房颤外科消融之前至少有过一次不成功的房颤导管消融。没有瓣膜病的房颤患者特点是年龄较轻、房颤持续时间较短，左房较小，但由于存在症状且药物和导管治疗效果不佳的患者因而愿意接受房颤的外科消融。

一、单纯的房颤外科消融手术的安全性

2013 年一个系统评价纳入 752 例行微创单纯的房颤外科消融手术患者，其手术死亡率为 0.4%，手术并发症为 3.2%。美国 STS 国家数据库显示单纯的房颤外科消融手术死亡率为 0.74%，尽管手术主要并发症如卒中、肾衰和出血等发生率较低，但手术总的并发症高达 16.43%，起搏器植入率为 1.03%。

二、单纯的房颤外科消融手术的有效性

只要谨慎操作，单纯的房颤外科消融手术效果和进行"切和缝"的迷宫Ⅲ手术效果相同。但也有文献指出迷宫Ⅲ手术虽增加了围术期风险但在卒中预防和窦性心律维持率稍好些。在非二尖瓣病变、房颤持续时间较短、左房大小正常的患者，单纯的的肺静脉隔离是有效的。阵发

性房颤外科消融的患者窦性心律维持率高于持续性房颤患者，无论单纯的房颤外科消融是第一次手术还是在导管消融术后，房颤外科消融手术成功率高于导管消融。理论上，单纯的房颤外科消融主要针对于单纯的房颤患者，而这类患者目前认为没有心脏结构性病变，但仍有可能存在心房重构。随着心肌重构研究技术的改进和房颤发病及维持机制的研究深入，大多数单纯的房颤寻找到新的病因，例如心肌病、饮酒、甲亢等，这些基础疾病仍可能伴有心肌的结构重构，仅行房颤肺静脉隔离手术效果可能受影响。

三、单纯的房颤外科消融手术径线考虑

大多数单纯的房颤外科消融手术都通过微创实施，胸腔镜下不停跳的射频肺静脉隔离可同时施行左心耳切除，该手术后大约60%到80%的患者能维持窦性心律，停止了抗心律失常药物和抗凝药物，改善了生存质量。对于导管消融失败的患者，可通过房颤外科消融联合再次导管消融的杂交手术而获得成功。除体外循环下小切口心内膜迷宫手术外，肺静脉隔离较难实施，因此，能完成更完整径线的房颤外科消融需要体外循环小切口。

四、推荐

无结构性心脏病但对 I/III 抗心律失常药物或导管消融，或两者均无效的有症状的房颤作为唯一一种主要手段行房颤外科消融是合理的（II A 级推荐，B 级随机证据）。

对无结构性心脏病但有症状的持续性或永久性房颤，与肺静脉隔离相比，迷宫 III/IV 作为唯一的外科消融手术是合理的（II A 级推荐，B 级非随机证据）。

对于左房扩大（大于 4.5cm）或中度以上的二尖瓣反流有症状的房颤，不建议施行单纯的肺静脉隔离（III 级推荐无受益，C 级专家共识）。

第五节 | 房颤外科消融其他相关

一、能源选择

目前，约92%的房颤外科消融使用能源，在心脏手术同期行房颤外科消融时使用替代手术"切和缝"的不同能源的技术使用高达98%。临床中能源使用主要为射频和冷冻，其中射频消融使用更为广泛，在迷宫 IV 手术中，冷冻消融是射频消融一个可选择替代能源，也可以是两者结合。冷冻消融产生电静止消融线，可以在接近冠状动脉和瓣膜组织附近消融而没有损伤，而射频消融及冷冻消融相比，超声和微波消融技术效果稍差，同时还没有商业应用。

二、房颤外科射频消融的围术期处理

房颤外科射频消融术后，大多数患者需服用2~3个月的如胺碘酮等 I 或 III 类抗心律失常药物，当患者获得稳定的窦性心律后，可以停止这些抗心律失常药物。密切的术后随访是比较重要的，至少应该有常规24小时动态心电图检查。在临床工作中，房颤外科消融术后随访，随着患者症状解除、心功能改善及经费问题，患者能在门诊行24小时动态心电图检查积极性并不高，其更愿意接受心电图随访，如何为这些患者选择切实可行的且满足质控要求的随访检查方法尤为重要。

房颤的复发应考虑再次导管射频或其他可能的消融及电复律等，然而，如果外科消融较为彻底，则复发较少，也很少需再次消融。巨大左房是房颤外科消融复发的一重要因素，也与患

者年龄和房颤持续时间，不能完整的隔离左房后壁或仅行肺静脉隔离等因素有关。

三、外科射频消融时的左心耳的处理及术后抗凝

在大部分房颤外科消融手术中，处理左心耳较容易，现已经推荐为常规操作。左心耳的处理很明显改善结果，处理主要包括切除、心外结扎、夹闭和心内膜缝合。结扎的效果较差，常会残留腔隙和通道，可能形成血栓，左心耳封闭可降低50%早期和晚期的卒中率改善生存质量。

房颤外科消融术后，充分抗凝治疗是常规且合理，直到稳定的心律转复，常在房颤外科消融术后2~6个月停止抗凝。停止抗凝治疗需要评估患者心律情况，随访期间当停掉所有抗心律失常药物后，行24小时动态心电图证实窦性心律稳定存在后方可考虑停止抗凝治疗，更为严谨的停抗凝药方案还包括停药前常行心脏彩超评估左房是否存在自发显影、血栓形成等。

四、推荐

房颤外科消融的同期行左心耳切除或隔离为预防长期血栓栓塞并发症是合理的（ⅡA级推荐，C级有限证据）。

为预防长期血栓栓塞并发症，房颤患者心脏手术时同期外科处理左心耳是合理的（ⅡA级推荐，C级专家共识）。

第六节 | 房颤外科消融的多学科协作

房颤外科消融团队中具有丰富房颤外科消融经验的临床胸心外科医生、具有药学和导管消融经验的电生理学家多学科交叉合作比较重要。术后规律的外科医生或电生理医生的随访可以优化结果。建议房颤外科消融术后至少进行1年随访，评估抗心律失常药物使用情况和房颤转复率情况，如果是晚期复发房颤，建议延长超过1年的随访。

推荐

对于房颤的治疗，多学科心脏团队评估、制订治疗计划和长期随访对于优化患者的结果是有用和有益的（Ⅰ级推荐，C级专家共识）。

总之，房颤外科消融在临床应用已经较为普遍，该手术减少房颤存在、提高生存质量且不明显增加手术死亡率和主要并发症风险。根据房颤电生理原则的能源应用可使手术时间缩短，安全性和有效性提高。为了优化手术治疗效果，常规行电生理标测，术后随访质量控制、外科医生的系统训练及多学科协作等是必不可少的，房颤外科消融手术的成功仍依赖于工具及径线设计，心外科医生应该解当前房颤外科消融指南，知晓房颤外科消融的优点和缺点。

（钱永军）

| 参考文献 |

[1] Badhwar V, Rankin JS, Damiano RJ Jr, et al. The Society of Thoracic Surgeons 2017 Clinical Practice Guidelines for the Surgical Treatment of Atrial Fibrillation. Ann Thorac Surg. 2017 Jan; 103 (1): 329-341.

[2] Gillinov AM, Gelijns AC, Parides MK, et al. Surgical ablation of atrial fibrillation during

mitral-valve surgery. N Engl J Med 2015；372：1399-409.

[3] Saint LL, Damiano RJ, Cuculich PS, et al. Incremental risk of the Cox-maze IV procedure for patients with atrial fibril lation undergoing mitral valve surgery. J Thorac Cardiovasc Surg 2013；146：1072-7.

[4] Phan K, Xie A, La Meir M, Black D, Yan TD. Surgical ablation for treatment of atrial fibrillation in cardiac surgery：a cumulative meta-analysis of randomised controlled trials. Heart 2014；100：722-30.

[5] Dong L, Fu B, Teng X, Yuan HS, Zhao SL, Ren L. Clinical analysis of concomitant valve replacement and bipolar radiofrequency ablation in 191 patients. J Thorac Car-diovasc Surg 2013；145：1013-7.

[6] Ad N, Henry L, Hunt S, Holmes SD. Impact of clinical presentation and surgeon experience on the decision to perform surgical ablation. Ann Thorac Surg 2013；96：763-9.

[7] Lee R, Jivan A, Kruse J, et al. Late neurologic events after surgery for atrial fibrillation：rare but relevant. Ann Thorac Surg 2013；95：126-32.

[8] Soni LK, Cedola SR, Cogan J, et al. Right atrial lesions do not improve the efficacy of a complete left atrial lesion set in the surgical treatment of atrial fibrillation, but they do increase procedural morbidity. J Thorac Cardiovasc Surg 2013；145：356-63.

[9] Saxena A, Dinh DT, Reid CM, Smith JA, Shardey GC, Newcomb AE. Does preoperative atrial fibrillation portend a poorer prognosis in patients undergoing isolated aortic valve replacement? A multicentre Australian study. Can J Cardiol 2013；29：697-703.

[10] Levy F, Rusinaru D, Marechaux S, Charles V, Peltier M, Tribouilloy C. Determinants and prognosis of atrial fibril-lation in patients with aortic stenosis. Am J Cardiol 2015；116：1541-6.

[11] Yoo JS, Kim JB, Ro SK, et al. Impact of concomitant surgical atrial fibrillation ablation in patients undergoing aortic valve replacement. Circ J 2014；78：1364-71.

[12] Kainuma S, Mitsuno M, Toda K, et al. Dilated left atrium as a predictor of late outcome after pulmonary vein isolation concomitant with aortic valve replacement and/or coronary artery bypass grafting. Eur J Cardiothorac Surg 2015；48：765-77.

[13] Krul SP, Driessen AH, Zwinderman AH, et al. Navigating the mini-maze：systematic review of the first results and progress of minimally-invasive surgery in the treatment of atrial fibrillation. Int J Cardiol 2013；166：132-40.

[14] De Maat GE, Pozzoli A, Scholten MF, et al. Surgical minimally invasive pulmonary vein i-solation for lone atrial fibrillation. Innovations 2013；8：410-5.

[15] Khargi K, Hutten BA, Lemke B, Deneke T. Surgical treat-ment of atrial fibrillation；a systematic review. Eur J Car-diothorac Surg 2005；27：258-65.

[16] Basu S, Nagendran M, Maruthappu M. How effective is bipolar radiofrequency ablation for atrial fibrillation during concomitant cardiac surgery? Interact Cardiovasc Thorac Surg 2012；15：741-8.

[17] Ad N, Holmes SD, Shuman DJ, Pritchard G, Miller CE. Amiodarone after surgicalablation for atrial fibrilla-tion：is it really necessary? A prospective randomi-zed controlled trial. J Thorac

Cardiovasc Surg 2016；151：798-803.

［18］ Ad N，Barnett S，Lefrak EA，et al. Impact of follow-up on the success rate of the cryosurgical maze procedure in patients with rheumatic heart disease and enlarged atria. J Thorac Cardiovasc Surg 2006；131：1073-9.

［19］ Han FT，Kasirajan V，Kowalski M，et al. Results of a mini-mally invasive surgical pulmonary vein isolation and ganglionic plexi ablation for atrial fibrillation：single-center experience with 12-month follow-up. Circ Arrhythm Elec-trophysiol 2009；2：370-7.

［20］ Tsai YC，Phan K，Munkholm-Larsen S，Tian DH，La Meir M，Yan TD. Surgical left atrial appendage occlusion during cardiac surgery for patients with atrial fibrillation：a meta-analysis. Eur J Cardiothorac Surg 2015；47：847-54.

［21］ January CT，WannLS，AlpertJS，etal. 2014AHA/ACC/HRS guideline for the management of patients with atrial fibrillation：executive summary. A report of the American College of Cardiology/American Heart Association task force on practice guidelines and the Heart Rhythm Society. Circulation 2014；130：2071-104.

第二十六章　巴西房颤指南执行纲要 II 中文简版及解读

Interpretation of Executive Summary of the II Brazilian Guidelines for Atrial Fibrillation

2016 年 12 月巴西心脏协会发布最新一版的房颤指南执行纲要，这是自该协会 2009 年第一次发布房颤指南执行纲要后，时隔 8 年再次修订并发布新版房颤指南执行纲要。本次指南主要提出：①准许增加口服抗凝药用于临床；②扩展了非药物治疗特别是射频消融的手术指征。也正是这些原因修订了房颤指南。

该指南首先介绍了房颤流行病学变化指出，在过去的 20 年，房颤已经成为一个公众卫生问题并消耗了很高的卫生资源。房颤是临床上最常见的心律失常，在总体人群的发生率为 0.5% ~ 1.0%。最近的研究提示房颤的发生率在过去 10 年几乎增加 2 倍，发生率范围约 1.9% ~ 2.9% 并随着年龄的增加而增加。除了年龄为潜在的房颤发生因素以外，还包括经典的危险因素如慢性心脏疾病、高血压、糖尿病、心脏瓣膜病、心肌缺血和心衰等。随着房颤机制的研究深入，新的房颤危险因素出现，主要包括阻塞性呼吸性睡眠暂停、肥胖、嗜酒、体育锻炼、家族史和基因因素等。

随后，指南在房颤的并发症处理、心率控制及心律控制等方面进行了主要介绍。

第一节 | 血栓的预防

房颤患者易于发生血栓，这也是房颤固有的风险之一，因此，需要识别和评估低栓塞风险不需要抗凝的患者。CHA2DS2 – VASc（*congestive HF*，*hypertension*，*age*，*diabetes mellitus*，*stroke*，*vascular disease*，*age*，*sex category*）可用来评估栓塞并发症风险，当分数为零时栓塞发生风险非常低可不考虑抗凝。如分数为 1 则被认为栓塞低风险（1.3% 每年），根据出血的风险和患者的决定来选择是否抗凝，剩余其他的房颤的患者均有明确的抗凝指征。HAS BLED（*hypertension*，*abnormal renal or liver function*，*stroke*，*bleeding*，*labile international normalized ratio – INR*，*elderly*，*drugs or alcohol use*）是最常用来评估出血的风险，当分数大于 3 分是新型口服抗凝药出血风险增加的指征，需要监测出血但不是新型口服抗凝禁忌，出血风险评估是为了药物治疗更安全。外科消融房颤术后，抗凝是合理且普遍存在，常在外科消融房颤术后 2 ~ 6 个月停止抗凝。

第二节 | 房颤心率控制

患者抵抗或不能耐受药物控制心率是房室结消融同时起搏器植入的指征，起搏器植入应该在房室结消融前 4 ~ 6 周进行。和药物治疗相比，该消融治疗这是一个高成功率、低并发症风险的简单方法，该方法改善了患者生活质量并降低住院和心力衰竭的发生率。

第三节 | 房颤心律控制

已经有明确的证据证明房颤消融（肺静脉隔离）比抗心律失常药物更有效，消融术在临床房颤治疗中应用逐渐增加。最新国际指南指出：如果抗心律失常药治疗失败，消融是Ⅰ级推荐，消融也是非结构性心脏病伴阵发性房颤患者最先选择指征（Ⅱa 级）。在结构性心脏病伴阵发性房颤患者中，如果考虑心动过速性心肌病或患者要求，消融也可以在作为初始治疗手段。

关于在高龄患者、长时间持续性房颤或严重心衰患者是否能从消融中获益，目前这方面的数据尚不足，对于无症状的房颤是否消融指征仍在争论中暂也没有定论。与抗心律失常药物相比，房颤消融能否降低硬结果指标（死亡率、心力衰竭和卒中）还需要进一步研究。

房颤消融的主要目标是肺静脉的电隔离。在所有的可用的技术中，最为广泛的使用是在传统的射频消融，环肺静脉周围的冷冻消融被证明也是等效可选择的技术。

尽管房颤消融被证明是有效，但这是一个高复杂性的手术仍有近 4.5% 主要并发症。另外，房颤消融不是一个治愈性手术，肺静脉隔离的再通或心房重构进展致房颤复发很常见。对于复发的患者，可能需要再次消融，并在消融后持续抗凝 2~3 个月。抗凝期满后低栓塞风险患者可以终止抗凝。由于房颤复发可能发生在消融术后远期或无症状，因此，患者必须被长期监测以确认心律得到控制。

第四节 | 新的标测及机器人导航技术

三维标测房颤治疗是全球公认的标准治疗技术。可视化分析左房解剖和导管定位降低患者和医生射线暴露。正是由于考虑到目前房颤导管消融大剂量射线暴露，机器人导航技术出现可以改善目前存在问题，但这些技术并没有提高成功率或降低手术并发症，而且仍需要克服高的医疗费用。

第五节 | 外科治疗房颤

从 20 世纪 90 年代开始，多种外科手术治疗房颤技术得到发展，但迷宫 COXⅢ 仍是外科手术的金标准。肺静脉隔离和左心耳切除是许多新的房颤外科手术治疗重要组成部分。

大多数孤立性外科消融房颤手术都通过微创实施，胸腔镜下不停搏的射频消融肺静脉隔离可行左心耳切除，大约 60% 到 80% 的患者维持窦性心律，停止了抗心律失常药物和抗凝药物，改善了生存质量。尽管迷宫手术可以通过小切口微创的方式进行，仍需要小的胸壁切口，45~60 分钟体外循环和心脏停搏。更何况，尽管这种手术可以单独实施，但临床上较多患者因瓣膜病或缺血性心脏病需同期处理。今天，较少患者仅因房颤接受外科手术处理，尽管这些患者有很多理由行外科手术治疗房颤，但外科医生也会因为迷宫手术的复杂性不愿意去做。

第六节 | 杂交手术治疗房颤

所谓的杂交手术治疗房颤是指使用电生理标测下微创心外膜手术和心内导管消融房颤相结

合。杂交手术主要针对于持续性房颤或长程持续性房颤患者，这些患者使用单一的消融技术效果并不满意。总的来说，杂交手术开始的结果是令人鼓舞，特别是治疗复杂的持续性房颤或长程持续性房颤患者。然而，这些结果获得来自于小样本，需要扩展杂交手术使用以改善该项技术。

总之，巴西房颤指南执行纲要Ⅱ从房颤并发症血栓的预防到心率及心律的控制进行了介绍，但该指南的纲要内容相对精炼，并没有对心率及心律控制的安全性、有效性及推荐等方面进行详细介绍，在临床工作中可进一步参考如2017年美国STS房颤外科治疗临床实践指南等相关内容。

（钱永军）

参考文献

［1］Luiz Pereira de Magalhães，Marcio Jansen de Oliveira Figueiredo，Fatima Dumas Cintra，et al. Executive Summary of the II Brazilian Guidelines for Atrial Fibrillation. Arq Bras Cardiol. 2016 Dec；107（6）：501-508.

［2］Zoni-Berisso M，Lercari F，Carazza T，Domenicucci S. Epidemiology of atrial fibrillation：European perspective. Clin Epidemiol. 2014 Jun 16；6：213-20.

［3］Wang TJ，Larson MG，Levy D，Vasan RS，Leip EP，Wolf PA，et al. Temporal relations of atrial fibrillation and congestive heart failure and their joint influence on mortality：the Framingham Heart Study. Circulation. 2003；107（23）：2920-5.

［4］Lubitz SA，Yin X，Fontes JD，Magnani JW，Rienstra M，Pai M，et al. Association between familial atrial fibrillation and risk of new-onset atrial fibrillation. JAMA. 2010；304（20）：2263-9

［5］LipGY，NieuwlaatR，PistersR，LaneDA，CrijnsHJ. Refiningclinicalrisk stratification for predicting stroke and thromboembolism in atrial fibrillation using a novel risk factor-based approach：the Euro Heart Survey on Atrial Fibrillation. Chest. 2010；137（2）：263-72.

［6］Ozcan C，Jahangir A，Friedman PA，Patel PJ，Munger TM，Rea RF，et al. Long-term survival after ablation of the atrioventricular node and implantation of a permanent pacemaker in patients with atrial fibrillation. N Engl J Med. 2001；344（14）：1043-51.

［7］JanuaryCT，WannLS，AlpertJS，CalkinsH，CigarroaJE，ClevelandJCJr，et al. 2014 AHA/ACC/HRS Guideline for the Management of Patients With Atrial Fibrillation：Executive Summary：a Report of the American College of Cardiology/American Heart Association Task Force on Practice Guidelines and the Heart Rhythm Society. Circulation. 2014；130（23）：2071-104.

［8］MorilloCA，VermaA，ConnollySJ，KuckKH，NairGM，ChampagneJ，et al. Radiofrequency ablation vs antiarrhythmic drugs as first-line treatment of paroxysmal atrial fibrillation（RAAFT-2）：a randomized trial. JAMA. 2014；311（7）：692-700.

［9］RotterM，TakahashiY，SandersP，HaissaguerreM，JaisP，HsuLF，etal. Reductionof fluoroscopy exposure and procedure duration during ablation of atrial fibrillation using a novel anatomical navigation system. Eur Heart J. 2005；26（14）：1415-21.

[10] Cox JL. Cardiac surgery for arrhythmias. J Cardiovasc Electrophysiol. 2004；15（2）：250-62.

[11] Cox JL, Ad N, Palazzo T, Fitzpatrick S, Suyderhoud JP, Degroot KW, et al. Current status of the Maze procedure for the treatment of atrial fibrillation. Semin Thorac Cardiovasc Surg. 2000；12（1）：15-9.

[12] Gelsomino S, Van Breugel HN, Pison L, Parise O, Crijns HJ, Wellens F, et al. Hybrid thoracoscopic and transvenous catheter ablation of atrial fibrillation. Eur J Cardiothorac Surg. 2014；45（3）：401-407.

[13] La Meir M. Surgical options for treatment of atrial fibrillation. Ann Cardiothorac Surg. 2014；3（1）：30-37.

[14] Kurfirst V, Mokrácek A, Bulava A, Canádyová J, Hanis J, Pesl L. Two-staged hybrid treatment of persistent atrial fibrillation：short-term single centre results. Interact Cardiovasc Thorac Surg. 2014；18（4）：451-456.

[15] Badhwar V, Rankin JS, Damiano RJ Jr, et al. The Society of Thoracic Surgeons 2017 Clinical Practice Guidelines for the Surgical Treatment of Atrial Fibrillation. Ann Thorac Surg. 2017 Jan；103（1）：329-341.

第二十七章 瓣膜病房颤的临床数据分析与写作

Clinical Data Analysis and Writing of Atrial Fibrillation in Valvular Heart Disease

房颤是一种常见的持续性心律不齐，指规则有序的心房电活动丧失，取而代之快速无序的颤动波。2012 年 ESC 房颤指南指将瓣膜性房颤定义为风湿性心脏瓣膜疾病（二尖瓣狭窄为主）与心脏瓣膜置换术后的房颤。2014 美国心脏协会（AHA）/美国心脏病学会（ACC）/心律协会（HRS）对非瓣膜性房颤定义为，在不合并风湿性二尖瓣病变、机械或生物瓣膜置换术，以及二尖瓣成形术的情况下而出现的房颤。瓣膜性房颤比非瓣膜性房颤血栓栓塞率更高。

目前普遍认为内科介入和药物治疗房颤效果不佳。20 世纪 80 年代 Cox 等发明的迷宫手术使得房颤治疗的成功率大大提高，Cox-Maze Ⅲ 手术治疗房颤的成功率可达 90% 以上，是房颤外科治疗的金标准。传统的 Cox-Maze Ⅲ 手术采用切和缝的手术方式，其基本原理基于手术后瘢痕处的纤维细胞没有电传导性，达到消除折返环的目的。然而，这种手术创伤大，体外循环时间长，并没有得到普遍推广。因此，医学界寻求一种有效的能源来替代外科手术的切和缝成为了外科治疗房颤的研究热点。根据当前最新的科研成果，射频、冷冻、激光、超声等多种能源已经用于房颤的外科消融治疗。

合并风湿性瓣膜病或其他瓣膜病的房颤无法内科治疗的，在消融的同期可根据情况行瓣膜置换或成形术。患者术后会出现瓣周漏、人造瓣膜血栓及血栓栓塞、低心排血量综合征、急性呼吸衰竭等并发症甚至死亡。

医学论文研究原始数据庞大复杂，研究者需要收集数据，归纳整理，分析数据，以便更有利于作者阅读，达到学术交流的目的。但通常作者在写作过程中容易出现：对患者术前临床资料描述不全面；数据统计不完整；结果分析不透彻，以偏概全。关于除颤和心脏瓣膜手术数据和结果的分析，国内还没有一个统一的标准。欧洲心胸外科协会和美国胸外科协会早在 1988 年已经制定出心脏瓣膜手术后发病率和死亡率报道指南，随后在 1996 年和 2008 年做出修订。

Shemin 等提出当前房颤手术类的数据报道时存在主要问题有：①缺乏统一的术前定义；②缺乏一个对介入手术或者导管消融术结果有解释意义的基于电生理的分类系统；③关于方法和随访时间缺乏一致性；④手术的成功和失败没有严格的定义。心脏瓣膜置换术结果报道也遭遇过类似的问题，但后来制定的瓣膜手术死亡和并发症数据报道指南已经解决了这些问题。本文将根据国外已有的数据报道指南分别对房颤和瓣膜手术的数据收集和分析做出阐述。

第一节 | 房颤手术资料收集和分析

一、房颤的分类

关于房颤的分类存在多种方案，目前最新的分类依据是 2014AHA/ACC/HRS 指南，该指南将房颤分为：阵发性、持续性、长期持续性和永久性。其中，阵发性是指房颤发作 7 天以内，可自行转复窦率或干预转复，可能以不同的频率反复发作。持续性的房颤持续时间大于 7 天，而长期持续性房颤的持续时间大于 12 个月。根据这些分类准确描述患者房颤情况，不可使用模棱两可的词语来描述房颤，如"慢性的"，因为对有的读者来说意味着"持续性"，有的意味着"长期持续性"。

二、术前患者资料

术前患者的基本临床资料影响着 CHA2DS2-VASc 评分，关系着手术疗效和抗凝治疗，在写作中尽可能详尽地列出，包括患者年龄、性别、体重、种族、既往血栓栓塞病史、血管病变、关于心脏的诊断（冠心病、心肌病、高血压、瓣膜病和类型、是否有其他的明显的心脏疾病）情况、左室的大小（最大内径和面积）、左室射血分数、心功能分级以及既往除颤的方法（导管消融，迷宫手术，微创迷宫手术）、既往心脏手术、既往经皮冠状动脉介入术、术前心律不齐持续的时间、房颤的负荷、所有服用过但无法缓解房颤的药物、是否装有永久起搏器等。

三、患者筛选

患者的筛选直接关系到临床试验的结果。如果研究为临床对照试验，应附上患者筛选的 CONSORT（Consolidated Standards of Reporting Trials）流程图（参考网站 http://www.consort-statement.org），在筛选过程中严格按照该流程图执行，选出满足条件的患者，注明手术日期和患者选取是否连续性，列出排除和纳入相关标准。如果只是报道其中一个样本，应说明在调查期间的所有手术患者数。

四、手术过程的描述

1. 说明　简要说明该手术是独立的房颤手术还是合并其他心脏手术（并告知其他手术方法的名称），是首次手术还是再次手术。

2. 详细描述消融过程　消融手术一般涉及的部位有右心房、左心房和房间隔（表 27-1）。在右房位置，通常有右心耳切除；消融经未切除的右心耳；右房峡部损伤（冠状静脉窦孔和三尖瓣环之间，下腔静脉口和三尖瓣环之间）；上腔静脉到下腔静脉；游离壁损伤（是否完全损伤前内侧三尖瓣环）等。左房位置通常有肺静脉隔离（需指出是单个肺静脉隔离，左右成对隔离，左右肺静脉间连线还是所有 4 根静脉都隔离）；左心房峡部损伤（单纯心房损伤，心房合并冠状窦损伤）；左心耳（从肺静脉到左心耳消融，左心耳基部周围消融，左心耳切除，没有切除的左心耳基部缝合，指出缝合的方式：器械，缝合钉，还是缝合线）；自主神经节映射和消融；马歇尔韧带断裂。房间隔位置通常包括损伤横跨卵圆窝的前缘；上腔静脉/下腔静脉右心房消融与肺静脉环消融之间的心外膜消融等。

虽然在手术过程中有些损伤是无法避免的，但在文章中也需要报道出来，并且要交代清楚损伤是导管还是手术引起的，如食管损伤，肺静脉狭窄，膈神经、迷走神经损伤，这对以后的手术有借鉴作用，术者在以后的手术中可尽量规避这些风险。

3. 使用的能源　消融术伴随着能源的使用，常用有射频，高强度聚焦超声、冷冻消融以及微波和激光或以上几种的组合。在文章写作中需列举出能源的种类，如采用导管射频消融还需指出使用的是单极还是双极，有没有采用灌注，如果采用冷冻消融需要指出使用的是氧化亚氮冷冻还是氩气冷冻。

表 27-1　房颤手术数据收集

日期：

说明：1. 消融路径经过以下部位的，请在表格中打上"X"

　　　2. 对于接受了消融手术的部位，在所使用的消融模式/能量的列表中打上"X"

　　　3. 对于不在此列表中的消融部位或模式，请在表格中说明

项目	应用		是否造成损伤?		射频消融			冷冻消融	微波消融	超声波消融	激光消融	其他消融模式
	心内膜的	心外膜的	是	否	切-缝	双极	单级					
左心房												
右肺静脉隔离												
左肺静脉隔离												
4 根肺静脉单独隔离												
连接下肺静脉												
连接上肺静脉												
Box 消融围绕 4 根肺静脉												
连接二尖瓣环												
连接左心耳												
心房隔膜												
右心房												
上腔静脉												
右心耳												
峡部												
尾部/T 段												
三尖瓣环												
冠状窦（右心房）												
其他												

注：消融手术是否在体外循环中进行

4. 术后分析　记录所有术后患者心律情况，包括：①术后即刻的心律；②出院时的心律（需指出住院天数）；③术后 3 个月的心律；④术后 6 个月的心律；⑤术后 1 年及以后每年的心律。

同时，需要记录患者其他时间点相关事件如：记录房颤消失的情况，有或没有抗心律失常治疗（如有无药物治疗）、心脏复律史、随访期间抗凝状况、重复消融的必要、安装新永久心脏起搏器的必要、随访期间免除血栓栓塞事件的时间点。通过超声心动图或心血管磁共振记录患者心房功能情况，记录其每 6 个月，1 年和以后每年心房的大小（最大内径和面积），以及心房收缩（心房收缩加速血流从左房流入左室）情况。应报道患者死亡的比例和死亡原因。

围术期定义为手术 30 天以内，术后晚期定义为手术 30 天以后。

术后心律分析在未服用抗心律失常药物的情况下进行，以确认房颤是经手术治愈而不是药物的作用。详细记录术后护理和药物治疗的种类和持续时间：抗心律失常药物方案，抗凝方案（国际标准比值 INR），心脏复律方案，重复消融。

记录心律的时间点（正常窦性心律、交界区心律、心房扑动及心脏起搏器的必要性等）和记录的方法（心电图、24 小时动态心电图记录等）。

因为心律失常事件可能是暂时的，目前还没有方法监视和识别心律失常事件的发作和持续时间。众所周知，仅仅记录有症状的心律失常，严重低估了这些失常事件的发作。可植入的检测设备正在进入临床，这些设备将准确记录心律及更好地追踪房颤负荷。

很多事件（卒中、反复消融等）可以用 Kaplan-Meier 生存分析。理想状态下，免于房颤和房颤症状不能使用。它们是间歇性发生，在逻辑或数据上不适合 Kaplan-Meier 生存分析。当房颤被发现时，发现的时间通常不是发作的时间。随着时间推移，可能在房颤和正常窦性心律（或其他心律）之间转换。与时间相关的事件，如卒中和死亡可以用现有的方法如 Kaplan-Meier 生存分析。而心律和药物治疗不是事件，因此需要纵向的反复数据分析。术后 3 个月内，房颤的复发率很高（35% ~40%），但与长期成功无关。因此，这期间与房颤相关的数据需要进一步研究，并体现在结果分析中。

第二节 ｜ 瓣膜病手术资料收集和分析

瓣膜病与房颤密切相关，如果患者行瓣膜置换和成形术则需要在文章中分析瓣膜的情况和患者的生存情况。瓣膜术后死亡的常见原因有瓣膜结构恶化、非瓣膜结构功能失常、瓣膜血栓、栓塞、出血或手术瓣膜心内膜炎。手术瓣膜与再次手术相关的死亡，或者突然、无法解释的死亡属于瓣膜相关的死亡。心肌病但瓣膜功能良好的患者心力衰竭引起的死亡不属于瓣膜相关的死亡。

一、数据收集

报道的数据应与已发表的文献进行比较，并支持结论。数据分析方法的选择根据文章的目的和可用的分析技术。应该在文章方法部分简要介绍数据分析方法。

数据报告和收集包括瓣膜病位置（主动脉瓣、二尖瓣、三尖瓣等），治疗方法（修复、置换、经皮导管介入），瓣膜保留的修复的方法（包括瓣环成形术，不完全缝合或冠状静脉窦环扎术），对于瓣膜置换，需指出置换材料的类型（机械瓣，支架牛心包瓣，无支架异种生物瓣膜，同种异体主动脉瓣，自体肺动脉瓣），对于假体，包括瓣环成形术环，制造商和型号要报道。要给出移植瓣膜的保护方法。每个瓣膜的位置、种类和型号在制造商的标签上应注明。此外，应在文章中说明瓣膜植入前校准的瓣环大小（或在经皮主动脉瓣膜置换术中初步气囊成形术和瓣膜采用时球囊最大扩张直径）。不仅要记录治疗的瓣膜数，患者总数也应该记录。

二、随访

随访的方法主要包括随访的种类：主动的（包括通过邮件、电话和调查问卷的方式直接与患者及其家属交流），被动的（通过管理或者政府部门的数据而不是直接与患者接触）；随访的方式，是否为前瞻性每年 1 次（尽管随访周期可能长于或不到 1 年），是否为横断面的。

在每年 1 次的随访中，要给出最终调查的患者比例。应说明总的随访时间（患者-年），均值（和标准差）或中位数（和四分位数，数据分布有偏斜时采用）和最长随访时间。如果研究涉及多个瓣膜位置，应分别指出每个瓣膜的治疗方法、修复技术、假体类型和总随访时间。随访的完整度可通过观察到的总的患者-时间与研究截止时的潜在随访患者-时间之间的比例来计算。尽管随访到患者死亡才是完整的，也正是因为部分患者的死亡使随访到的患者和时间少于潜在的患者和时间。可以使用 Clark 等的 C 统计量，这个方法会产生稍高一点的比例。为了提高统计有效性，尽一切努力做到超过 90% 的患者有完整的随访。

三、数据分析

1. 百分比（与时间无关的事件）　　只要所有患者的状况是已知的，一些短时间之内的事件可以用简单的百分比来表示，即事件数除以总人数（如 30 天、60 天、90 天死亡率）。百分比须与置信区间（Cls）同时出现，可用 Pearson's χ^2 或 Fisher's exact test 进行比较。Logistic 回归分析可以用来分析几个危险因素对一个二分类结果变量（百分比）的同时影响，常用来建立一个风险模型。

2. 与时间相关的事件　　瓣膜相关的事件应用时间相关的方式报道。治疗期间的时间定为 0。Kaplan-Meier 生存分析或其他生存分析技术对疾病事件进行精确估计，采用估计值的 ±1 SE 或 ±2 SEs（相当于 68% 或 95% Cls）。用一个合适的区间来表示仍存在风险的患者。在时间框架之外使用虚线，包含极少数患者，如在一个典型尺寸（数百例患者不是数千例患者）研究中最初列队的 10% 患者。尽管可以进行患者子集之间的比较，但是精算方法（actuarial methods）在最后一次精算估计之后不具有预测性，并且不能适应于多变量分析。这些方法被称为非参数或自由分布，因为它们不假定一个特定的统计分布或模型。

3. 风险因子　　Cox 风险比例模型产生一个瓣膜相关事件的时间依存的分析和提供一种多元回归方法鉴别在特定的区间与瓣膜相关的死亡事件相关联的风险因子。Cox 是一种半参数方法，对潜在风险函数的形状不做假设，但是确实风险因子和评估基线风险的放大系数。这些放大系数就是与风险因子相关的相对风险系数（称为风险比 HR）。有几种方法可以检验比例风险的假设。当这些方法拒绝比例风险的假设，我们可以确定这种方法是不合适的，需要用另一种方法。如果假设没有被拒绝，但是没有从中得到多少东西，因为这种方法对事件的数量比较敏感，有保守倾向。

对于变量分析方法的结果，应该用表格呈现一系列考虑到的变量和数字结果。无论通过计算还是 Cox 回归建立事件风险模型时，可获得的信息量是基于事件数量不是患者数量或患者-年。因此，为了使估算更准确，需要有足够的事件数量。在 Logistic 回归和风险回归模型中推荐每个风险因子的事件最少量为 10 件，尽管这个最少量可以再下调一点。如果每个风险因子的事件数量太少，重复取样检验（resampling test）可以用来测试模型的有效性。

4. 风险的时间模式　　一个完全参数方法计算瓣膜相关疾病事件的风险函数，定义术后某个事件在任何时间发生的瞬间风险。这种方法允许单变量和多变量的分析（包括不同的时间点，如早期和长期的风险），在最后一个事件以后提供一个预测信息，指出风险是否恒定，提供 Cls。例如，结构瓣膜因为植入物恶化的风险函数随着时间推移而变化，自植入之后风险系数是越来越大。可以考虑使用 Weibull 函数。

5. 线性率　如果一个事件的风险不随着时间变化，有一个简单的方法来计算这个比率。线性率（linearized rates）用总的观察到的事件除以随访期间的患者-年。这个比率通常表示为随访中 100 例患者-年的事件（每年的百分比）。除非并发症风险函数是恒定的，这个比率只能是接近而不是真实的。线性率用 CIs 报道，可基于 Poisson 分布。线性率可和基于 F 统计量的似然比检验（likelihood ratio test）比较，或在合适的多变量模型中。

6. 可重复发生的事件　一些与瓣膜相关的事件，如血栓和出血可重复发生。列举出这些事件是很重要的。在一些患者中，一些前面提到的方法可采用。线性率是一个简单并广泛使用的方法，用来估计多个事件的发生。只有当复发事件风险和初次事件（通常不是病例）的风险一样，这些比例被认为是接近事实的。如果风险不一致，最简单的方法是在每个事件发生时重置时间为 0。

7. 瓣膜表现和患者结果对比　与时间相关的事件评估瓣膜表现是从治疗时间到患者死亡或瓣膜移出。然而患者关注的是他们术后会遇到什么样的不良事件，因此也应该评估患者从治疗到死亡的临床结果。因为患者的死亡与不良事件的发生有关联，因而对瓣膜的表现和患者的结果做一个明确的区分很重要。将瓣膜结果（瓣膜表现）转移到患者结果（一个不良事件的风险），建议使用累积发病率方法。为了测量瓣膜假体和修复的持久性，用 Kaplan-Meier 和相关精算方法比较恰当，而不使用累积发病率方法。Kaplan-Meier 经常用来测量瓣膜相关事件的发生率。但是这个方法也不完美，它假定了感兴趣的事件和死亡是依赖的，但是在大多数时候这个假定不符合现实情况。概率倒数加权也许能纠正这一点。

8. 纵向结果　心脏瓣膜置换术后时间相关的事件假定发生在某一刻，而随着时间演变，如瓣膜修复后反流，心功能分级改变（分级结果）、心室退化（持续结果）和华法林的使用（两项式结果）。在离散实例中得到这些值（某一刻），在未来的特定随访期间也许会重复得到。

这种瞬间发生的事件会受到一些偏差。如果一种情况变化迅速，但是不经常被记录，就会产生混淆。只有症状再次发生伺机跟进，不良变化的发生率可能被高估。变化也与测量方法的准确性有关，例如，二尖瓣关闭不全的程度取决于收缩压和超声心动图的质量。当然，整个系列事件的评估是由死亡或涉及的瓣膜被移出而截止。

分析纵向数据的挑战是预测结果的平均时间模式及其在一组患者中的变化。这个均值必须考虑到抽样的难度，因患者死亡而截尾（截断），每位患者结果重复测量时测量方法的数量不一致，重复测量时间不一致（如术后不同时间段连续超声心动图评价）。因此，纵向数据分析的这类数据和方法在过去的 20 年里得到了迅速的发展，这些方法包括混合模型、固定效应和随机效应模型、广义估计方程的方法和层次模型。

第三节　小　结

手术资料的收集贯穿于整个临床活动中，也贯穿于论文写作的过程中。对第一手资料要注意及早收集，数据的采集、记录及处理要正确。结果分析是论文的核心部分，是对临床病例观察中或实验过程中所观察现象情况和测得的数据——加以整理和加工的产物，结果分析不应是原始数据的罗列，应该反映事物的本质和规律。分析结果中常运用文、图、表结合的形式，以文字叙述为主。叙述结果应详细、确切，合乎逻辑。必须将材料与数据进行归纳分析和正确运用统计学分析。

（董敏）

参考文献

［1］ January CT，Wann LS，Alpert JS，et al. 2014 AHA/ACC/HRS guideline for the management of patients with atrial fibrillation：executive summary：a report of the American College of Cardiology/American Heart Association Task Force on practice guidelines and the Heart Rhythm Society. Circulation，2014，130（23）：2071-2104.

［2］ Camm AJ，Kirchhof P，Lip GY，et al. Guidelines for the management of atrial fibrillation：the task force for the management of atrial fibrillation of the European Society of Cardiology（ESC）. Eur Heart J，2010，32（9）：2369-2429.

［3］ Saint LL，Damiano RJ Jr. Surgical treatment of atrial fibrillation. Mo Med，2012，109：281-287.

［4］ Cox JL，Schuessler RB，Lappas DG，et al. An 8 1/2-year clinical experience with surgery for atrial fibrillation. Ann Surg，1996，224（3）：267-273.

［5］ Edmunds Jr LH，Cohn LH，Weisel RD. Guidelines for reporting morbidity and mortality after cardiac valvular operations. J Thorac Cardiovasc Surg，1988；96：351-353.

［6］ Edmunds Jr LH，Clark RE，Cohn LH，et al. Guidelines for reporting morbidity and mortality after cardiac valvular operations. Ad Hoc Liaison Committee for Standardizing Definitions of Prosthetic Heart Valve Morbidity ofThe AmericanAssociationfor Thoracic Surgery and The Society of Thoracic Surgeons. J Thorac Cardiovasc Surg1996；112：708-711.

［7］ Akins CW，Miller DC，Turina MI，et al. Guidelines for reporting mortality and morbidity after cardiac valve interventions. Eur J Cardiothorac Surg，2008，135（4）：732-738.

［8］ Shemin RJ，Cox JM，Gillinov M，et al. Guidelines for reporting data and outcomes for the surgical treatment of atrial fibrillation. Ann Thorac Surg，2007，83（3）：1225-1230.

［9］ Scherr D，Jais P. Atrial fibrillation：AF prognosis and treatment——the European perspective. Nat Rev Cardiol，2014，11（12）：689-690.

［10］ 于明港，曹海龙，李庆国，等. 瓣膜病合并房颤患者射频消融术后复发的危险因素. 中华胸心血管外科杂志，2014，30（4）：210-212.

［11］ 姜兆磊，梅举，马南，等. 微创心脏瓣膜手术同期双房冷冻消融治疗合并心房颤动. 中国胸心血管外科临床杂志，2017，24（1）：25-29.

［12］ 高燕华，侯维娟，郭玉慧，等. 医学论文中的常见问题. 中国老年学杂志，2015，35（17）：5046-5048.

第二十八章　临床研究注册与结果发表

Trial Registration and Result Publication

临床医疗决策除了临床医生的技术和经验外，尚需基于当前可及的高质量证据。证据来源包括已发表、已完成和正在进行研究的数据。证据的完整性、可及性和质量直接影响循证决策或知证决策的科学性。卫生研究领域中做得最好也是最活跃的是临床研究。各国家药品与食品监督管理局（SFDA）通过注册把关药品、食品、保健食品、化妆品和医疗器械上市的批准。世界卫生组织（WHO）临床研究注册平台（WHO ICTRP）则通过对公众开放的注册平台，将临床试验及上市后的药品、医疗器械等在个体、人群和人体标本上开展的临床研究注册，并成功运行，将临床研究开始、过程、结果及后效评价的全过程便捷、免费置于公众视野，提高了临床研究的透明化，保证了证据的完整性和可及性，成为临床医学领域的里程碑事件，并将对临床医师的循证实践产生深刻而长远的影响。临床研究结果发表临床研究的最后一环节，如何科学、完整、真实地发表临床研究结果是保证临床研究透明化的重要策略。本章介绍临床研究注册的历史沿革、如何注册临床研究及如何发表临床研究结果。

第一节　临床研究注册的意义

一、临床研究的定义

目前临床研究注册的范畴包括临床研究和观察性研究。从注册的意义上，Clinicaltrials. gov 对临床研究定义如下：临床研究，又称干预性研究，指受试者据研究者制订的研究计划或研究方案，接受具体的干预措施，包括医疗产品如药物或器械、手术、受试者行为改变如节食。临床研究可以指与当前或获得标准方法、无有效成分的安慰剂或不干预比较。有些临床研究比较两种已存在的干预措施。一个新产品在研究阶段，其有利、有害或与可获得的替代措施是否一样并不确定。研究者试图通过测量受试者的某些结果指标来衡量干预措施的安全性和有效性，如研究者对高血压病患者通过用药或治疗来测量其血压是否降低。

观察性研究是指据研究计划或研究方案评价某人群的健康结果，受试者可接受干预措施，包括医疗产品如药物、医疗器械、医疗保健中一部分如手术，但受试者未被研究者分配接受某种具体干预措施如研究者可能观察老年人的不同生活方式对心脏健康的影响。

我们平时称临床研究注册，但实际注册了临床研究和观察性研究。

二、临床研究注册的定义与意义

（一）临床研究注册的定义

临床研究注册是指将临床研究的设计、实施、监管和研究结果的相关信息在国际认可的注册机构中公开，任何人均可免费获取卫生研究的相关信息，实现卫生研究设计、实施过程和结果的透明化，并可溯源。

（二）临床研究注册的意义

1. 伦理意义

（1）临床研究透明化是履行对公众的伦理义务：临床研究结果用于个体或群体将会产生一定影响。因此卫生研究是公众事件，公众有权了解研究过程并获取试验所有信息以权衡其研究结果所产生的利弊。公众同意参与卫生研究实际上是在为提高人类健康水平作贡献。潜在受试者、医务工作者、研究者、机构审查委员会/独立伦理委员会、研究资助者都有权获取研究从开始至结束的所有真实信息，以便在与健康相关的生活与工作中基于证据科学决策。因此，若不能确保研究方法的科学性、研究结果的真实性并将研究结果公之于众就违背了伦理原则。同时，公开所有已启动研究的无偏倚信息也有利于全球共享知识，符合公众利益。

（2）提高公众对临床研究的信任和信心：决策者、研究者和公众主要通过已发表文献获取卫生研究信息。大量事实表明发表偏倚会误导决策，甚至引起极大错误。由于基金资助者或研究者隐瞒阴性试验结果而伤害人类的事件不断发生，大大降低了公众对卫生研究的信任和信心。卫生研究透明化充分体现了公众对卫生研究信息的知情权和监督权，利于提高卫生研究的公信度。

2. 科学意义　临床研究透明化利于公众获取研究方案信息（经伦理委员会/伦理审查委员会批准）和研究结果，将有助于：①尽量减少由于重复已验证过的干预措施所造成的风险和潜在危害；②公开既往临床研究的经验可推动未来研究发展；③识别并避免不必要的重复性研究和文献发表；④识别并避免选择性报告研究结果（报告偏倚）；⑤便于比较伦理学认可的原始研究方案和研究的实际实施情况；⑥通过提供正在进行研究的信息来加强研究者之间的合作。⑦唯一注册号也可帮助研究者追踪系统评价或卫生研究的应用情况及其产生的影响；⑧有助于全球研究者获取有关健康或疾病准确而无重复的数据。此外，临床研究透明化利于发现并控制研究设计偏倚，保证证据的完整性，保证普通文献收藏机构不遗漏任何试验结果等，利于鉴定和避免发表偏倚。

（三）临床研究注册发展沿革

1976年，美国国立卫生研究院（National Institutes of Health，NIH）癌症研究所首先对全球的癌症临床研究进行注册，是真正意义上的公共临床研究注册机构。

1997年，美国通过立法将临床研究注册纳入食品和药物管理局（Food and Drug Administration，FDA）管理。

2004年9月，国际医学杂志编辑委员会（International Committee of Medical Journal Editors，ICMJE）召开关于临床研究注册的第1次正式会议并发表宣言，宣布从2005年7月1日起，ICMJE成员杂志只发表已在公共临床研究注册机构注册的临床研究结果，对此前已开始招募受试者的试验，延迟至2005年9月13日。

2004年10月，世界卫生组织（World Health Organization，WHO）组织了官方研究机构、药物公司代表、杂志编辑，研究人员和著名专家在美国纽约洛克菲勒基金会召开会议，探讨与临床研究注册有关的共同问题。会后各方达成共识并发表了《纽约宣言》（New York Statement–General Consensus of Stakeholders）。该宣言认为WHO应牵头制定正规程序以引领全球实行统一的临床研究注册体系。

2004年10月，由8位国际知名的临床研究方法学家、统计学家、研究者发起成立关于临床研究注册的渥太华工作组（Ottawa Group），在加拿大卫生研究院支持下，邀请了Cochrane协作网成员单位、用户、杂志编辑、政策制定者及企业代表，于第 12 届国际 Cochrane 协作网渥太华年会期间举行工作会议，讨论临床研究注册事宜。会后发表了《渥太华宣言》（Ottawa Statement on Trial Registration），旨在建立国际公认的临床研究注册原则。中国 Cochrane 中心代表参会并签署了《渥太华宣言》，之后，中国 Cochrane 中心和其他一些国家 Cochrane 中心启动建立各国临床研究注册机构。

2004 年 11 月 16～20 日，在墨西哥城举行关于卫生研究的各国卫生部长峰会，会后发表的《墨西哥宣言》（Mexico Statement on Health Research）明确建议，由 WHO 牵头建立国际临床研究注册平台（International Clinical Trials Registry Platform，ICTRP）。该建议于 2005 年 1 月提交给第 115 届 WHO 执行局会议（WHO Executive Board），同年 5 月提交给第 58 届世界卫生决策会议（World Health Assembly）讨论。

2005 年 8 月 1 日，WHO 国际注册平台秘书组成立，于 2006 年 5 月正式启动建立 ICTRP，并发表 WHO ICTRP 的宗旨——保证将研究信息完整地纳入医疗卫生决策，提高研究透明度，最终提高科学证据的真实性和价值。

2007 年 5 月，澳大利亚新西兰临床研究注册机构（Australia-New Zealand Clinical Trial Registry，ANCTR）、美国 Clinical Trial.gov 和设在英国的国际标准随机对照试验统一注册号（International Standard Randomisation Controlled Trial Number，ISRCTN）3 个临床研究注册机构被认证为第一批 ICTRP 一级注册机构。同年 7 月 25 日，中国临床研究注册中心（Chinese Clinical Trial Registry，ChiCTR）和印度临床研究注册机构（India Clinical Trial Registry，InCTR）成为第二批 ICTRP 一级注册机构。到 2008 年 12 月，荷兰、斯里兰卡、德国、伊朗、日本等国的临床研究注册机构又相继被认证为 WHO ICTRP 一级注册机构。

2008 年 10 月，《赫尔辛基宣言》2008 版第 19 条称"每个临床研究必须于纳入第 1 例试验参与者前在供公众使用的公共注册机构注册"，使临床研究注册成为医学研究伦理学国际公约的重要规定。

2008 年 11 月，在马里巴马科举行的全球卫生研究部长论坛上发表的卫生研究行动宣言呼吁各国政府研发、建立和实施为确保研究过程公平、负责和透明的标准、规章及规范，包括伦理审核和实施，产品研发和生产，患者护理质量和安全，临床研究注册和结果报告。

2009 年 4 月，ICTRP 检索平台 3.1 版正式发布，这使数据提供者的注册号直接链到 WHO ICTRP 检索平台中。

2010 年 5 月，WHO ICTRP 手机客户端 APP 正式投入使用。

2011 年 6 月，英国国立卫生院（the United Kingdom's National Health Service，NHS）成为第一个使用 WHO ICTRP 网页展示临床研究结果的合作者。

2012 年 3 月，EU Clinical Trials Register（EU-CTR）成为 WHO ICTRP 数据提供者。

2013 年 12 月，加拿大政府修改了药品与食品法律（Vanessa's Law-Bill C-17），要求批准的药物试验阴性和阳性结果均应发表于公开的临床研究注册中心。

2014 年 6 月，欧洲医学机构（European Medicines Agency，EMA）主管的欧洲临床研究数据库 European Clinical Trials Database（EudraCT）强制性要求主办者强制性发表临床研究结果。

2015 年 11 月，WHO ICTRP 成员注册机构在日内瓦召开会议探讨如何提高临床研究注册的依从性和质量，临床研究结果发表以及如何使用及共享 WHO ICTRP 的数据。

2015 年 12 月，国际医学编辑委员会（ICMJE）鼓励临床研究结果发表，并宣称在注册机构发表的 500 字之内结构式摘要或表格不视为提前发表。

第二节 │ 如何进行临床研究注册

一、临床研究注册平台——WHO ICTRP 及 ICMJE

从 WHO ICTRP 检索平台（http：//apps. who. int/trialsearch/）或一级注册机构均可检索到临床研究注册信息，但在检索平台上无法注册临床研究，在 WHO ICTRP 或 ICMJE 认可一级注册机构网站上均可免费注册临床研究。至 2017 年 1 月，WHO ICTRP 正式批准认可的一级注册机构有 15 个，ICMJE 认可 1 个，其中有 4 个注册机构（clinicatrials. gov、ISRCTN. org、澳大利亚-新西兰临床研究注册中心和欧洲临床研究注册中心）要求提交临床研究结果。注册机构名称及网址见表 28-1。

表 28-1　WHO ICTRP 和 ICJME 一级注册机构名称简介

编号	注册机构名称	网址	成立年份	注册试验数	是否提交研究结果
1	中国临床研究注册中心	www. chictr. org. cn	2007	10 148	否
2	澳大利亚-新西兰临床研究注册中心	www. anzctr. org. au	2005	19 275	是
3	韩国临床研究服务平台	http：//cris. nih. go. kr/cris/en/use_ guide/ cris_ introduce. jsp	2010	2 195	否
4	印度临床研究注册中心	http：//ctri. nic. in/Clinicaltrials/login. php	2007	7 809	否
5	古巴临床研究注册中心	http：//registroclinico. sld. cu/en/home	2007		否
6	欧洲临床研究注册中心	https：//www. clinicaltrialsregister. eu	2004	29 678	是
7	德国临床研究注册中心	https：//drks－neu. uniklinik－freiburg. de/ drks_ web/	2008	5 473	否
8	伊朗临床研究注册中心	http：//www. irct. ir/	2008	12 653	否
9	ISRCTN. org	www. isrctn. org	2000	15 450	是
10	日本一级注册网	http：//rctportal. niph. go. jp/en	2008	28 024	否
11	荷兰国家试验注册中心	http：//www. trialregister. nl/trialreg/in- dex. asp	2004	5 937	否
12	泛非洲临床研究注册中心	http：//www. pactr. org/	2009	220	否
13	斯里兰卡临床研究注册中心	www. slctr. lk	2006		否
14	巴西临床研究注册中心	http：//www. ensaiosclinicos. gov. br/	2010	3 523	否
15	泰国临床研究注册中心	http：//www. clinicaltrials. in. th/	2009	1 074	否

续　表

编号	注册机构名称	网址	成立年份	注册试验数	是否提交研究结果
16	Clinicaltrial. gov		2000	236 329	是
17 *	世界卫生组织临床试验注册平台	http：//www. who. int/ictrp/network/primary/en/	2007	104	否

注：数据检索日期为 2017-02-08

WHO 注册网络（WHO Registry Network）由一级注册机构（primary registry）、成员注册机构（partner registry）和与 WHO ICTRP 一起工作并即将成为一级注册机构者构成。一级注册机构和成员注册机构均向 WHO 中央数据库（WHO Central Repository）输送数据。WHO ICTRP 的检索入口直接与中央数据库连接，并与一级注册机构链接，查询临床研究的所有信息/（图 28-1）。WHO ICTPR 只在一些重要或有代表性的国家设置数量有限的一级注册机构。

ICMJE 认可 clinicaltrial. gov 上注册的临床试验和 WHO ICTRP 认可的一级注册中心 ICMJE 把临床试验注册作为临床试验报告体系（trial reporting system）的一个重要部分，从而推动临床试验透明化。自 2004 年 ICMJE 发表临床试验注册的声明，要求在提交到其成员杂志的临床试验必须提供注册号和注册机构名称，临床试验注册数量、注册质量、注册数据实用性及结果发表等方面均有很大发展。尤其是 clinicaltrials. gov，至 2016 年 10 月，其已注册 227 000 个临床研究，占全球注册临床研究数量的 2/3，其中有 23 000（10%）个临床研究提交了结果。每周新增 600 个临床研究注册，新增 100 条临床试验结果。为进一步提高临床研究报告体系的质量及可及性，ICMJE 及 clinicaltrial. gov 从资助者、伦理委员会、学术研究中心、临床研究者、杂志编辑及同行评审专家、Meta 分析研究者各个角度去执行临床试验注册及结果发表制度。

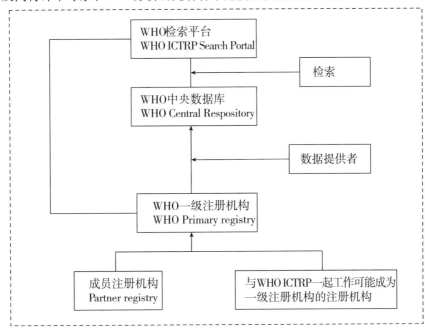

图 28-1　WHO ICTRP 的组织构架［引自 WHO ICTPR］

二、注册标准与质量控制

（一）临床研究注册标准

WHO 临床研究注册最低要求标准：经 WHO ICTRP 专家指导委员会和在国际范围内反复讨论、协商，一致同意公布 20 项临床研究信息，并成为当前 WHO ICTRP 的最低注册标准，见表28-2。

表28-2　WHO ICTRP 临床研究注册最低要求 20 个条目

序号	条目	序号	条目
1	唯一试验注册号	11	募集国家
2	试验注册日期	12	条件（疾病状况）
3	二级注册号	13	干预措施
4	资助来源	14	主要纳入和排除标准
5	主要主办者	15	研究类型
6	次要主办者	16	首次研究开始时间
7	公众问题联系人	17	目标样本量
8	科学问题联系人	18	募集状态
9	公众题目	19	主要结局
10	科学题目	20	重要的次要结局

（二）质量控制

1. 注册信息的质量控制　注册机构对提交的临床研究数据进行审核以保证临床研究注册信息的科学性、准确性和完整性。如 clinicaltrials. gov 制定了专门的质量评价表对注册者注册时提交的数据质量进行评价，若不符合则返回给注册者审核修改。Clinicaltrial. gov 对注册数据质量评价标准主要包括以下 5 个方面：真实性存在明显的问题、无意义的数据、数据不匹配、内部数据不一致、研究设计不清楚。

2. 注册和更新时间　在临床研究开始之前就注册，让研究方案公之于众，方便实用临床试验注册信息，如比较研究方案和发表结果之间的依从性等。虽然 2005 年 ICMJE 要求临床试验注册是在招募第一位受试者之前注册，但各注册库中相当数量的临床研究在研究开始后才注册。ICMJE 将研究开始后 3 个月后注册称为及时（on time）注册，将研究开始后 3 个月后才注册称为后（late）注册。按这个标准，clinicaltrials. gov 有 33% 的研究是后注册。临床研究在实施过程中有任何变化如结局指标改变，设计方法改变均要求及更新。ICMJE、FDAAA、clinicaltrials. gov、欧洲临床试验注册中心和澳大利亚-新西兰临床试验注册中心均要求临床研究完成后 1 年内必须发表研究结果。

3. 主要结果指标的特异性和一致性　WHO ICTRP、ICMJE 和 FDAAA 要求提供临床研究主要结果指标和次要结果指标，并对其定义，标明其具体的测量时间。对某个临床研究，所有在记录的主要结局指标和次要结局指标清楚、明了且完全一致，在记录包括注册库的注册记录、发表的研究方案（protocol）、提交给伦理审查委员会的研究方案、杂志公开发表论文等。对研究临床主要结局指标和次要结局指标的数量不做限制，有的临床研究有 100 多个主要结局指标和次要结局指标。

4. 促进临床研究结果发表　促进临床研究结果发表是临床研究注册的初衷。在临床研究注册机构中发表研究结果只是杂志发表的补充，并非替代杂志发表。注册机构中发表的临床研究结果以表格形式，无文字描述。

第三节 │ 临床研究结果发表

临床研究注册是从入口把关，临床结果发表从出口把关。出口把关研究结果质量也是保证临床证据科学性和完整性的重要环节。若要将临床研究结果发表高水平杂志上，除了临床试验注册外，尽可能发表研究方案，遵循临床研究报告指南。目前，国际上很多杂志鼓励研究者发表临床研究方案，如 Lancet、BMJ open、Trial、Plos 系列杂志、BMC 系列杂志等。

1996 年以前，全球临床研究结果发表除结构式摘要等总体论文体例要求标准外，尚无针对卫生研究，包含研究设计、统计分析内容的统一标准可循，不同单位、不同期刊的研究结果报告各异，导致证据合成无法进行，严重浪费研究资源。1996 年，随机对照研究的报告指南——CONSORT 发表，迅速得到广泛传播与应用，PubMed 收录的期刊中 50% 以上在 CONSORT 网站上注册应用 CONSORT；后效评价结果显示，CONSORT 有效地提高了随机对照研究报告的准确性、完整性和透明性。报告指南（reporting guideline）的概念随之提出，并开始引起广泛关注。报告指南的定义是用清单、流程图、详细的全文指导作者如何报告某一类型研究，包括清单、流程图和全文 3 大要素。但也有些报告指南据其报告内容的专业特点只有其中 1 项或 2 项；其重要特点是在循证医学证据和科学方法的基础上达成共识（consensus process），并定期更新与转化。

为推进报告指南的研究与应用，一个类似于国际 Cochrane 协作网（制作、传播系统评价）的新国际学术组织——EQUATOR（Enhancing the Quality and Transparency of heath Research）应运而生，通过透明、准确报告临床试验结果来提高发表科学论文质量，由方法学家、编辑出版者一起通过广泛使用报告指南来提高临床试验结果报告的透明性和准确性，提高发表卫生研究文献的真实性和价值。EQUATOR（www. equator-network. org）提供资源，培训如何报告卫生研究，并帮助制定、传播和执行报告指南，除了其原创的报告指南外，还建立网站传播其他卫生研究报告指南。至 2017 年 2 月 9 日，EQUATOR Network 图书馆中已有 350 个报告指南。此处选取对瓣膜病研究相关的一些报告指南，以帮助撰写高质量的临床研究论文。

一、临床研究方案的报告指南

临床研究方案（protocol）是定义和管理临床研究的文件，内容涵盖科学原理、目的研究背景、理念、目的、研究人群、干预措施、方法、统计分析、伦理学考虑、传播计划、研究的行政管理等；同时了解研究方法和实施中关键方面的可重复性；以及为伦理学批准到试验结果传播过程中对试验科学性和伦理学严谨性的评价提供依据。临床研究方案全面记录了研究从伦理批准到结果发表的整个过程，研究方案是一个"动态"文件，经常会在研究过程中修改。透明地监督试验设计的修改及实施是临床研究科学记录的必要部分。试验的研究者和赞助者对于已经批准的方案应该严格遵循，对于最新版本中研究方案的修改也要记录在案。重要的方案修改应该向机构评议委员会（IRB）和试验注册机构汇报，也要在试验的报告中描述。如何完整科学发表研究方案非常重要。

临床试验研究方案的报告指南（Standard Protocol Items：Recommendationsfor Interventional Trials，SPIRIT）主要适用于随机对照研究的研究方案及其他类型的临床研究（临床研究定义同前）方案撰写，见表28-3。

表28-3　SPIRIT 2013 条目清单：临床试验方案及相关文件发表条目建议

条目	编号	描述
试验管理信息		
题目	1	题目应描述该研究的设计、人群、干预措施，如果适用，也要列出题目的缩写
试验注册	2a	试验的标识符和注册名称。如果尚未注册，写明将注册机构的名称
	2b	WHO 临床试验注册数据所包括的所有数据集（附表，可查阅 www.annals.org）
试验方案的版本	3	日期和版本的标识符
基金	4	基金的财政、物资和其他支持的来源、种类和角色
角色和责任	5a	方案贡献者的名称、附属机构和角色
	5b	试验赞助者的名称和联系方式
	5c	如有试验资助者和赞助者，其在研究设计、收集、管理、分析及诠释资料、报告撰写、出版等环节的角色，以及谁拥有最终决策权
	5d	试验协调中心、指导委员会、终点判定委员会、数据管理团队和其他监督试验的个人或团队的组成、作用及各自的职责，如果适用（参见21a 有关于资料监控委员会的内容）
引言		
背景和理念	6a	描述研究问题，说明进行试验的理由，包括对相关研究（已发表的与未发表的）中每个干预措施的有效性及不良反应的总结
	6b	对照组选择的解释
目的	7	特定的目的或者假设
试验设计	8	试验设计的描述，包括试验种类（如平行组、交叉、析因以及单一组），分配比例及研究框架（如优劣性、等效性、非劣势性、探索性）

续 表

条目	编号	描述
方法		
受试者、干预措施、结局指标		
研究设置	9	研究设置的描述（如小区诊所、学术性医院）、资料收集的国家名单、如何获得研究地点的信息数据
合格标准	10	受试者的纳入、排除标准。如适用，行使干预措施的研究中心和个人的合格标准（如外科医师、心理治疗师）
干预措施	11a	每组的干预措施，有足够的细节可以重复，包括怎样及何时给予该干预措施
	11b	中止或者修改已分配给受试者干预措施的标准（如由于危害或受试者要求或病情的改善/恶化等而改变药物的剂量）
	11c	提高干预方案依从性的策略，及其他监督依从性的措施（如药物片剂的归还，实验室的检查等）
	11d	在试验期间允许或禁止使用的相关护理和干预措施
结局指标	12	事件发生的时间等，整合数据的方式（如中位数、比例）及每个结局指标的时间点。强烈推荐解释所选有效或危害结局指标与临床的相关性
受试者时间表	13	招募、干预措施（包括预备期和洗脱期）、评估和访问受试者的时间表。强烈建议使用示意图（参见图表）
样本量	14	预计达到研究目标而需要的受试者数量以及计算方法，包括任何临床和统计假设
招募	15	为达到足够目标样本量而采取的招募受试者策略
干预措施的分配方法（针对对照试验）		
分配序列产生	16a	产生序列分配的方法（如计算机产生随机数字）及分层法中任何需考虑的因素。为了减少随机序列的可预测性，任何预设的限定细则（如区组法）应以附件的形式提供，而试验招募者或干预措施分配者均不应获得这些数据
分配隐藏机制	16b	用于执行分配序列的机制（如中央电话；按顺序编码，密封不透光的信封），描述干预措施分配之前的任何为隐藏序号所采取的步骤
分配实施	16c	谁产生分配序号，谁招募受试者，谁给受试者分配干预措施
盲法	17a	分配干预措施后对谁设盲（如受试者、医护提供者、结局评估者、数据分析者）以及如何实施盲法
	17b	如果实施了盲法，在怎样的情况下可以揭盲，以及在试验过程中揭示受试者已分配的干预措施的程序
		数据收集、管理和分析方法

续　表

条目	编号	描述
数据收集方法	18a	评估和收集结局指标、基线和其他试验数据的方案，包括任何提高数据质量的相关措施（如重复测量法、数据评估者的培训）以及研究工具（如问卷、化验室检测）可靠性和准确性的描述。如数据收集表没有在研究方案中列出，应指明可以找到其内容的信息数据
	18b	提高受试者参与性和完成随访的方案，包括退出或更改治疗方案的受试者需收集的结局数据
数据管理	19	录入、编码、保密及储存的方案，包括任何用来提高数据质量的相关措施（如双重录入、资料值的范围检查）。如数据管理的具体程序没有在研究方案中列出，应指明可以找到其内容的信息数据
统计方法	20a	分析主要和次要结局指标的统计方法。如统计分析方案具体程序没有在研究方案中列出，应指明可以找到其内容的信息数据
	20b	任何附加分析的方法（如亚组分析和校正分析）
	20c	统计分析未依从研究方案的人群定义（如按照随机化分析）和其他统计方法用来处理丢失数据（如多重插补）
监控方法		
资料监控	21a	数据监控委员会的组成；简介其角色和汇报架构；表述其是否独立于赞助者和存在利益冲突；如具体的章程没有在研究方案中列出，应指明可以找到其内容的信息数据。反之，如不设数据监控委员会亦需解释其原因
	21b	描述中期分析（或者）和停止分析的指引，包括谁（可以）将取得这些中期分析的结果及中止试验的最终决定权
危害	22	有关干预措施或试验实施过程中出现任何不良事件和其他非预期反应的收集、评估、报告和处理方案
审核	23	审核试验实施的频率和措施，以及这种审核是否会独立于研究者和赞助者
伦理与传播		
研究伦理的批准	24	寻求研究伦理委员会/机构审查委员会（REC/IRBs）批准的计划
研究方案的修改	25	向相关人员（如研究者、REC/IRBs、试验受试者、试验注册机构、期刊、协调者）沟通重要研究方案修改（如纳入标准，结局指标，数据分析等）的计划
知情同意	26a	谁将从潜在的受试者或监护人获得知情同意以及如何取得（参见第32项）
	26b	如需收集和使用受试者的数据和生物标本作其他附属研究，应加入额外同意条文

续　表

条目	编号	描述
保密	27	为了保密，在试验前、进行中及完成后如何收集、分享和保留潜在和已纳入的受试者的个人资料
利益申报	28	整个试验的主要负责人和各个研究点的主要负责人存在的财政和其他利益冲突
数据采集	29	谁可以取得试验最终数据库的说明；以及限制研究者取得试验最终资料的合同协议的披露
附属及试验后的护理	30	如果有的话，附属及试验后的护理，以及对于参与试验而引起危害而赔偿的相应条款
传播政策	31a	试验者及赞助者将试验结果向受试者、医疗专业人员、公众和其他相关团体传递的计划（如通过发表、在结果数据库中报道或者其他数据分享的安排），包括任何发表限制
	31b	合格的著作权指引及（使用任何专业作者的描述）会否使用专业撰写人员
	31c	如果适用，确保公众取得整个研究方案，及受试者层面的数据集和统计编码的计划
附录		
知情同意材料	32	提供给受试者和监护人的同意书模板和其他相关文件
生物学标本	33	如临床试验或未来的附属试验需采集生物学标本进行基因或分子测试，其收集、实验室分析和储存的方案

二、随机对照临床研究报告指南（CONSORT）的主要内容

随机对照试验的报告指南据研究设计和干预措施的不同编写了针对性更强的 CONSORT 报告指南系列，见表 28-4。

表 28-4　随机试验结果报告指南 CONSORT 系列

序号	报告指南名称	文献来源
1	CONSORT 2010 Statement：updated guidelines for reporting parallel group randomised trials. CONSORT 2010 声明：平行随机试验报告指南更新 CONSORT 声明研究设计扩展版	BMC Med，2010，8：18. doi：10.1186/1741-7015-8-18.
2	CONSORT Cluster：Consort 2010 statement：extension to cluster randomised trials 组群随机试验	BMJ，2012，4；345：e5661
3	CONSORT Non-inferiority：Reporting of noninferiority and equivalence randomized trials. Extension of the CONSORT 2010 statement. 非劣效和等效随机试验	JAMA，2012，308（24）：2594-2604

续　表

序号	报告指南名称	文献来源
4	CONSORT Pragmatic Trials：Improvingthe reporting of pragmatic trials：an extension of the CONSORT statement 实况随机试验 CONSORT 2008 扩展版	BMJ，2008，337：a2390
5	Simulation Research：International Network for Simulation – based Pediatric Innovation，Research，and Education（INSPIRE）Reporting Guidelines Investigators. Reporting Guidelines for Health Care Simulation Research：Extensions to the CONSORT and STROBE Statements	Simul Healthc. 2016；11（4）：238–248.
6	TIDieR：Better reporting of interventions：template for intervention description and replication（TIDieR）checklist and guide.	BMJ. 2014；348：g1687.
7	CONSORT–CENT：CONSORT extension for reporting N – of – 1 trials（CENT）2015 Statement N of–1	BMJ，2015；350：h1738.
8	CONSORT for pilot and feasibility trials：CONSORT2010 statement：extension to randomised pilot and feasibility trials. 随机试点和可行性研究	Pilot Feasibility Stud. 2016 Oct 21；2：64
9	Stepped wedge cluster randomised trial：The stepped wedge cluster randomised trial：rationale，design，analysis，and reporting CONSORT 声明干预措施扩展版	BMJ. 2015；350：h391
10	Reporting randomized，controlled trials of herbal interventions：an elaborated CONSORT statement 草药随机试验	Ann Intern Med，2006，144（5）：364–367.
11	Methods and Processes of the CONSORT Group：Example of an Extension for Trials Assessing Nonpharmacologic Treatments 非药物干预措施	Ann Intern Med，2008，：W60–W67
12	STRICTA Controlled trials of acupuncture：Revised Standards for Reporting Interventions in Clinical Trials of Acupuncture（STRICTA）：extending the CONSORT statement 针刺对照研究（STRICTA） CONSORT 声明数据扩展版	PLoS Med，2010，7（6）：e1000261.
13	CONSORT PRO：Reporting of Patient – Reported Outcomes in Randomized Trials：The CONSORT PRO Extension. 患者报告结果	JAMA，2013，309（8）：814–822.
14	CONSORT Harms：Better reporting of harms in randomized trials：an extension of the CONSORT statement 不良事件	Ann Intern Med，2004，141（10）：781–788.

续　表

序号	报告指南名称	文献来源
15	CONSORT abstract：CONSORT for reporting randomized controlled trials in journal and conference abstracts：explanation and elaboration 期刊和学术会议摘要	PLoS Med，2008，5（1）：e20. doi：10. 1371/journal. pmed. 0050020

　　CONSORT 声明是所有类型临床试验报告指南的基石，研究者、编辑准确、完整、透明地报道临床试验研究方案和研究结果一种有效的循证工具。已有研究证据表明利用 CONSORT 声明可提高随机对照试验的报告质量。CONSORT 的主要内容包括流程图（图 28-2）和清单。CONSORT 声明自 1996 年正式发布以来，已分别于 2001 年和 2010 年更新，清单条目数由最初的 21 条增加至 25 条，见表 28-5。

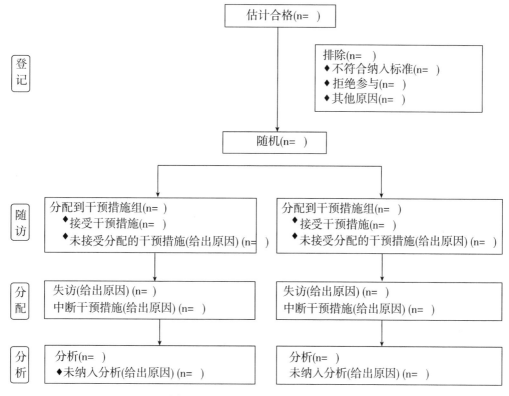

图 28-2　CONSORT 2010 版流程图

表 28-5　CONSORT 2010 版清单条目

论文章节/主题	条目号	条目
文题和摘要		
	1a	文题能识别是随机试验
	1b	结构式摘要，包括试验设计、方法、结果、结论几个部分（具体见 CONSORT for abstracts）

续　表

论文章节/主题	条目号	条目
引言		
背景和目的	2a	科学背景和对试验理由的解释
	2b	具体目的或假设
方法		
试验设计	3a	描述试验设计（诸如平行设计、析因设计），包括受试者分配入各组的比例
	3b	试验开始后试验方案的重要改变（如受试者的纳入与排除标准），并说明原因
受试者	4a	受试者纳入与排除标准
	4b	资料收集的地点及其背景
干预措施	5	详细描述各组干预措施的细节以使他人能够重复，包括它们实际上是在何时、如何实施的
结果指标	6a	准确定义预先设定的主要和次要结果指标及其测量方法和测量时间
	6b	试验开始后结果指标是否有更改，若有请说明原因
样本量	7a	样本量计算方法
	7b	必要时解释中期分析和试验中止原则
随机方法：		
随机序列的产生	8a	产生随机分配序列的方法
	8b	随机方法的类型，任何限定的细节（如怎样分区组和各区组样本量）
分配隐藏机制	9	用于执行随机分配序列的机制（例如按序编码的封藏法），描述干预措施分配之前为隐藏序列号所采取的步骤
实施	10	谁产生随机分配序列，谁招募受试者，谁给受试者分配干预措施
盲法	11a	如果实施了盲法，分配干预措施之后对谁设盲（例如受试者、医护提供者、结果评价者），及实施盲法的方法
	11b	如有必要，描述各组干预措施的相似之处
统计学方法	12a	用于比较各组主要和次要结果指标的统计学方法
	12b	附加分析的方法，诸如亚组分析和校正分析
结果		
受试者流程（极力推荐使用流程图）	13a	随机分配到各组的受试者例数，接受已分配治疗的例数，以及纳入主要结果分析的例数
	13b	随机分组后，各组失访和排除例数，并说明原因

续 表

论文章节/主题	条目号	条目
招募受试者	14a	招募期和随访时间的长短，并说明具体日期
	14b	说明试验中断或停止的原因
基线资料	15	以表格形式描述每组患者的基线资料，包括人口学资料和临床特征
纳入分析的例数	16	各组纳入每一种分析的受试者数目（分母），以及是否按最初的分组分析
结果和估计值	17a	各组每一项主要和次要结果指标的结果，效应估计值及其精确性（如95%可信区间）
	17b	对于二分类结果，建议同时提供相对效应值和绝对效应值
辅助分析	18	所做的其他分析的结果，包括亚组分析和校正分析，指出哪些是预先设定的分析，哪些是探索性分析
不良事件	19	每组发生重要不良事件或意外效应（具体见/CONSORT fo r harms）
讨论		
局限性	20	试验的局限性，潜在偏倚和结果不精确的原因，及多种分析方法（若有的话）对结果的影响
可推广性	21	讨论试验结果可推广性，指外部真实性和实用性
解释	22	解释结果，权衡试验结果的利弊，并综合考虑其他相关证据
其他信息		
试验注册	23	临床试验注册号和注册机构名称
试验方案	24	如果有的话，如何获取完整的试验方案
资助	25	资助和其他支持（如提供药品）的来源，提供资助者所起的作用

（三）流行病学观察性研究报告指南

瓣膜病临床研究用得较多的研究设计之一就是观察性研究。流行病学观察性研究的报告指南（The Strengthening the Reporting of Observational Studies in Epidemiology，STROBE）最初于2004年发表，第二、第三版分别修订于2005年4月、2005年9月，2007年发布第4版，其项目核对清单包括6大部分（题目和摘要、引言、方法、结果、结论、其他信息）共22个条目。可用于队列研究、病例对照研究和横断面研究三类研究方式。其中18个条目为三种研究设计共用，4个条目（条目6、12、14、15）根据研究设计而异，见表28-6。

通过STROBE的官方网站（www. strobe-statement. org/），可以下载针对这三种设计的独立版本、组合版本及其配套说明文件（每个清单条目的选择原因、方法学背景及高质量报告范例）。

STROBE有两个重要的延伸性指南，一个是与遗传学群体研究相关的，经过遗传学家、流行病学家、统计学家和杂志编辑等的共同讨论，在STROBE第四版的基础上制订了遗传学相关流行病学研究的报告指南（Strengthening the reporting of genetic association studies，STREGA），该指南在 2009 年发表，可直接在 www. strega-statement. org. 网页查询和下载。这是多个学科理性合作的产物，其目的是通过相关研究报告的透明化和规范化，如人群的分层，研究对象的选择，基因型分型错误，单体型基因变异，实验室检查的可靠性等。以，明确遗传学因素在疾病病因中的确切作用。

另一个与遗传关联性研究以外的分子流行病学研究相关。最初由欧洲 ECNIS 协作网（Environmental Cancer Risk，Nutrition and IndividualSusceptibility—European Network of Excellence）提出，然后由包括流行病学、生物统计学和实验室技术专家以及专业期刊的编辑于 2008～2010 年历时 3 年共同开发完成，称为观察性流行病学研究报告质量—分子流行病学研究报告清单"（strengthening the reporting of observational studies in epidemiology—molecular epidemiology，STROBE-ME）。在 STROBE 原有的 22 项条目的基础上，扩展了涉及分子流行病学研究特殊性问题的 10 项条目，新增添了 7 项特殊条目，涉及生物样品收集、存储和处理，实验室分析方法等，开辟了 5 个专栏介绍分子标志物、生物样品收集、处理与储存，生物标志的有效性和可靠性以及伦理学问题等。

表 28-6　STROBE 清单（第 4 版，2007 年更新）

章节与主题	序号	条目解释
题目与摘要	1	题目和摘要中应有常用专业术语指明研究设计
		摘要内容要丰富，且能准确流畅地表述研究中做了什么、发现了什么
前言		
背景/原理	2	解释研究的科学背景和原理
目的	3	阐明研究目的，包括任何预设假设
方法		
研究设计	4	陈述研究设计的关键点
研究地点	5	描述研究环境、具体场所和相关时间范围（包括研究对象募集、暴露、随访和数据收集时间）
研究对象		A. 队列研究：描述研究对象的纳入与排除标准、来源和方法和随访方法
		病例-对照研究：描述选择确诊病例和对照的纳入与排除标准、来源和方法。描述选择病例和对照的原理
		横断面研究：描述研究对象的纳入与排除标准、来源和方法
		B. 队列研究：对于配对研究，描述配对标准和暴露与非暴露数目
		病例-对照研究：对于配对研究，描述配对标准和每个病例配对对照数目
研究变量	7	明确定义结果指标、暴露、预测因素、潜在混杂因素和效应校正因素。如果可能，给出诊断标准
数据来源/测量指标	8 *	对每个所关注的变量，描述其数据来源和详细的评估（测量）方法；若有多个组，还应描述各组间评估方法的可比性

续　表

章节与主题	序号	条目解释
偏倚	9	描述为找出潜在的偏倚来源所做的任何努力
样本量	10	解释样本量的确定方法
定量变量	11	解释分析中如何处理计量变量；若可能，描述怎样选择分组及分组原因
统计学方法	12	①描述所有统计学方法，包括如何控制混杂因素； ②描述用于检验亚组和交互作用的方法； ③解释处理缺失数据的方法； ④队列研究：如果存在失访，解释处理失访的方法； 病例−对照研究：如果进行了配对，解释病例和对照的配对方法； 横断面研究：如果可能，描述根据抽样策略确定的分析方法； ⑤描述所做的敏感性分析
结果		
研究对象	13＊	① 报告研究各阶段研究对象的数量，如可能合格的数量、被检验是否合格的数量、证实合格的数量、纳入研究的数量、完成随访的数量和纳入分析的数量； ② 给出各阶段研究对象未参与的原因； ③ 考虑使用流程图
描述性资料	14＊	① 描述研究对象的特征（如人口学、临床和社会）及关于暴露和潜在混杂因素的信息； ② 指出每个关注变量的研究对象数量及其缺失数量； ③ 队列研究：总结随访时间（如平均时间及总的时间）
结果资料	15＊	队列研究：按时间报告结局事件数或汇总测量结果； 病例−对照研究：报告各暴露类别的数量或暴露的汇总测量结果； 横断面研究：报告结局事件数或汇总测量结果
主要结果	16	① 给出未校正和校正混杂因素（如存在混杂因素）关联强度的估计值及其精确度（如95% CI），阐明根据哪些混杂因素进行校正及纳入这些因素的原因； ② 将连续性变量转化为分类变量时的分类界值； ③ 若相关，可考虑将有意义时间范围内的相对风险估计值转换为绝对风险估计值
其他分析	17	报告进行的其他分析，如亚组和交互作用分析及敏感度分析
讨论		
重要结果	18	参考研究目的总结重要结果
局限性	19	结合潜在偏倚和不精确性的来源，讨论研究的局限性；讨论潜在偏倚的方向和大小

续　表

章节与主题	序号	条目解释
解释	20	结合研究目的、局限性、多重分析、类似研究结果和其他相关证据，谨慎对结果进行总体解释
可推广性	21	讨论研究结果的可推广性（外部真实性）
其他信息		
资助	22	给出本研究的资助来源和资助者的角色，如果本文是基于先前的研究开展的，给出先前研究的资助来源和资助者的角色

＊在病例-对照研究中，分别给出病例和对照的信息，如可能，在队列研究和横断面研究中分别给出暴露和非暴露组的信息。

（四）病例报告指南

病例报告是瓣膜病研究结果发表中较多的一种文体。病例报告指南（CARE）项目清单见表28-7。

表28-7　病例报告（CARE）报告指南清单（2013年）

主题	项目	清单项目描述
标题	1	"病例报告"（case report/case study）应和最受关注的内容（如症状、诊断，检查和干预措施
关键词	2	用2~5个关键词概括病例的主要内容
摘要	3	A：前言：此病例为医学文献新增内容
		B：病例表现：①患者主要症状；②主要临床结果；③主要诊断和干预措施；④主要结果
		C：结论：从此病例获取的主要经验教训
简介	4	据相关医学文献总结此病例的背景
患者信息	5	A：人口学信息（如年龄、性别、种族、职业）
		B：患者主要症状（其主要病症）
		C：医疗、家庭和心理历史，包括饮食、生活方式和相关的遗传信息；相关的共病，包括以往的干预措施及其结果
临床结果	6	描述相关的身体检查（PE）结果
时间表	7	描述此病例重要的日期和时间点（以表或图的形式）
诊断评估	8	A：诊断方法（如PE、实验室检查、影像学检查、调查问卷）
		B：诊断挑战（如财力、语言或文化）
		C：诊断推理，包括其他已考虑的诊断
		D：预后特征（例如分期）（如果适用的话）

续 表

主题	项目	清单项目描述
治疗措施	9	A：干预类型（如药物、手术、预防性、自我护理）。①干预措施管理（如剂量、强度、疗程）；②干预改变（提供理论依据）
随访和结果	10	A：总结随访的全过程：①临床结果和患者自评结果；②重要的随访检查结果（阳性和阴性）；③干预措施的依从性和耐受性（如何评估）；④负性事件和意外事件
讨论	11	A：本病例治疗的优势和局限性
	11	B：相关医学文献总结
	11	C：结论的理论依据（包括病因和效果评估）
	11	D：从此病例"获取的"主要经验
患者观点	12	患者分享其观点或经验？（在可能时加）
知情同意	13	患者是否提供知情同意书？请在要求时提供

（五）诊断性研究报告指南

诊断试验准确性报告指南（standards for reporting diagnostic accuracy，STARD）于2003年发表，清单包括9部分共25个条目。STARD指导委员会一直关注着诊断试验中偏倚来源及其影响的研究进展，从2013年起决定将该指南更新，使其更好地反映诊断试验研究进展，更容易为临床使用。除了邀请2003版起草人员，还吸收了更多诊断试验准确性研究专家，杂志编辑等参与讨论，网络调研，经过两年的努力，形成了诊断试验准确性报告指南2015版，共有30个条目，见表28-8；诊断性研究准确性的参试者流程图见图28-2。

表28-8 STARD 2015清单：报告诊断性研究准确性应纳入的项目

部分与主题	条目序号	条目描述
标题/摘要	1	文章标题中至少应用了一个关于诊断准确性的词汇（如敏感性、特异性、曲线下面积）
摘要	2	结构式摘要：研究设计、方法、结果及讨论
前言	3	待测试验的科学及临床背景，临床意义
	4	研究目的及假设
方法		
研究设计	5	数据收集是在待测试验和参考试验施行之前计划好的吗？
受试者	6	纳入与排除标准
	7	受试者如何选择（根据症状、过去的检查结果，或者是登记注册？）
	8	何时何地选择受试者（人群，地点、时间）
	9	受试者是连续就诊者，随机选择的还是以临床方便为准选择的？

续 表

部分与主题	条目序号	条目描述
诊断试验	10a	对待测试验是否提供了足够的信息以便他人重复?
	10b	对参考试验是否提供了足够的信息以便他人重复?
	11	选择参考试验的依据?(如同时存在另外可以替代的试验时)
	12a	待测试验阳性的定义,确定其截断值或分级的理由,是事先确定的或探索性的?
	12b	参考试验阳性的定义,确定其截断值或分级的理由,是事先确定的或探索性的?
	13a	施行待测试验者或其结果判断者知道受试者的临床信息及参考试验结果吗?
	13b	评估参考试验结果者知道受试者的临床信息及待测试验的结果吗?
分析	14	评估诊断试验准确性的方法或指标
	15	如何处理待测试验或参考试验的模糊值?
	16	如何处理待测试验或参考试验的缺失值?
	17	对诊断试验准确度的变异进行分析了吗?是事先设定或是探索性的?
	18	如何确定样本量
结果		
受试者	19	受试者流程图
	20	受试者基线人口学资料及临床特点
	21a	罹患待检测疾病者其严重程度的分布
	21b	无待检测疾病者罹患其他疾病的情况
	22	施行待测试验与参考试验之间的时间间隔,是否施加了临床干预措施
试验结果	23	将待测试验结果(或其分布)与参考试验结果列表
	24	诊断试验准确度的估计值及其精确度(如95%可信区间)
	25	施行待测试验和参考试验时有无不良事件发生
讨论		
	26	研究的局限性,可能存在的偏倚,统计学分析及研究证据外延的不确定性
	27	待测试仪的临床意义,预期的临床应用
其他信息		
	28	该研究注册号及注册者
	29	何处可查到研究计划
	30	得到的资助及其他支持,资助者的作用

＊作为文章作者使用本表时,应在每一个条目的开始处注明稿件中涉及此条目部分的页码

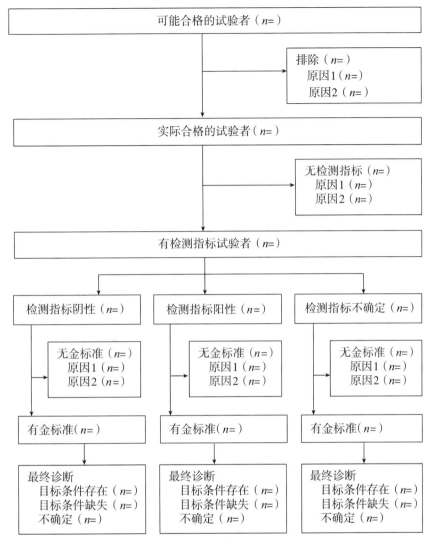

图 28-3 诊断性研究准确性的受试者流程图（STARD 2015）

（六）诊断准确性研究系统评价质量评价工具

随着医药卫生科技日新月异的发展，不断有新的诊断方法和科技手段问世，如果能将针对同种疾病的同种类型的新的诊断试验方法进行综合分析，由于样本量的扩大，诊断指标的诊断试验的目的是确定一个新的诊断方法确诊某种疾病状况的效能，必须有一个系列的受试对象既接受待测诊断试验（index test）又要接受作为标准的参考试验（reference standard），通过一系列诊断试验指标显示新的诊断试验的效能。因此不能简单套用对干预性研究进行 meta-分析与系统评价的方法。

一个由诊断学专家等组成的研发小组为了提出诊断试验 meta 分析及系统评价的报告指南而进行了大量工作，并最终于 2003 年提出了诊断准确性研究系统评价质量评价清单（quality assessment of studies of diagnostic accuracy included in systematic reviews，QUADAS），作为诊断准确性系统评价的报告指南，见表 28-9。

表28-9　诊断准确性研究系统评价质量评价清单 QUADAS

编号	项目
1.	受试患者构成是否代表临床真实情况？
2.	是否清晰描述了受试对象的纳入和排除标准？
3.	参考试验是否能准确诊断待研疾病状态？
4.	实施参考试验与待测试验的时间间隔是否足够短以避免病情变化影响
5.	是全部受试者还是从中随机选择的样本接受了参考试验？
6.	是否不管受试者待测试验结果如何都接受了同样的参考试验？
7.	参考试验是否与待测试验互相独立不相干（金标准不包含待测试验）
8.	是否清晰地阐述了待测试验的具体操作方法以供重复验证
9.	是否清晰地阐述了参考试验的具体方法以供重复验证
10.	对待测试验的结果进行解释时是否不知晓参考试验的结果？
11.	对参考试验的结果进行解释时是否不知晓待测试验的结果？
12.	当解释试验结果时可获得的临床资料是否与实际应用中可获得的临床资料一致？
13.	是否报道了难以解释的或中间状态的试验结果？
14.	对退出病例是否进行论述解释了？

该清单发布后迅速得到广泛应用，并得到 Cochrane 协作网推荐，但在长时间使用过程中用户发现在如何处理和评价病例构成、无法解释或结论模糊的结果或退出病例时存在一些瑕疵，在参考试验涉及随访时不便于使用该清单等问题。为了进一步完善该工具，研发小组对 QUADAS 进行了修订，并于 2011 年推出了 QUADAS-2。将一些易混淆的条目内容进行了删除或完善，将评价的条目改为评价偏倚风险和临床适用性两个方面，并增加了标志性问题。QUADAS-2 包含 4 个主要方面：病例选择、待测试验、参考试验和流程图，见表 28-10。

表28-10　诊断准确性研究系统评价质量评价更新清单 QUADAS-2

需要报告的主要方面	病例选择	待测试验	参考式样	流程与时间
应该详细报告的具体事宜	描述如何选择和纳入病例：试验前纳入，现场纳入或预期纳入接受待测试验者，在何种场所纳入	描述待测试验，如何进行，如何解释结果	描述参考试验，如何进行，如何解释结果	描述未接受待测试验者的情况，及/或未接受参考试验者的情况，或未纳入四格表者的情况（参照流程图）；描述两种试验之间的时间间隔及在该期间进行干预的情况。

续　表

需要报告的主要方面	病例选择	待测试验	参考式样	流程与时间
信号问题（回答从是、否及不清楚三种选择中选其一可疑）	按顺序还是随机选择病例？	是在不知道参考试验结果的前提下解释待测试验的结果吗？	参考试验能准确地对待测疾病或疾病状况进行分类吗？	病例接受待测试验与参考试验之间的时间间隔是否合理？
	是否避免了病例对照的方式？	如果应用了截断值进行分类，该截断值是预先确定的吗？	是在不知道待测试验结果的前提下解释参考试验的结果吗？	所有病例都接受了参考试验吗？
	是否避免了不合理的病例排除？			所有病例都接受了同样的参考试验吗？
				所有病例都纳入分析了吗？
偏倚风险评价，用高、低或不清楚的一种来回答	筛选病例的过程中是否引入了偏倚？	进行待测试验时或解释待测试验结果时是否引入了偏倚？	进行参考试验时或解释参考试验结果时是否引入了偏倚？	病例流程图的各个环节中是否引入了偏倚？
关于诊断试验研究在系统评价中的可应用性，用强、弱、不清楚3个答案之一进行回答	是否关注了诊断试验中纳入病例与系统评价不匹配的问题？	是否关注了诊断试验中待测试验的进行与结果解释与系统评价的待研问题不匹配的情况？	是否关注了诊断试验中参考试验分类的疾病状况与系统评价的待研疾病状况不匹配的情况？	

（七）临床随机对照试验的系统评价及 Meta 分析的报告指南

1999 年，由加拿大渥太华大学 David Moher 牵头的一个国际性专家小组在 Lancet 上发表了随机对照试验 Meta 分析的报告指南（quality of reporting of meta-analyses，QUOROM），根据用户在实践中的反馈意见，10 年后的 2009 年在 QUOROM 的基础上，更新制定了系统评价及 Meta 分析报告指南（preferred reporting items of systematic reviews and meta-analyses，PRISMA），清单条目也由原来的 22 条增加为 27 条，见表 28-11。PRISMA 流程图也进行了更新，见图 28-12。另外，2015 年以来，有 3 个 PRISMA 的延伸表格被先后开发并发布了。一个是关于如何制作系统评价的计划书 protocol，称为 PRISMA-P，一个是关于如何处理个体资料 individual data 的，称为 PRISMA-IPD，第三个是关于网络 meta 分析 network meta-analysis 的，称为 PRISMA-NMA。另外，相关联的报告指南还有关于系统评价摘要的，关于 Cochrane 干预性系统评价方法学期望水准 Methodological Expectations of Cochrane Intervention Reviews（MECIR）的，详情请参阅www.editorial-unit.cochrane.org/mecir。

表 28-11 随机对照试验制作的系统评价/Meta-分析报告指南（PRISMA）清单（2009 年更新）

部分/主题	条目编号	条目内容	所在页码
标题			
标题	1	注明本报告是系统评价、meta-分析或者两者均是	
摘要			
结构式摘要	2	提供结构式摘要，包括背景、目的、数据来源、纳入与排除标准、参与者和干预措施、评价和合并分析的方法、结果、局限性、结论和主要结果的意义，系统评价注册号	
引言			
基本依据	3	基于目前已知证据描述本评价的基本依据	
目的	4	参照参与者、干预措施、对照、结果和研究设计，清楚地描述问题（PICOS）	
方法			
计划书与注册	5	指出是否有计划书、如何获取（网址）。如已注册，则提供注册号	
纳入与排除标准	6	描述拟纳入研究的特征（如 PICOS，随访期）及报告特征（如纳入年份、语言、发表情况）作为纳入与排除的标准，说明理由	
信息来源	7	描述检索中用到的全部信息来源（如数据库及其收录年限，或联系研究的作者以及明确附加的研究），及最后一次检索日期	
检索策略	8	至少介绍一个数据库完整的电子检索策略，包括使用的检索限制条件，以便该检索策略能被重复	
研究筛选	9	描述筛选研究的过程（亦即排除标准和纳入标准，均应包括在系统评价中，如果可行，也应包括在 meta-分析中）	
数据收集过程	10	描述从报告中提取数据的方法（如预先制定的表格，完全独立，双重操作），以及任何从研究者处获取及确认数据的过程	
变量	11	列出并定义数据变量（如 PICOS、资助来源），以及作出的任何假设和简化	
每个研究的偏倚风险	12	描述用于评估每个偏倚风险的方法（阐明是在研究水平还是结果水平上完成的），以及这些信息如何被用于数据合成	
合并分析指标	13	描述主要的合并分析指标（如比值比，均差）	
结果合并分析	14	描述处理数据，合并各研究结果的方法，若做了合并分析，还应描述每个 meta-分析的同质性检验（如 I^2 检验）	

续　表

部分/主题	条目编号	条目内容	所在页码
合并分析的偏倚风险	15	明确评估可能影响合并证据的偏倚风险（如发表偏倚、对涉及研究的选择性报道）	
附加分析	16	描述附加分析方法（如敏感性或亚组分析、meta-回归），若做了附加分析，则指明哪些附加分析是预先制定	
结果			
研究筛选	17	描述筛选研究数量、符合纳入与排除标准的研究数量及纳入研究数量，每一阶段排除研究的数量和排除理由，宜用流程图表示	
研究特征	18	描述每个提取了数据的研究的特征（如样本量、PICOS、随访时间），并标注引文	
研究中的偏倚风险	19	提供每个研究偏倚风险的数据，及结局水平的评估（如有）（见12）	
单个研究结果	20	描述每个研究的全部结果（有益或有害）：①描述每个干预组的数据，②估计效应量和可信区间，以森林图表示最佳	
合并分析结果	21	描述每个完成meta-分析的结果，包括可信区间和同质性检验	
不同研究之间的偏倚风险	22	描述研究间偏倚风险评估结果（见15）	
附加分析	23	描述附加分析结果（如敏感性分析或亚组分析、meta-回归，见16）	
讨论			
证据总结	24	总结主要研究结果，包括每个主要结果的证据强度，证据与研究人群的相关性（如医疗服务提供者、用户及决策者）	
局限性	25	在研究和结果水平上（如偏倚风险）及系统评价水平上（如纳入研究不完全、报告偏倚等）讨论局限性	
结论	26	结合其他证据，对结果进行总结性解释，并阐述其对未来研究的意义	
资助			
资助	27	描述本系统评价的经费资助及其他支持（如数据提供）的来源，以及资助者在本系统评价中的角色	

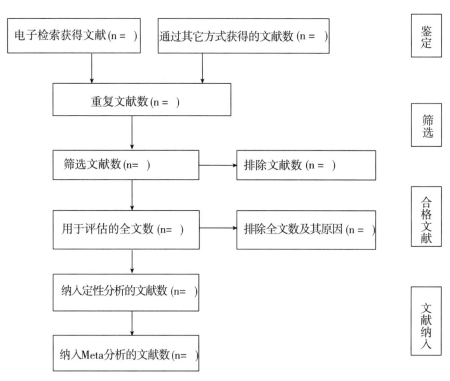

图 28-4　PRISMA 流程图（2009 年更新）

（八）观察性研究 Meta-分析报告指南

观察性研究 Meta 分析报告指南（meta-analysis of observational studies inepidemiology：a proposal for reporting，MOOSE），共包括 6 个部分、35 个条目，见表 28-12。

表 28-12　观察性研究 Meta 分析（MOOSE）报告清单

内容	序号	条目
背景内容	1	定义临床问题
	2	提出研究假设
	3	描述研究结果
	4	暴露或干预的类型
	5	研究设计类型
	6	研究人群
检索策略	7	文献检索者的资质（如图书馆员、研究人员）
	8	检索策略，包括检索的时间范围和关键词（检索词）
	9	纳入所有可得的研究所做的努力包括与原著者联系
	10	检索的数据库或注册资料库
	11	使用的检索软件名称和版本，采用的检索方法

续　表

内容	序号	条目
检索策略	12	是否使用手工检索（如获取文献中的参考文献）
	13	列出所有检索到的文献和排除的文献及其纳入与排除标准
	14	检索非英语文献的方法
	15	如何处理未发表的研究及以摘要形式发表的研究
	16	描述与研究原著者联系的情况（如询问进一步的信息）
方法	17	描述用于评估检验假设所收集研究的相关性和合理性
	18	筛选资料并予以编码的原则（据成熟的临床原则或临时的需要）
	19	资料分类分级编码的方法（如多个文献评价者，盲法，不同的评价者之间的一致性等）
	20	混杂偏倚的评估（如病例与对照组之间的可比性）
	21	纳入研究的质量评估，包括质量评价者是否采用盲法评估；对可预测研究结果的指标进行分层或回归分析
	22	异质性评价
	23	详细描述统计方法（如应用了何种模型以及这种模型对预测指标评价的合理性，剂量效应模型或累积 Meta 分析等），以便其他人重复
	24	提供适当的图或表
结果	25	图示综合分析结果，包括单个研究效应估计与合并的总体效应
	26	用表格列出纳入的每个研究的描述性资料
	27	敏感性分析结果（如亚组分析）
	28	指出研究结果的统计学不确定性（如概率、可信区间等）
讨论	29	定量评估偏倚（如发表偏倚）
	30	排除研究的理由（如排除非英语的文献）
	31	纳入研究的质量评价
结论	32	对观察结果的其他解释
	33	结论的外延性（对研究资料是否合理，在该 meta 分析涉及的范围内是否合理）
	34	提出未来研究的方向
	35	报告此研究资助来源

　　临床研究经过注册获得注册号、发表研究方案，在临床研究报告指南指导下可撰一篇优秀的临床研究论文件，尚需在前言讨论的细节再下工夫。前言了解瓣膜病的流行病学特征时可查阅一统计资料如世界卫生组织（WHO）、经合组织（OECD）、国家卫计委及卫生统计年鉴、美国或我国的疾病控制研究所的一些统计数据。查阅心脏领域顶尖的三个杂志、相关临床指南和

系统评价均能帮助我写好论文前言和讨论。与瓣膜病相关的杂志包括 Journal of Thoracic and Cardiovascular Surgery（http：//www. jtcvsonline. org）、The Annals of Thoracic Surgery（http：//www. annalsthoracicsurgery. org/）、American Association for Thoracic Surgery（http：//www. aats. org/aatsimis/AATS/Home/AATS/Home. aspx）、European Journal of Cardio - thoracic Surgery（https：//academic. oup. com/ejcts）等。与瓣膜病相关的临床指南网站包括英国 The National Institute for Health and Care Excellence（NICE，网址 https：//www. nice. org. uk）、美国 Department ofHealthand HumanServices（https：//www. guideline. gov/）、美国心脏病学院（American College of Cardiology，ACC，网址 http：//www. acc. org）、美国内科医师协会（American College of Physician，ACP，网址 https：//www. acponline. org/clinical - information/guidelines）、美国心脏学会（American Heart Association，AHA，网址：http：//www. heart. org/HEARTORG/）、欧洲心脏病学会（European Society Cardiology，ESC）、美国国立心肺血液研究所（https：//www. nhlbi. nih. gov/about/org/chart，National Heart，Lung and Blood Institute）。与瓣膜病相关的系统评价资源包括 Cochrane 图书馆查找系统评价（http：//www. cochranelibrary. com/）、国际前瞻性系统评价注册（International prospective register of systematic reviews：PROSPERO，网址：https：//www. crd. york. ac. uk）。

总之，通过临床研究注册，发表研究方案，遵循临床研究报告指南，不仅让研究完成得更出色，而且能发表高质量论文，提高临床研究透明度，使临床研究证据能真正服务于临床实践。

（刘雪梅、蒋露、赵芷汀）

参考文献

［1］ 1Moher D, Tetzlaff J, Tricco AC, et al . Epidemiology and reporting characteristics of systematic reviews. PLoS Med , 2007, 4（3）：e78.

［2］ The PRISMA Group. History. ［2014 - 2 - 26］. Available at：http：//www. prisma - statement. org/history. htm.

［3］ Moher D, Cook D J, Eastwood S, et al . Improving the quality of reports of meta-analyses of randomised controlled trials：the QUOROM statement. The Lancet , 1999, 354（9193）：1896-1900.

［4］ Moher D, Hopewell S, Schulz KF, et al；CONSORT. CONSORT 2010 explanation and e-laboration：updated guidelines for reporting parallel group randomised trials. Int J Surg. 2012；10（1）：28-55.

［5］ Vohra S, Shamseer L, Sampson M, et al；CENT group. CONSORT extension for reporting N-of-1 trials（CENT）2015 Statement. BMJ. 2015；350：h1738.

［6］ Pandis N, Fleming PS, Hopewell S, et al. The CONSORT Statement：Application within and adaptations for orthodontic trials. Am J Orthod Dentofacial Orthop. 2015；147（6）：663-679

［7］ Gagnier JJ, Boon H, Rochon P, et al, for the CONSORT Group. Reporting randomized, controlled trials of herbal interventions：an elaborated CONSORT Statement. Ann Intern Med. 2006；144（5）：364-367

［8］ Moher D，Liberati A，Tetzlaff J，et al：The PRISMA Group. Preferred Reporting Items for Systematic Reviews and Meta-Analyses：The PRISMA Statement. BMJ 2009；339：b2535

［9］ Stroup DF，Berlin JA，Morton SC，et al. Meta-analysis of observational studies in epidemiology：a proposal for reporting. Meta-analysis Of Observational Studies in Epidemiology（MOOSE）group. JAMA. 2000，283（15）：2008-12.

［10］ Whiting P，Rutjes AWS，Reitsma JB，et al. The development of QUADAS：a tool for the quality assessment of studies of diagnostic accuracy included in systematic reviews. BMC Med Res Methodol 2003；3：25.

［11］ Whiting PF，Rutjes AW，Westwood ME，et al. QUADAS-2 Group. QUADAS-2：a revised tool for the quality assessment of diagnostic accuracy studies. Ann Intern Med. 2011，155（8）：529-36.

［12］ 尹森林，刘雪梅，何林，等. 对系统评价/Meta 分析报告规范的系统评价. 中国循证医学杂志，2011，11（8）：971-977

［13］ The PRISMA Group. Conceptual Issues in the Evolution from QUOROM to PRISMA. 2014-2-26. Available at：http：//www. prisma-statement. org/conceptual. htm.

［14］ 卫茂玲，刘鸣，苏维，等. 中文发表系统评价、Meta 分析 18 年现状分析. 华西医学，2007，22（4）：697-698.

［15］ 董稳航，李春洁，项陈洋，等. 中国口腔颌面外科临床随机对照试验的报告质量评价. 华西口腔医学杂志 2012；30（5）：505-508.

［16］ 项陈洋，李春洁，董稳航，等. 牙本质过敏症临床随机对照试验的报告质量评价. 华西口腔医学杂志 2012；30（3）：267-270，274.

［17］ 李春洁，吕俊，苏乃川，等. "系统评价和 Meta 分析报告规范"评价口腔医学领域中文 Meta 分析的报告质量. 中华口腔医学杂志 2011；46（5）：257-262.

［18］ 王小琴，韦当，刘雅莉，等. PRISMA 声明应用现状调查. 中国循证医学杂志 2014，14（9）：1160-1164

［19］ 王波，詹思延. 如何撰写高质量的流行病学研究论文. 第一讲 观察性流行病学研究报告规范—STROBE 介绍.. 中华流行病学杂志-2006，27（6）：547-549.

［20］ 詹思延. 第三讲：如何报告观察性流行病学研究——国际报告规范 STROBE 解读. 中国循证儿科杂志 2010，5（3）：222-227.

［21］ Little J，Higgins JP，Ioannidis JP，et al. Strengthening the reporting of genetic association studies（STREGA）：an extension of the STROBE Statement. Hum Genet. 2009，125（2）：131-51. doi：10. 1007/s00439-008-0592-7.

［22］ 陈茹，段芳芳，詹思延. 如何撰写高质量的流行病学研究论文. 第二讲 分子流行病学研究报告规范——STROBE-ME 介绍中华流行病学杂志-2013，34（7）：740-549.

［23］ 王波，詹思延. 如何撰写高质量的流行病学研究论文第三讲诊断试验准确性研究的报告规范——STARD 介绍. 中华流行病学杂志 2006，27（10. ）：909-912.

［24］ Bossuyt PM，Reitsma JB，Bruns DE，et al. Towards complete and accurate reporting of studies of diagnostic accuracy：the STARD initiative. Standards for Reporting of Diagnostic

Accuracy. Clin Chem. 2003, 49（1）: 1-6.

［25］Bossuyt PM, Reitsma JB, Bruns DE, et al. STARD 2015: an updated list of essential items for reporting diagnostic accuracy studies. BMJ. 2015, 351: h5527.

［26］Stroup DF, Berlin JA, Morton SC, et al. Meta-analysis of observational studies in epidemiology: a proposal for reporting. Meta-analysis Of Observational Studies in Epidemiology（MOOSE）group. JAMA. 2000, 283（15）: 2008-12.

［27］Al-Marzouki S, Roberts I, Evans S, et al. Selective reporting in clinical trials: Analysis of trial protocols accepted by *The Lancet*. Lancet , 2008, 372: 201.

［28］De Angelis C, Drazen JM, Frizelle FA, et al; International Committee of Medical Journal Editors. Clinical trial registration: a statement from the International Committee of Medical Journal Editors. JAMA, 2004, 292（11）: 1363-1364.

［29］Duley L, Tharyan P. Ensuring health care decisions are informed by all of the evidence: the role of trial registration. Cad Saude Publica, 2008 , 24（12）: 2732.

［30］GhersiD, PangT. 从墨西哥到马里: 临床研究注册发展历程四年回顾. 中国循证医学杂志, 2009, 9（2）: 123-126.

［31］32Godlee F. Clinical trial information : An international standard for disclosure of clinical trial. BMJ , 2006, 332, 1107-1108.

［32］Hróbjartsson A, Gøtzsche PCS, Gluud C. The controlled clinical trial turns 100 years: Fibiger's trial of serum treatment of diphtheria. *BMJ*, 1998, 317: 1243-1245.

［33］Irwin RS. Clinical trial registration promotes patient protection and benefit, advances the trust of everyone, and is required. Chest, 2007 , 131（3）: 639-641.

［34］Moore N, Juillet Y, Bertoye PH; Round Table No 4, Giens XXII. Integrity of Scientific Data: Transparency of Clinical Trial Data. Thérapie, 2007, 62（3）: 211-216.

［35］Viergever RF, Ghersi D（2011）The Quality of Registration of Clinical Trials. PLoS ONE 6（2）: e14701. doi: 10. 1371/journal. pone. 0014701

［36］Zarin DA, Tse T. Moving Towards Transparency of Clinical Trials. Science, 2008 , 319（5868）: 1340-1342.

［37］Booth A, Clarke M, Dooley G, Ghersi D, Moher D, Petticrew M, Stewart L. The nuts and bolts of PROSPERO: an international prospective register of systematic reviews. *Systematic Reviews*, 2012, 1: 2.

［38］Booth A, Clarke M, Ghersi D, Moher D, Petticrew M, Stewart L. Establishing a Minimum Dataset for Prospective Registration of Systematic Reviews: An International Consultation. PLoS ONE , 2011, 6（11）: e27319.

［39］Booth A, Clarke M, Ghersi D, Moher D, Petticrew M, Stewart L. An international registry of systematic-review protocols. *Lancet*, 2011, 377（9760）: 108-109.

［40］Chien PFW, Khan KS, Siassakos D. Registration of systematic reviews: PROSPERO. *BJOG*. 2012 Jul; 119（8）: 903-5.

［41］Davies S. The importance of PROSPERO to the National Institute for Health Research.

Systematic Reviews, 2012, 1: 5.

[42] Silagy CA, Middleton P, Hopewell S. Publishing protocols of systematic reviews: comparing what was done to what was planned. *JAMA*, 2002, 287: 2831-2814.

[43] Stewart L, Moher D, Shekelle P. Why prospective registration of systematic reviews makes sense. *Systematic Reviews*, 2012, 1: 7.

[44] Straus S, Moher D. Registering systematic reviews. CMAJ, 2010, 182 (1): 13-14.

[45] Liu X, Li Y, Yu X, et al. Assessment of registration quality of trials sponsored by China. J Evidence-Based Med, 2009, 2: 8-18. doi: 10. 1111/j. 1756-5391. 2009. 01007.

[46] Liu XM, Li YP, Song SQ, et al. Ethical review reporting of Chinese trial records in WHO primary registries. JME, 2011, 37: 144-148.

[47] Horton R. GBD 2010: understanding disease, injury, and risk. Lancet, 2010, 380 (9859): 2053-2054.

[48] Sims MT, Henning NM, Wayant CC, et al. Do emergency medicine journals promote trial registration and adherence to reporting guidelines? A survey of " Instructions for Authors". Scand J Trauma Resusc Emerg Med, 2016, 24 (1): 137.

[49] Askie L. Trial registration records, updates, and protocols. Lancet, 2016, 388 (10042): 341-342. doi: 10. 1016/S0140-6736 (16) 30965-5.

[50] Dal-Ré R, Ross JS, Maruši A. Compliance with prospective trial registration guidance remained low in high-impact journals and has implications for primary end point reporting. J Clin Epidemiol, 2016, 75: 100-107. doi: 10. 1016/j. jclinepi. 2016. 01. 017.

[51] Lampert A, Hoffmann GF, Ries M. Ten years after the International Committee of Medical Journal Editors´ clinical trial registrationinitiative, one quarter of phase 3 pediatric epilepsy clinical trials still remain unpublished: a cross sectional analysis. PLoS One, 2016, 11 (1): e0144973. doi: 10. 1371/journal. pone. 0144973.

[52] Viergever RF, Li K. Trends in global clinical trial registration: an analysis of numbers of registered clinical trials in different parts of the world from 2004 to 2013. BMJ Open. 2015 Sep 25; 5 (9): e008932. doi: 10. 1136/bmjopen-2015-008932.

[53] Zarin DA, Tse T, Williams RJ, Rajakannan T. Update on Trial Registration 11 Years after the ICMJE Policy Was Established. N Engl J Med, 2017, 376 (4): 383-391.

[54] Eldridge SM, Chan CL, Campbell MJ, et al; PAFS consensus group. CONSORT2010 statement: extension to randomised pilot and feasibility trials. Pilot Feasibility Stud, 2016, 21, 2: 64.

第二十九章　真实世界的统计分析方法

Statistical Analysis Methods for Real Wortd Study

经典的随机对照研究（RCT）是临床试验的理想化模型，但正是由于 RCT 过于理想化，与真实世界存在差距，往往外推受限，且 RCT 证据向临床实践地转化缓慢而困难，因此真实世界研究（real word study，RWS）显得尤为必要。1983 年，Rosenbaum 和 Rubin 首次提出了 RWS 的概念，之后 RWS 获得了迅速发展。与传统 RCT 研究不同，RWS 是来自于常规临床实践的研究，通常也被称作观察性研究（observational study）或非干预性研究（non-interventional study）。但正是基于此，RWS 往往违背了随机化的原则，造成组间临床特征的不可比，导致选择偏倚、混杂偏倚等，影响了试验结果的可信读。因此，针对 RWS 资料，往往需要进行处理以"事后随机化"，均衡组间混杂偏倚，使观察性数据达到"接近随机分配数据"的效果。

传统临床研究分类

临床研究根据是否干预，分为试验研究和调查研究。试验研究时研究者施加了干预措施，而调查研究未施加干预措施（图 29-1）。试验研究和调查研究又分为不同类别，其中 RCT 研究和队列研究应用最多，且 RCT 研究是临床试验的金标准。

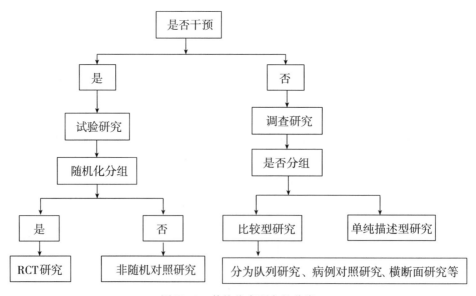

图 29-1　传统临床研究的分类

一、RWS

1. RWS 的定义　RWS 是指在较大的样本量（覆盖具有代表性的更大受试人群）基础上，根据患者的实际病情和意愿非随机选择治疗措施，开展长期评价，并注重有意义的结局治疗，以进一步评价干预措施的外部有效性和安全性。RWS 通常要求较大的样本量，覆盖更加广泛的、具有代表性的人群，患者的治疗分组是根据医师和患者的实际意愿，而非外来干预，所关注的是对患者而言更有意义的治疗结局，能评价实际医疗体系对患者的最终影响。

2. RWS 的分类 RWS 是来自于常规临床实践的研究，绝大部分是观察性研究，因此，传统临床研究分类中，队列研究、病例对照研究等都属于 RWS 范畴。

此外，某些采用了随机化手段的研究也属于 RWS 范畴，如实效性随机对照试验（pragmatic randomized controlled trial，pRCT）。pRCT 的设计理念是，首先进行随机分组，之后在尽量符合临床实际情况下对患者进行干预，最后针对重要结局进行评价。pRCT 虽然进行了随机化分组，但患者所处环境、干预、数据收集等是在尽可能符合临床实际的情况下进行的，因此也属于 RWS 范畴。其他干预性研究如非随机的实效性研究、自适应设计等也属于 RWS 范畴。

3. RWS 的资料来源 在信息化时代下，数据的收集无疑是信息量巨大、规范化及结构化的。不管是医院内部的医院信息系统（Hospital Information System，HIS）、电子病历（EMR），还是整合众多医院的 linkDoc 数据库，抑或是针对特定疾病或状态建立的数据库如中国人心脏瓣膜置换术后抗凝治疗数据库，所收集的数据均是大量的结构化的数据。这些数据是 RWS 重要的资料来源。此外，由研究者设计并实施的研究，如单中心队列研究、多中心队列研究、病例对照研究等，也是 RWS 的资料来源。如 Hu S 等开展的"体外与非体外冠状动脉旁路移植术（CABG）疗效比较"研究，即是单中心队列研究。

二、RWS 和 RCT 的区别与联系

RWS 和 RCT 在众多方面存在不同，如是否施加干预措施、研究对象的选择、分组方法、盲法等（表29-1）。但不能完全绝对将 RWS 和 RCT 分开，RWS 和 RCT 具有承启关系，两者互补。RCT 是评价任何临床干预措施的基础，用于评价有效性和安全性，没有 RCT 结果为前提，任何外部有效性的结果都将受到质疑。但 RCT 结果外推往往受限，而大样本的 RWS 是 RCT 的必要补充，能反映实际效果。

表 29-1 RCT 和 RWS 的区别

项目	RCT 研究	RWS 研究
是否干预	是	有、无 两者兼有
研究对象及样本量	有限样本，设计者制定纳入标准和排除标准	宽泛大样本，无需制定纳入标准和排除标准
研究环境	试验环境，外推受限	实际医疗环境，代表性好
分组方法	按随机、安慰剂对照的原则将样本分为治疗组及安慰剂对照组	在非随机开放、无安慰剂对照的情况下将患者分为暴露组和公认有效的对照组
盲法	严格盲法	不对医生和患者设盲
研究过程	在较短时间内通过研究方案的治疗和随访得出结果	通过长时间专门的治疗和随访（质控伦理），在完备注册信息和数据库支持下得出结果
研究结局	根据研究目的确定，为特定指标	结局指标较宽泛
伦理	RCT 的核心，需多方面考虑	重点考虑，但易满足

续　表

项目	RCT 研究	RWS 研究
运行成本	费用高、耗时长	费用相对较低，耗时短
偏倚控制	较好，分析采用常用统计模型即可	需采用特定方法如倾向评分法控制混杂偏倚但无法控制未观测变量，需要复杂的模型
证据强度	强	相对较弱
局限性	结论外推性差	存在选择偏倚、混杂偏倚，且样本量大、随访时间长，数据收集量大，存在潜在编码错误和数据丢失的问题

三、RWS 资料的均衡性校正

RWS 研究中存在混杂偏倚，因而处理混杂偏倚成为重中之重。传统控制混杂偏倚的方法有：在研究设计阶段采取严格的纳入标准，运用配对、分层抽样、直接随机抽样等方法，以及在分析阶段时采用多因素分析等。但这些处理方法均存在局限性，如分层抽样只能控制少数混杂因素、分层因素不能过多，多因素分析方法对自变量分布要求较高等。因此倾向性评分法（propensity score，PS）应运而生。PS，又称倾向指数，由 Rosenbaum 和 Rubin 于 1983 年首次提出，代表在所有观测变量存在的前提下，每个观察对象被分配到处理组的概率。PS 是一种在非随机化处理条件下，增加组间可比性的统计方法，是目前解决 RWS 混杂偏倚的有力工具之一。其基本原理是将多个自变量的影响用一个倾向评分值来表示，从而降低了协变量的维度，然后再根据 PS 值进行不同的处理，如 PS 分层、PS 匹配、PS 调整、PS 加权等。在大样本的情况下，经过 PS 值调整的组间个体，临床特征往往均衡可比，相当于进行了"事后随机化"，以利于后期的统计分析。PS 值的计算方法众多，包括 logistic 回归、Probit 回归、神经网络、Boosting 算法等，其中 logistic 回归为最常用的方法。

四、统计分析

1. 可比性分析（单因素分析）　RWS 统计分析时，若涉及组间效果比较时，首先需进行可比性分析，即常用的单因素分析方法（成组资料）。若组间临床资料不可比，最常见的方法是进行 PS 1∶1 匹配、选择研究对象，再验证组间临床资料的可比性（配对资料）。根据设计类型和资料类型，需采取不同的统计分析方法，见图 29-2 和图 29-3。

2. 多因素统计分析　RWS 的多因素分析中，最常用的统计分析方法即为 logistic 回归模型和 Cox 风险比例模型。如对某术式术后围术期的死亡危险因素进行探索，采用的统计分析方法是 logistic 回归模型：成组设计时采用非条件 logistic 回归，经 PS 配对后需采用条件 logistic 回归。如验证冠状动脉旁路移植手术风险评估系统（SinoSCORE）是否适用于预测华西医院成人心脏手术后院内死亡风险研究即采用的是非条件 logistic 回归模型。此外，在计算 PS 值时，最常采用的方法即是非条件 logistic 回归。若要研究预后的影响因素，则采用 Cox 风险比例模型。

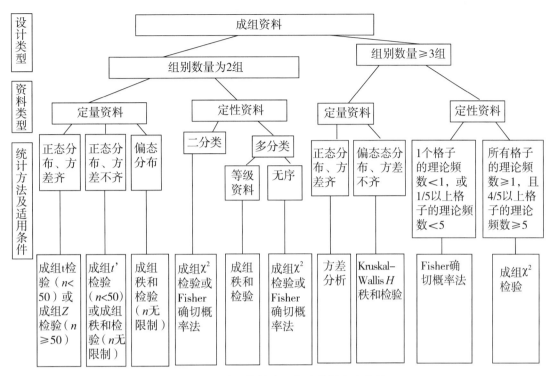

图 29-2　成组资料常见统计分析方法总结

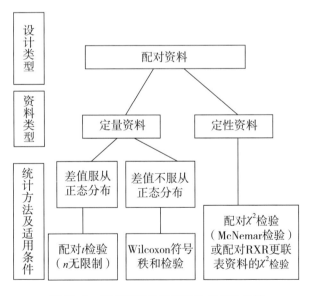

图 29-3　配对资料常见统计分析方法总结

此外，多因素分析时需注意：①数据分布。多因素分析一般要求资料从总体上服从某分布类型，但实际应用中很难满足。因此，若样本量足够大，这些要求可适当放宽。②样本量。目前关于多因素分析时样本量应达到何种程度无共识，一般认为，样本量应大于 50 例，或者样本量是自变量个数的 5~20 倍。③多因素分析时自变量的纳入原则：自变量的纳入应是基于单因素分析探索结果、临床经验及既往文献分析结果综合考虑，而不是单纯将单因素分析时无统计学意义的变量排除在外。④PS 值是否纳入。若采用 PS 分层或 PS 配对方法，则 PS 值无需纳入；若采用 PS 调整或 PS 加权法，则需将 PS 值作为自变量纳入模型中。

五、示例

在非体外循环冠状动脉搭桥术（off pump coronary artery bypass，OPCAB）与冠状动脉搭桥手术（coronary artery bypass graft，CABG）疗效比较的单中心队列研究中，Hu S 等前瞻性收集了 6 665 例患者，其中 OPCAB 组 3 266 例，CABG 组 3 399 例，研究指标包括围术期死亡、心脑血管不良事件（MACCE）及总医疗花费。进行 OPCAB 组和 CABG 组临床资料的可比性分析时，发现 2 组患者的年龄、病变血管数量、心力衰竭情况、桥血管类型（动脉还是静脉）、回旋支病变情况、桥血管使用情况（包括乳内动脉、大隐动脉）及完全血运重建指数的差异均有统计学意义，在重要临床特征上不可比，因此进行了均衡性校正。首先，采用 logistic 回归模型计算患者的 PS 值（以术前危险因素作为自变量，以分组作为因变量，建立非条件 logistic 回归模型，计算 PS 值。之后，采用 PS 调整的方法，以围术期死亡为因变量，以分组、PS 值及危险因素为自变量，进行非条件 logistic 回归分析；以远期预后为因变量，以分组、PS 值及危险因素为自变量，建立 Cox 比例风险回归模型。进一步行 PS 匹配以进行敏感性分析，匹配比例为 1：1。首先以术前危险因素、术者及手术年份为自变量，以分组作为因变量，建议非条件 logistic 回归模型，计算 PS 值。根据 PS 值进行 PS 匹配筛选出 4 176 例患者，OPCAB 组和 CABG 组各计 2 088 例。再以远期预后建立 Cox 比例风险回归模型。

六、常用统计分析软件

又如，在倾向性评分匹配法评价冠心病支架置入术后再狭窄研究中，研究者收集了院接受冠状动脉支架置入术的冠状动脉性心脏病（coronary heart disease，CHD）患者 420 例，其中伴糖尿病（diabetes mellitus，DM）患者 137 例，单纯 CHD 患者 283 例。研究重点为出现支架再狭窄（instent restenosis，ISR）。DM+CHD 组和 CHD 组患者的高血压史、肌酐清除率、体重量指数、左心室射血分数及冠状动脉多支病变情况比较差异均有统计学意义，临床特征不可比，因此对患者进行倾向性评分匹配，以控制两组患者基线资料的偏倚。首先建立 logistic 回归模型，纳入回归模型的变量又年龄、性别、吸烟史、高血压史、房颤史、总胆固醇、高密度脂蛋白、肌酐清除率、体重量指数、充血性心力衰竭、左心室射血分数、冠状动脉病变部位、冠状动脉多支病变。计算每例患者的 PS 分值。再采用 1：1 最邻近匹配法，同时限定 PS 的对数标准偏差为 0.20。匹配后共入选 240 例患者，匹配后两组患者的年龄、性别、吸烟史、高血压史、房颤史、总胆固醇、高密度脂蛋白、肌酐清除率、体质量指数、充血性心力衰竭、左心室射血分数及冠状动脉病变部位比较均具有可比性。在进行 COX 比例风险模型进行分析，探索 ISR 的影响因素。

再来看一个例子，在老年风湿性二尖瓣患者修复手术与生物瓣膜置换术围术期安全性评价：倾向性评分匹配对比研究中，研究者根据纳入和排除标准收集了 82 例风湿二尖瓣病变患者，其中行二尖瓣修复术（mitral valve repair，MVP）25 例，行生物瓣置换术（mitral bioprosthetic replacement，MVR）57 例，进行基线资料的可比性分析时，发现两组患者的年龄、二尖瓣口面积及二尖瓣狭窄程度不可比。因此对混杂因素进行了校正。首先采用 logistic 回归模型计算 PS 值，自变量纳入因素有年龄、体重量指数、体表面积 EuroScore II、术前生化指标

（谷丙转氨酶、谷草转氨酶、总胆红素、直接胆红素、尿素氮及肌酐）、纽约心脏病协会（NYHA）分级、术前超声心动指标（术前左心房大小、左心室舒张末直径、左心室收缩末内径、射血分数、二尖瓣狭窄程度、二尖瓣口流速、二尖瓣反流程度及三尖瓣反流程度）、二尖瓣病变类型、房颤等。匹配评分相近的病例（匹配度为1∶1）。设置卡钳值为0.2。匹配后两组的基线资料均可比，再进一步对两组患者的住院时间、体外循环时间、阻断时间、住重症监护室时间、使用呼吸机时间、术后超声心动指标（包括左心房前后径、左心室舒张末径、左心室收缩末径、射血分数、二尖瓣口流速）、术后并发症、死亡等情况进行比较。

从以上3个例子可以看出，临床实际资料收集过程中，由于是回顾性资料收集。患者组间的基线资料往往不可比，在不可比情况下进行的组间研究终点比较是毫无意义的。在这种情况下，就要进行"事后随机化"，使组间资料"事后可比"。常见的做法是，以组别为因变量，以各混杂因素为自变量。计算每例患者的PS值，之后最常见的做法是进行PS匹配，使组间基线资料可比。当然，也可以不进行匹配，将PS值作为自变量（影响因素）纳入多因素分析模型。在此需再次强调，多因素分析时，自变量的纳入不仅仅是单因素分析时有统计学意义的变量。而是需综合考虑单因素分析结果、既往研究结果和临床经验等情况，选择需纳入模型的因素。

目前统计分析软件类型众多，包括 SAS、SPSS（Statistical Product and Service Solutions）、Stata、R 软件等。SAS 具有强大的数据分析能力，在数据处理方法和统计分析领域被誉为国际上的标准软件和最具权威的优秀统计软件包。但 SAS 的缺点即在于需编程操作，要求较高，应用非常受限。而 SPSS 因界面友好、操作可视化等优点，应用极为广泛。SPSS 即统计产品与服务解决方案，是目前国内外应用最为广泛的统计软件之一。对于临床医生或科研人员来说，在有限的时间内完成并不复杂的统计分析时，SPSS 无疑是最佳的选择。

（罗云梅）

参考文献

[1] 李晓松. 医学统计学 [M]. 第2版. 北京：高等教育出版社，2008：20-33.

[2] 孙振球，徐勇勇. 医学统计学 [M]. 第2版. 北京：人民卫生出版社，2008：6-8.

[3] 陈峰，陈启光. 医用多元统计分析方法 [M]. 第2版. 北京：中国统计出版社，2007：22-48.

[4] 杨珉，李晓松. 医学和公共卫生研究常用多水平统计模型 [M]. 北京：北京大学医学出版社，2007：49-63.

[5] 王济川，郭志刚. Logistic 回归模型——方法与应用 [M]. 北京：高等教育出版社，2001：1-6.

[6] 胡志德，周支瑞. 傻瓜统计学 [M]. 长沙：中南大学出版社，2015：53-59.

[7] 余松林，向惠云. 重复测量资料分析方法与 SAS 程序 [M]. 北京：科学出版社，2004：12-29.

[8] 蒋知俭. 统计分析在医学课题中的应用 [M]. 北京：人民卫生出版社，2008：5-20.

[9] 张文彤. SPSS 统计分析高级教程 [M]. 北京：高等教育出版社，2004：66-88.

［10］杨嵩，王翠苹，张宝，等．益生菌联合乳果糖在体外循环心内直视术后临床应用的对照研究［J］．中国胸心血管外科临床杂志，2016，23（6）：569-572．

［11］钱永军，张尔永，安琪，等．SinoSCORE 对成人心脏手术后院内死亡风险的预测——中国成人心脏外科数据库华西医院数据报告［J］．中国胸心血管外科临床杂志，2012，19（4）：362-365．

［12］白一帆，张冠，鑫韩林，等．风湿性心脏瓣膜病手术风险预测模型［J］．中华胸心血管外科杂志，2015，31（13）：674-678．

［13］黄卓山，罗艳婷，刘金来．真实世界研究的方法与实践．循证医学，2014，14（6）：364-368．

［14］Hu S, Zheng Z, Yuan X, et al. Increasing long-term major vascular events and resource consumption in patients receiving off-pump coronary artery bypass: a single-center prospective observational study. Circulation, 2010, 121 (16): 1800-1808.

［15］吴美京，吴骋，王睿，等．倾向性评分法中评分值的估计方法及比较［J］．中国卫生统计，2013，30（3）：440-444．

凤元芳，赵爱光．倾向性评分法在观察性临床研究中的应用［J］．中国临床研究，2016，29（2）：276-279．

［16］Rosenbaum PR, Rubin DB. The central role of the propensity score in observational studies for causal effects［J］. Biometrika, 1983, 70 (1): 41-55.

［17］王永吉，蔡宏伟，夏结来，等．倾向指数的基本概念和研究步骤［J］．中华流行病学杂志，2010，31（3）：347-348．

［18］Hullsiek KH, Louis TA. Propensity score modeling strategies for the causal analysis of observational data［J］. Biostatistics, 2002, 3 (2): 179-193.